いざという時使いたい
サイエンス&テクニック

垂直
歯根破折歯
を救え！

[監修] 二階堂 徹
[執筆] 菅谷 勉
　　　 海老原 新

クインテッセンス出版株式会社　2013

Tokyo, Berlin, Chicago, London, Paris, Barcelona, Istanbul, Milano, São Paulo, Moscow, Prague, Warsaw,
Delhi, Beijing, Bucharest, and Singapore

序文

　象牙質の接着の研究の歴史はまだ60年にも満たず、当初は象牙質に対してまったく接着しなかったレジンも、現在では接着するのが当たり前です。ここまで急速に進歩を遂げた背景には、多くの研究者、開発メーカーの方々の並々ならぬご努力と、それを臨床応用して接着治療を広めてきた臨床家の方々の熱意があり、改めて敬意を表します。

　今回、歯根破折の治療についての本を執筆、監修する機会をいただきましたが、その内容はスーパーボンドを中心とした「臨床」とそれを支える「サイエンス」です。スーパーボンドは、1982年にサンメディカル㈱から市販されて、すでに30年が経過します。その誕生は、東京医科歯科大学医用器材研究所（現在、生体材料工学研究所に改組）での増原英一教授、中林宣男教授（当時）らの長年にわたるMMA-TBB系レジンの研究の成果です。

　私が中林教室の大学院生として接着の研究をスタートした当時（1986年）は、すでにスーパーボンドの象牙質接着の信頼性は確立し、さらにスーパーボンドの直接覆髄材としての応用が検討され、話題になっていた頃でした。ところが現在ではスーパーボンドを根管充填用シーラーとして応用することが議論されるに至り、隔世の感があります。その一方で、オプションはいろいろと増えたものの、スーパーボンドの基本組成は発売以来変わっていないのもすばらしいことです。

　本書は、歯根破折の臨床編とそれを支える基礎編の2部から構成されています。臨床編では、エンドの専門家の立場から東京医科歯科大学大学院　海老原新先生が「歯根破折の診査・診断」についてご担当くださいました。海老原先生とは歯根破折に関する科研費の研究班（平成19-22年度基盤研究A　垂直性歯根破折のメカニズム解析と臨床的対応：研究代表者　須田英明教授）でご一緒させていただきました。北海道大学の菅谷勉准教授は、歯根破折についてのエキスパートとして、基礎と臨床の両面にわたって精力的にご執筆くださいました。両先生には大変な労をとってくださいましたことに深く感謝しています。

　監修の立場から、本書を読み通して強く感じることは、その内容が決して教科書的ではなく、試行錯誤の中から生まれた経験則の感が強いことです。歯根破折をめぐる問題にはいまだ解決されていないものも多くあります。そのような中、本書は今まさに必要とする情報が満載で、これらの情報を多くの研究者、開発者、臨床家の方々と共有することによって、次なる飛躍につなげていくことができれば幸いです。

　最後に日頃からご支援いただいている東京医科歯科大学　田上順次教授、ならびに教室員の方々に感謝申し上げますとともに、本書出版のきっかけを作ってくださった恩師である安田登先生、編集に大変なご尽力をくださいましたクインテッセンス出版㈱畑めぐみ取締役編集部長に厚く御礼申し上げます。

平成25年6月吉日　二階堂　徹

CONTENTS

PROLOGUE　今、なぜ垂直歯根破折歯への対応か? 010

第1部　垂直歯根破折歯の接着治療の実際

CHAPTER 1
垂直歯根破折の診査・診断

正確な診断を行うために 018
　1. デンタルエックス線写真による診査 018
　2. 歯周ポケット検査 021
　3. 視診による破折線の確認 022
　4. 歯科用CTを用いた診断 025
外科的診断 027
補足事項 029
　1. 歯冠歯根破折について 029
　2. 根管治療中における破折の診断 031
まとめ 031

CHAPTER 2
初期対応

初期対応の手順 034
　[手順1] 消炎 034
　[手順2] 感染象牙質の除去 035
　[手順3] 破折線の離開防止 036

CHAPTER 3
治療方針の決定

歯根破折、病変の進行度別治療方針 038
　1. 歯根破折による歯周組織破壊のメカニズムとは 038
　2. 歯周組織破壊のメカニズムをふまえた病変の進行別治療方針 ... 042
歯周組織の破壊状態からの判断事項 043
　[判断事項1] 骨吸収の大きさ 043
　[判断事項2] プロービングデプスは改善するか? 044
　[判断事項3] ポケットは1か所のみか、1歯面か? 046

破折状態からの判断事項 … 048
[判断事項1] 破折片の数と大きさは？ … 048
[判断事項2] 根管と破折線の汚染状態は接着が可能な範囲か？ … 049
[判断事項3] 破折線の位置は歯頸部か根尖側か？ … 049
[判断事項4] 破折間隙や根尖孔からの出血がないか？ … 050
[判断事項5] 破折間隙の離開状態は広すぎないか？ … 050

歯周組織の炎症からの判断事項 … 052
[判断事項1] フィステルやポケットからの排膿や出血の有無は？ … 052

歯根形態からの判断事項 … 053
[判断事項1] 湾曲、複根、分岐部は？ … 053

CHAPTER 4
口腔内接着法

A. 口腔内接着法：根管内から破折間隙を接着封鎖する方法 … 056
[手順1] 隔壁の作製とその方法の選び方 … 056
　1. 隔壁の必要性と注意点 … 056
　2. 除去したクラウンを利用した隔壁の作製法 … 056
　3. 充填用のボンディングシステムと
　　フロアブルレジンを用いた直接法による隔壁の作製法 … 057
　4. 間接法による隔壁の作製法 … 057
[手順2] Tekの作製法 … 057
　1. 破折歯と隣接歯状況によるTekの使い分け … 057
　2. 隣接歯にポストのないTekを固定する方法 … 058
　3. ポンティック形態のTek … 058
　4. 連結Tek … 058
　5. 可撤性義歯 … 058
[手順3] 破折線と根管壁の切削と清掃 … 059
　1. 超音波スケーラーによる切削 … 059
　2. 超音波チップの使用上の注意点 … 060
　3. 根管長測定器の併用 … 060
　4. 洗浄と乾燥 … 062
[手順4] 根管貼薬と仮封 … 063
　1. 薬剤の選択 … 063
　2. 仮封材 … 063
　3. 仮封材の除去方法 … 063
[手順5] ポストの作製 … 064
　1. 形成のポイント … 064
　2. 間接法か直接法か … 065
　3. 印象採得 … 066
　4. 金属かレジンか … 066

[手順6] 破折間隙の封鎖とポストの接着 ... 066
   1. 接着時期の判定 ... 066
   2. 根管貼薬剤(とくに水酸化カルシウム製剤)の除去 ... 067

[手順7] ポストの表面処理の重要ポイント ... 068
   1. 間接法でのポスト表面処理 ... 068
   2. 直接法でのポスト表面処理 ... 069
   3. Internal Matrix Techniqueの併用 ... 069
   4. 歯面処理と水洗、乾燥 ... 070
   5. 出血した場合の処置法 ... 070
   6. シリンジによるスーパーボンドの根管内への注入 ... 070
   7. ポストの挿入 ... 071

[手順8] 再評価 ... 073
   1. 打診痛や圧痛 ... 073
   2. プロービング ... 074
   3. エックス線写真と動揺度 ... 074

CHAPTER 5
口腔内接着後の再治療法

A. 再植法 ... 076
[手順1] 破折間隙の封鎖とポストの接着 ... 076
[手順2] 抜歯 ... 076
[手順3] 歯根の確認 ... 077
   1. 歯質の欠損状態 ... 077
   2. 歯根膜の残存状態 ... 078
   3. 破折間隙の幅と汚染状態 ... 079
[手順4] 抜歯窩の観察と掻爬 ... 080
[手順5] 破折線の形成 ... 081
[手順6] 根尖切除 ... 082
[手順7] 歯面処理と水洗・乾燥 ... 083
[手順8] 破折間隙と根尖切除面の封鎖(root-end sealing) ... 083
[手順9] 余剰レジンの除去 ... 084
[手順10] ルートプレーニング ... 085
[手順11] 再植および暫間固定 ... 085
[手順12] 暫間固定の除去と再評価 ... 086

B. フラップ手術 ... 088
[手順1] 破折間隙の封鎖とポストの接着 ... 088
[手順2] Bone sounding ... 088
[手順3] 歯肉弁の切開、剥離、肉芽組織の掻爬 ... 088
[手順4] 歯根の確認 ... 089
[手順5] 破折線の形成 ... 089

［手順6］歯面処理と水洗・乾燥 090
［手順7］破折間隙の接着 090
［手順8］余剰レジンの除去 090
［手順9］ルートプレーニング 090
［手順10］歯肉弁の縫合 091
［手順11］再評価 091

CHAPTER 6
口腔外接着再植法

抜歯して接着後に再植する方法 094
［手順1］抜歯 094
［手順2］歯根の確認 094
［手順3］抜歯窩の観察と掻爬 094
［手順4］根管と破折面の切削と清掃 095
［手順5］ポストガイドの準備 096
［手順6］破折片の接着 096
［手順7］抜歯窩の掻爬と余剰レジンの除去 097
［手順8］根尖切除と切除面の封鎖（root-end sealing）...................... 097
［手順9］ルートプレーニング、再植、暫間固定 097
［手順10］暫間固定の除去と再評価 098
［手順11］ポストの形成と接着 099

CHAPTER 7
再植を成功させるための重要事項

A. 捻転再植 102
1. 方法 102
2. 利点 102
3. 欠点 103

B. 歯周組織再生療法 105
1. GTR法（組織再生誘導法）... 105
2. エナメルマトリックスデリバティブ（エムドゲイン）..................... 106

CHAPTER 8
垂直歯根破折歯の歯冠修復

1. 歯冠修復法の使い分け 110
2. フェルールの確保 110
3. 咬合負担能力の評価 111
4. 残存ポケットのメインテナンスを考慮した歯冠形態 115

CHAPTER 9
メインテナンス

A.咬合管理とポケットのメインテナンス ... 118
1. 咬合の診査と調整 ... 118
2. 垂直破折におけるプロービングの意味 ... 118
3. 歯周ポケットのメインテナンス法 ... 118

B.メインテナンス中のトラブルへの対応 ... 119
1. 根尖部の病変 ... 119
2. ポケットの深化や排膿 ... 120
3. 再破折 ... 122

CHAPTER 10
臨床成績

臨床成績のエビデンスレベル ... 124
術前状態と予後 ... 124
1. 調査対象と予後の概要 ... 124
2. 歯冠側からの破折 ... 125
3. 根尖側からの破折 ... 125
4. 歯頸部から根尖部までの破折 ... 125
5. 抜歯原因と抜歯までの期間 ... 125

歯周組織の改善状態 ... 127
1. プロービングデプス ... 127
2. 骨欠損状態 ... 127

臨床成績のまとめ ... 128

第2部 接着治療を成功に導くためのサイエンス

CHAPTER 11
最先端の接着技術を使いこなすためのサイエンス

A.歯根象牙質への接着 ... 132
1. 歯根象牙質と歯冠象牙質で違いはあるか? ... 132
2. どのように接着材を選ぶか? ... 133
3. 最新の象牙質接着メカニズム ... 135
4. セメント質に対する歯面処理 ... 136
5. 接着阻害因子に気をつけよう ... 137

B. 成功のための第2条件：接着材料の生体親和性 ... 140
1. レジンセメントの親和性 ... 140
2. 炎症を誘発しないスーパーボンドの使用法 ... 145
3. スーパーボンドと歯周組織 ... 150

CHAPTER 12
スーパーボンドを使いこなすためのサイエンス

A. 表面処理材の重要ポイント ... 154
1. 各種表面処理材の特徴 ... 154

B. スーパーボンドモノマーとクイックモノマーの重要ポイント ... 155
1. クイックモノマーの特徴 ... 155
2. 病理組織学的比較から ... 155

C. ポリマー粉末と使用法の重要ポイント ... 156
1. 特徴 ... 156
2. 混和法と筆積法を使い分ける ... 158
3. 温度コントロール ... 159

D. 総括：破折歯根の治療法に応じたポリマー粉末の選択と使用法 ... 160
1. 口腔内接着法 ... 161
2. 口腔内接着後の再治療 ... 161
3. 口腔外接着法 ... 162
4. 暫間固定 ... 162
5. 歯冠修復物の接着 ... 162

ここでこの器具を活かせ！

マイクロスコープ	022
表面反射ミラー	023
超音波エンドファイル	061
超音波スケーラー	061
エンドバキューム	062
洗浄針付きスリーウェイシリンジ	062
シリンジとプラスチックニードル	071
ポスト材料	072
生理食塩水と歯の保存液	091
把持鉗子	096
バット	097

PROLOGUE

今、なぜ垂直歯根破折歯への対応か？
―予防・加齢とともに増加傾向に―

抜歯の原因をつくらないことから始めたい

　歯および口腔の健康を保つことは、単に食物を咀嚼するという点からだけでなく、食事や会話を楽しむなど、豊かな人生を送るための基礎となるものである。わが国は平均寿命が80歳を超え、世界における長寿先進国である。日本歯科医師会では8020運動を展開中であるが、8020を達成している高齢者は増加傾向にあるもののいまだ38.3％（平成23年歯科疾患実態調査）であり、今後さらに達成率の向上が求められる。

　高齢者において歯を残すためには、抜歯の原因となるう蝕や歯周病の発症・進行を防ぐための口腔の健康管理が重要である。

歯根破折による歯の喪失は増加傾向に

　口腔ケアに対する意識が高まってきた今日、う蝕、歯周病によって歯を失うリスクが少なくなる一方、歯根破折による歯の喪失が注目されている。

　最近の調査では全国の歯科医院における抜歯理由の約11％が歯根破折によるものと報告されている[1]。

　とくに破折によって抜歯に至るのは生活歯に比べて、失活歯の割合が高い。Axelssonら[2]は、徹底したメインテナンスを行った患者についての30年後の歯の喪失について調査している。その結果、歯を失った理由は歯根破折がもっとも多く、その中でも、根管治療歯が半数以上を占め、メタルコアやスクリューピンによって支台築造が施されていた（図A）。

　本調査結果から、徹底的なメインテナンスを行っても歯根破折による歯の喪失は防ぐことができないことを示唆している。

歯根破折予防の一歩はMIで歯髄を守ること

　このように、歯髄の喪失は歯根破折の出発点といっても過言ではなく、歯髄を守ることがもっとも重要な歯根破折の予防法である。

　歯をできるだけ削らずに保存するというMI（ミニマルインターベンション）に関する声明が、2002年にFDIから発表され、広く臨床家に受け入れられている[3]。

　わが国においては、2009年に「MIの理念に基づくう蝕治療ガイドライン」（日本歯科保存学会編）[4]も発表され、MIの重要性が再認識されている。しかも、コンポジットレジン修復法は、う蝕治療のみならず、歯の欠損にも応用可能であり、高齢者によく見られるような生活歯の破折などにも対応できる[5]。

　生活歯の破折は、主にエナメル質の疲労によるクラックの伸展にともなって生じるが、無髄歯の破折と比べれば重篤なものが比較的少ない（図B）。生活歯の破折を放置せずにコンポジットレジン修復すればより重篤な破折を回避できる。

図A
垂直歯根破折した症例。メタルコアにより築造されている。

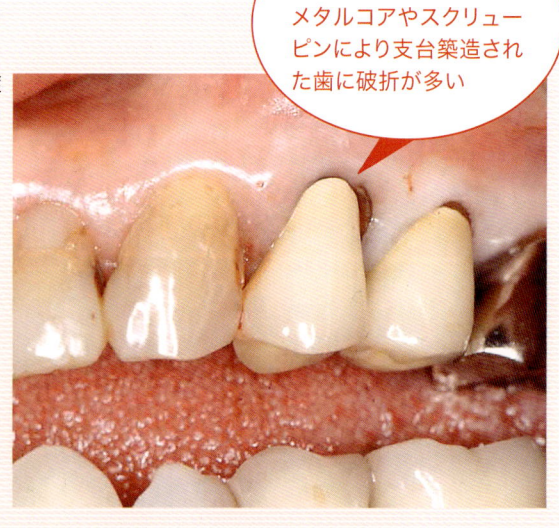

ここに注目！
メタルコアやスクリューピンにより支台築造された歯に破折が多い

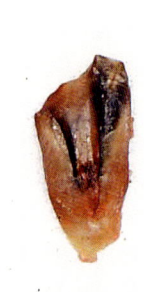
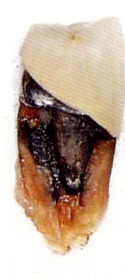

メタルコアが歯根破折を引き起こす

　実際に歯根破折を生じた症例について、その原因を特定するのは困難な場合が多く、いくつかの原因が複合的に影響して破折に至ったものが大半であろう。

　しかし歯根破折の発生には、何らかの外力が加わることによる亀裂が生じ、それが破折線となって歯根破折に至るプロセスをたどる。

　従来、根管治療後に日常的に行われてきたメタルコアやスクリューピンを用いた支台築造が引き金になって歯根破折を生じる危険性については多くの報告がある[6]。これは根管治療歯においては、これまで根管治療後の支台築造のためのポスト孔の形成によって歯質が菲薄になり、さらに鋳造ポストを挿入することによって応力がポスト先端に集中して、歯根破折を起こすためである。

　これは医原性の歯根破折といってもよく、歯根破折を防ぐための支台築造への発想の転換が必要である。

　最近では、根管治療歯に対してもコンポジットレジン修復の応用が拡大しつつあるが、直接コンポジットレジン修復が困難なケースについては、レジンコアによる支台築造が選択されている。レジンコアは最近の進歩著しい象牙質接着システムを応用して、根管治療後の残存象牙質に対して接着によってレジンコアを象牙質に接着させて一体化させる方法である。レジンコアの利点は、コア部を接着によって保持できるために、メタルコアのように深いポスト孔を形成する必要がなく、歯質保存的であることが挙げられる（図C）[7]。

　さらにレジンコアに使用するコンポジットレジン材料の弾性率は象牙質と近似しているため、咬合力が比較的分散しやすく、破折しても比較的局所的な破折にとどまり、その後の再修復が可能である。Ferrariら[9]は、ファイバーポストを使用した支台築造に関する4年の臨床評価において、ファイバーポストによる支台築造では歯根破折を避けることができたと報告している。したがって、レジンコアの普及にともなって、将来的には垂直歯根破折の症例は大幅に減少することが期待される。

歯根破折に対する接着を用いた対応

　歯根破折に至った症例においても、接着を用いて適切に対応し、歯の延命につなげることが本編の趣旨である。しかし、ここで特記すべきは、接着再植を行って保存した場合、どのような支台築造と歯冠修復を行うかについての確証はないという現状である。垂直歯根破折した歯根どうしを接着させた場合、咬合力がどのように歯根に加わるのかについては、健全な歯根の場合とはまったく異なり、臨床ケースによってさまざまである。さらに保存に成功した場合においても再び歯根破折を生じてしまった場合、つぎに抜歯となるリスクはきわめて高いであろう。歯根の菲薄化という問題はあるものの、メタルコアにおけるポストが長いほうがポスト先端部への応力がかかりにくいという議論があるのも事実である[9]。このような状況を考慮すれば、直接・間接法を含めて各症例に応じてより確実に行える方法を探索するというのが現実的なアプローチであろう。接着再植後の修復方法については今後さらなる検討が必要である。

　よって本書で述べる治療方法を行う場合には、患者に対するインフォームドコンセントを十分行い、納得してもらうこと、あくまでも延命治療にすぎないことを理解してもらうことが不可欠である。

図B

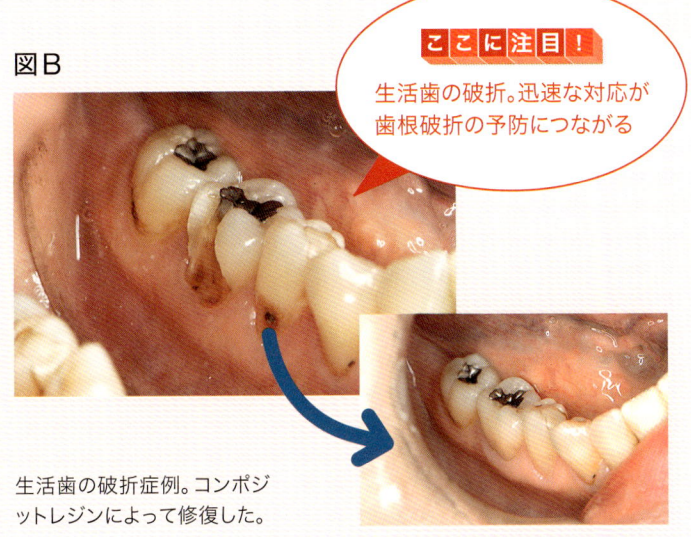

ここに注目！ 生活歯の破折。迅速な対応が歯根破折の予防につながる

生活歯の破折症例。コンポジットレジンによって修復した。

図C

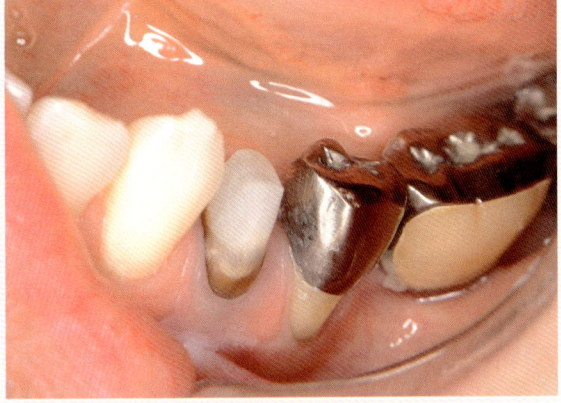

コンポジットレジンによる支台築造。垂直歯根破折を生じにくい。

第1部

垂直歯根破折歯の接着治療の実際

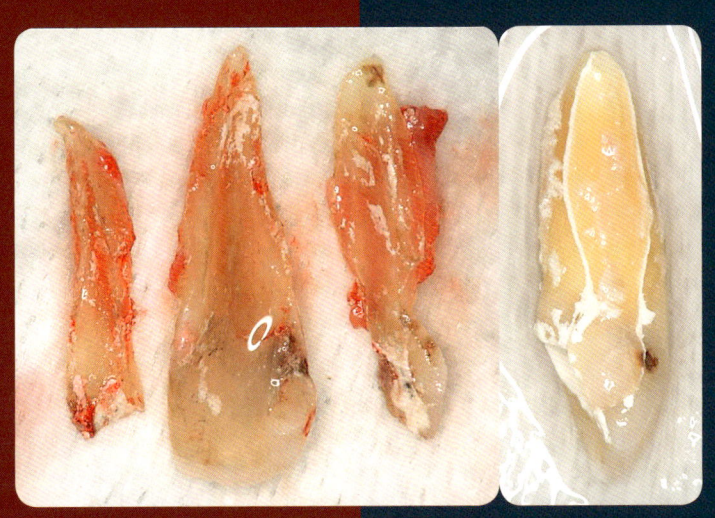

垂直歯根破折歯に対する治療フローチャート

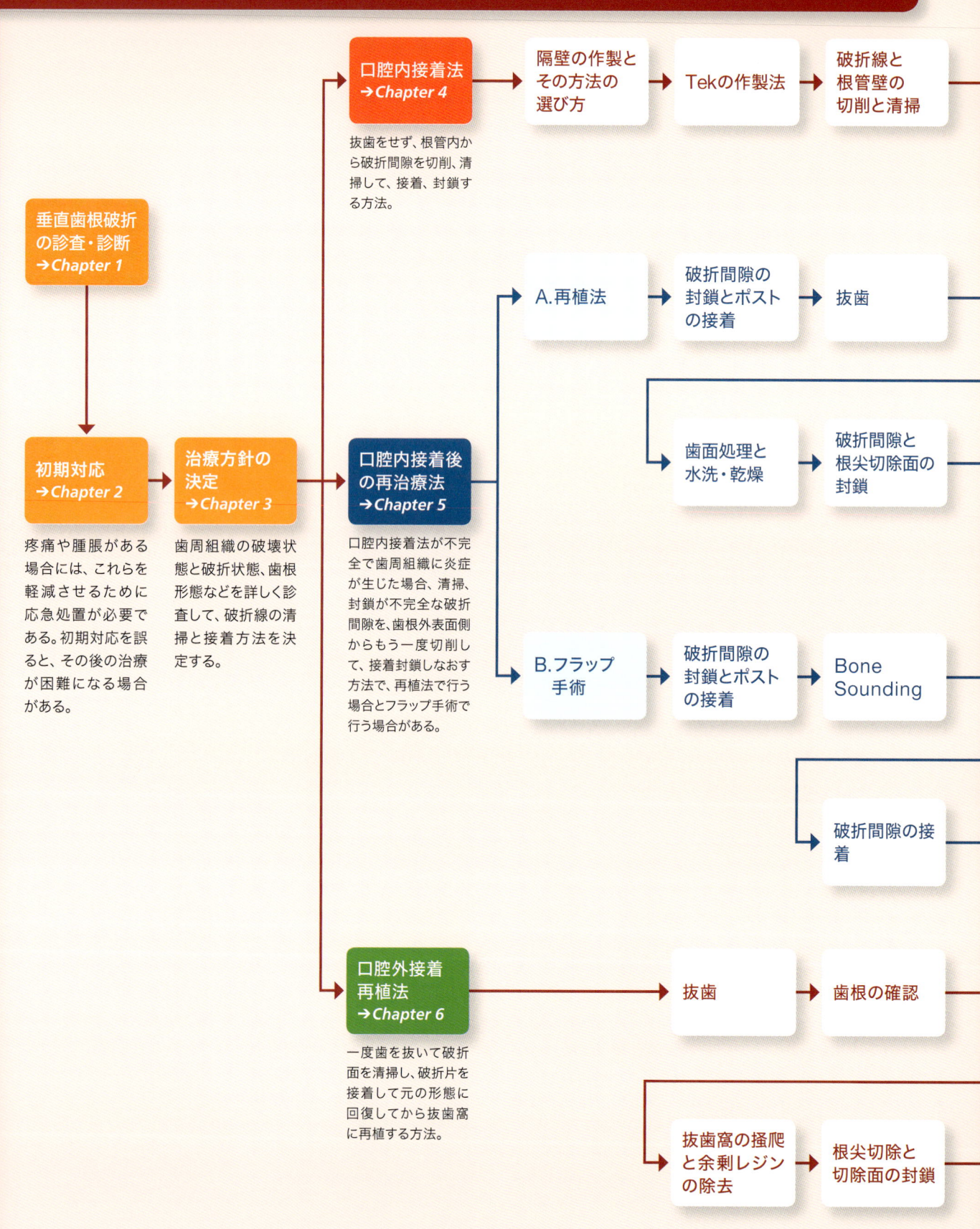

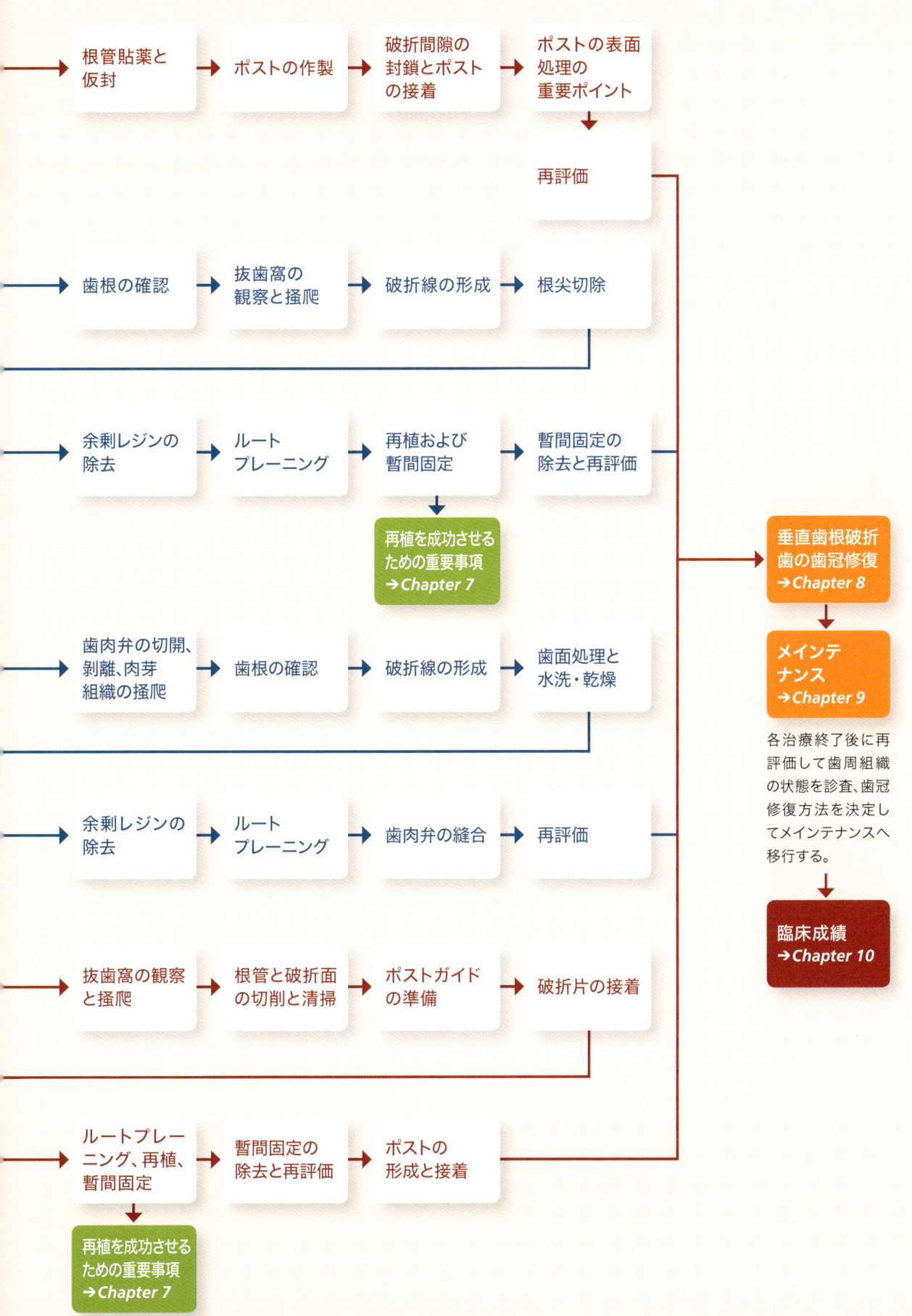

CHAPTER 1

垂直歯根破折の診査・診断

正確な診断を行うために

歯根破折は破折の方向により、垂直性歯根破折と水平性歯根破折に大別される。水平性歯根破折歯は主に前歯部において外傷により生じるのに対し（**図1-1**）、垂直性歯根破折歯は根管治療歯に多く認められる（**図1-2a**）。本項では、垂直性歯根破折の診断について歯根破折として述べていく。

医療技術の進歩、患者の歯の保存に対する意識の向上に従って、う蝕あるいは歯周病により抜歯の適応になる歯は減少した。これにともない今後は歯根破折の増加が見込まれ、その診断の重要度が増してきている[1,2]。したがって、正確な診査・診断ならびに正しい治療の選択が望まれる。

歯根破折歯はその初期において違和感、打診痛、咬合痛といった慢性根尖性歯周炎と類似した症状を訴えて来院する。したがって、両者の鑑別診断が重要である。歯根破折歯と慢性根尖性歯周炎ではその治療法が大きく異なるため、正確な診断が必要である。本項では外来における診断について順を追って解説していく。

歯根破折の好発部位は筆者の臨床経験では上顎小臼歯、上顎第一大臼歯頬側近心根、下顎第一大臼歯近心根に多いように思われるが、これは疫学的な調査をふまえたものではない。根管治療歯であればつねに歯根破折の可能性を疑うべきである。92歯の歯根破折の調査で上顎第二小臼歯および下顎大臼歯で53％を占めたとの報告がなされている[3]。また36歯の歯根破折を調査した別の報告では小臼歯56％、大臼歯28％、犬歯8％、前歯8％と報告されている[4]。

1 デンタルエックス線写真による診査

歯内治療において術前診査のデンタルエックス線写真は必須である。通常、う窩の深さ・歯根数・歯根の湾曲・病変の有無や大きさ等の情報を手に入れるが、歯根破折の可能性についても診査が必要である。根尖性歯周炎を疑う場合、エックス線透過像の読影により歯根破折との鑑別が重要となる。

デンタルエックス線写真で明らかに破折を診断できる症例は少ない。**図1-2a**のようにエックス線写真上で明らかに歯根が分離していることは多くない。このような症例では口腔内で歯根の分離が確認できることが多い（**図1-2b**）。大多数の症例では、破折といっても完全に破折して歯根が分離しているわけではないため、破折線がエックス線写真上に現れることは少ない。加えて、破折線の方向とエックス線の照射方向が一致していない場合は、破折線が認められないことが多い。抜去歯を用いた実験では、破折面に対しエックス線の照射角度が4°以内の場合のみ

図1-1
外傷による上顎前歯部の水平性歯根破折症例。

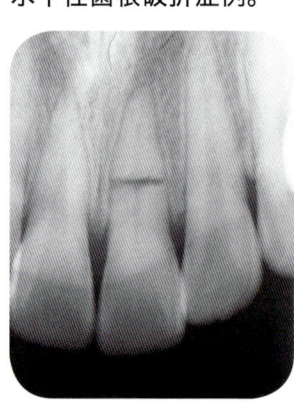

図1-2　下顎右側第一大臼歯の歯根破折症例。

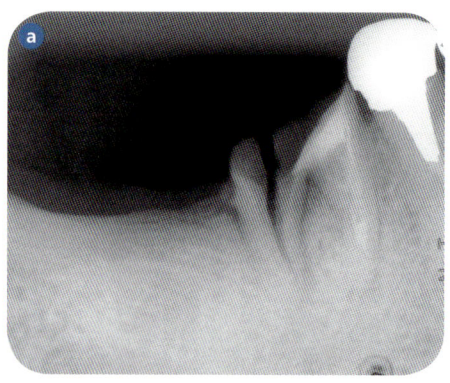

デンタルエックス線写真で確認された下顎右側第一大臼歯遠心根の垂直性歯根破折。

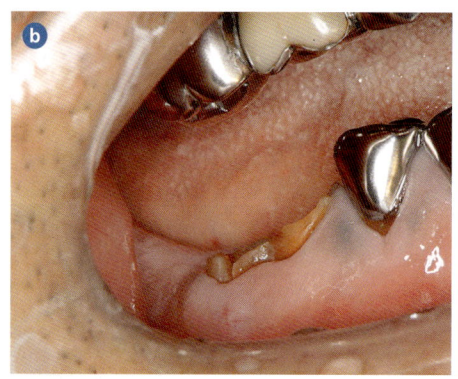

口腔内写真。遠心側歯頸部で破折が見られる。

エックス線写真上で破折線を確認できるとの報告がなされている[5]。したがって、通常はエックス線写真により歯根破折を疑う診断は歯槽骨のエックス線透過像の形態で行う。

① 骨透過像の形態から評価する

慢性根尖性歯周炎では、病変は解剖学的根尖に近接した根尖孔より根尖周囲組織に波及していく。そのため根尖孔より放射状に骨欠損が生じる。エックス線像としては根尖部に類円状の骨透過像（**図1-3b**）を形成することが多い。これに対し、垂直性歯根破折歯は歯根の側面に亀裂があり、その亀裂に沿って炎症が波及していく。そのため、根側に骨欠損が生じる。その結果、歯根を取り巻く暈（かさ）状のエックス線透過像（**図1-3a、1-7a、1-9e**）を示すことが多い[6, 7]。このエックス線透過像の形態の相違による診断法についての報告がされている。すなわち、エックス線透過像の形態の複雑さ、および正円への近似度を計測することにより、根尖性歯周炎と垂直性歯根破折とを鑑別診断できる可能性が報告されている（**図1-4a、b**）[8]。

② ポスト先端部側方の歯根表面から評価する

また、根管治療歯の破折は根管内から起きる場合が多い。根管内に金属ポストが装着されている場合は、ポスト先端部付近が破折の起始点となり、ポスト先端部に対応する根中央部から炎症が起きる（**図1-5b**）。したがって画像診断時にはポスト先端部側方の歯根表面に注意すべきである。

③ 瘻孔から探る

歯肉に瘻孔が存在する場合、辺縁歯肉の近くに開口している時は、歯周組織に由来する瘻孔の存在が疑われる（**図1-5a**）。根尖相当部付近の歯肉あるいは粘膜に瘻孔がある場合、根尖性歯周炎由来であることが疑われる。いずれ

図1-3　下顎右側臼歯部にエックス線透過像が見られる症例。

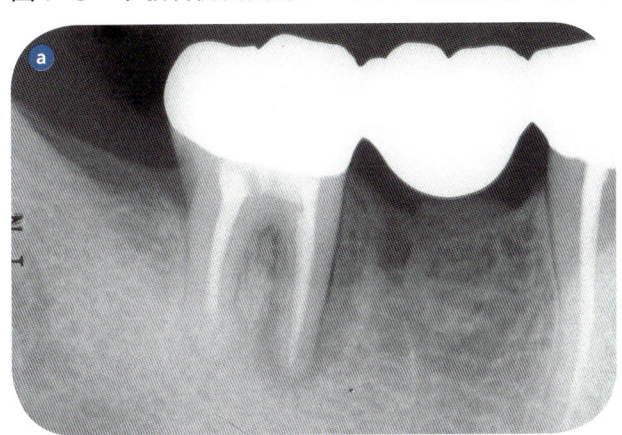
下顎右側第二大臼歯近心根の垂直性歯根破折のエックス線透過像。暈状のエックス線透過像が認められる。

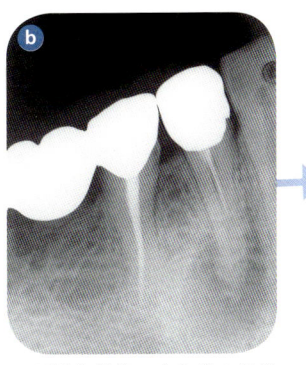
下顎右側第一小臼歯の根尖病変のエックス線透過像。根尖部に類円状のエックス線透過像が認められる。

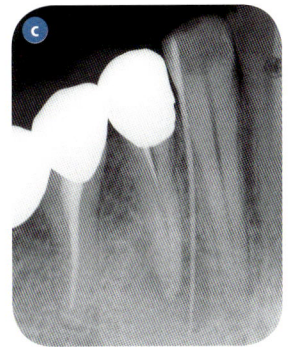
下顎右側第一小臼歯歯肉の瘻孔よりガッタパーチャポイントを挿入して撮像したデンタルエックス線写真。ガッタパーチャポイントは根尖部の骨透過像に向かっている。

図1-4　根尖性歯周炎と歯根破折の骨欠損形態の相違のシェーマ。

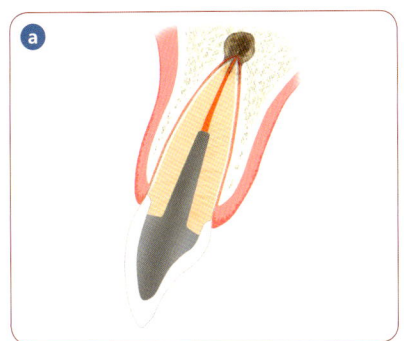
慢性根尖性歯周炎。根尖孔を中心に類円形に骨吸収が起きる。

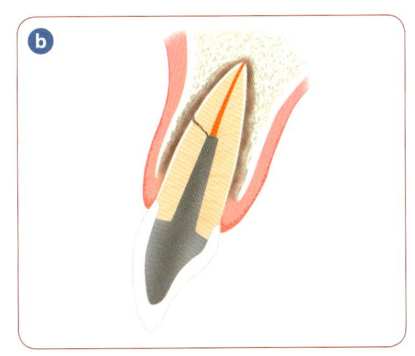
歯根破折。破折線に沿い、暈状の吸収像を示す。ポスト先端部側方が破折の起始点になりうる。

の場合も、瘻孔より瘻管に細いガッタパーチャポイントを可及的に深部まで挿入してデンタルエックス線写真撮影を行うべきである。その結果、ガッタパーチャポイント先端が根尖部に向かっていれば、根尖性歯周炎を疑う（図1-3c）。根側に向かっていれば、歯根破折、辺縁性歯周炎、根側壁における穿孔等を疑う（図1-5b、1-6c）。とくに、図1-5bで見られるように、瘻孔より挿入したガッタパーチャポイントがポスト先端部の側方の根側に向かっている場合は、同部位を起始点とした歯根破折が強く疑われる。

ただし、垂直性歯根破折歯は既根管治療歯であることが多く、根尖性歯周炎を併発している可能性があるため注意を要する。図1-6aは上顎右側中切歯に打診痛を認め、デンタルエックス線写真を撮影したところ根尖部に透過像が見られた。口腔内を精査すると近心唇側歯肉に瘻孔があり（図1-6b）、ガッタパーチャポイントを挿入して再度デンタルエックス線写真を撮影したところ（図1-6c）、ガッタパーチャポイントは根中央部に向かっていた。

慎重に歯周ポケット検査を行った結果、唇側中央部に限局性の深いポケットが認められ（図1-6d）、歯根破折が疑われた症例である。

図1-5　上顎右側犬歯に瘻孔が出現した症例。

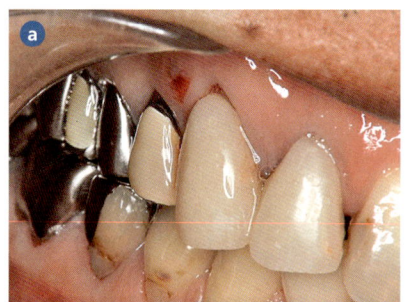
口腔内写真。瘻孔は辺縁歯肉付近にある。

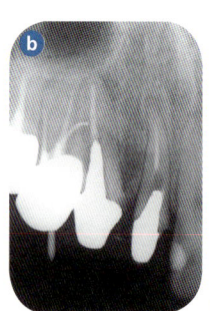
上顎右側犬歯部歯肉の瘻孔よりガッタパーチャポイントを挿入し、撮影したデンタルエックス線写真。ガッタパーチャポイントはポスト先端部に対応する歯根の根側に向かっており、この部分を起始点とする歯根破折が疑われる。

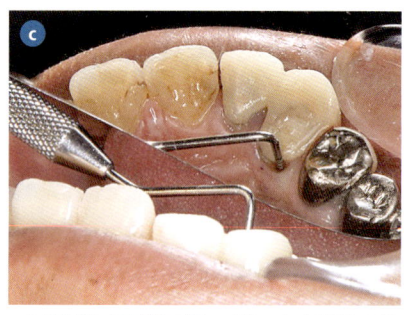
口蓋側に限局性の深いポケットを認める（ミラー像）。

図1-6　上顎中切歯の根尖性歯周炎と歯根破折の併発例。

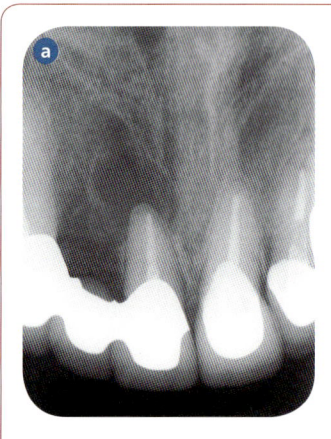
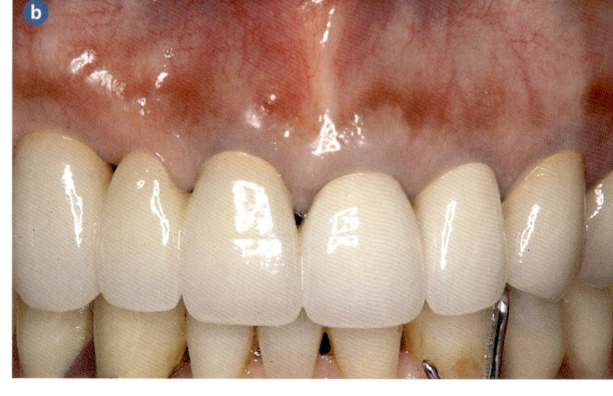
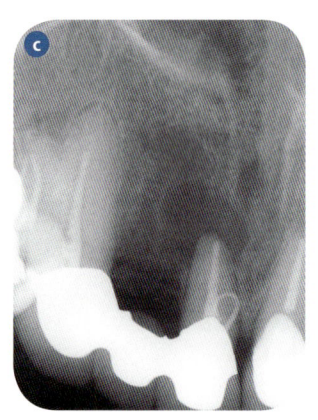
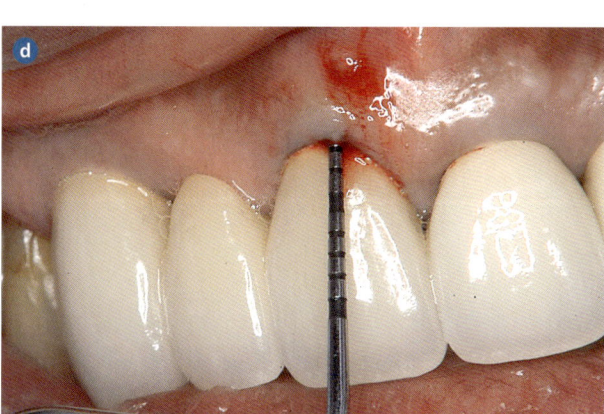

ⓐ上顎右側中切歯の術前デンタルエックス線写真。根尖部に透過像を認める。
ⓑ術前口腔内写真。精査すると唇側歯肉に瘻孔が見られる。
ⓒ瘻孔よりガッタパーチャポイントを挿入して再度撮影したデンタルエックス線写真。ガッタパーチャポイントは根中央部に向かっている。
ⓓ歯根破折を疑って、歯周ポケット検査を慎重に行ったところ、唇側中央部に深いポケットが確認される。

2 歯周ポケット検査

　歯内治療の術前診査として歯周ポケット検査は重要であり、必ず行うべきである。慢性根尖性歯周炎、あるいは歯根破折が疑われる歯はクラウンが装着されていることが多い。そのような歯の歯周ポケット検査では、クラウンのオーバーカントゥアにより破折が見過ごされることがあるため、注意を要する。

　クラウンを除去する場合は、除去した時点で再度、ポケット測定を行うべきである。歯根破折の場合、破折線に沿って歯周組織が破壊されていき、破折線に沿った深いポケットを形成する（**図1-5c, 6d, 8c, 8d, 11c**）。そこで、歯周ポケット検査は、歯周ポケットを全周にわたって診査する必要がある。とくに破折の好発部位である、頬側中央部、あるいは上顎第一大臼歯の近心頬側根頬側面、下顎第一大臼歯の近心根頬舌側面、上顎小臼歯の頬口蓋側面は注意深く診査すべきである。

　深いポケットを計測した場合は、歯根の対向する部位のポケットを精査する。たとえば、頬側中央部に深いポケットが存在する場合、舌（口蓋）側中央部のポケットを精査する。1か所に存在する深い歯周ポケットは歯根破折を疑う所見の一つではあるが、必ずしも破折線によるポケット形成とは言えない。歯周ポケット経由の瘻管である可能性も考えられる。したがって、ポケット検査のみでは歯根破折の確定診断は困難である。

　注意すべきは歯周ポケット検査で歯根破折が疑われるのは、破折線が伸展し、辺縁歯肉部に到達した場合である。歯根破折は歯頸部・根中央部・根尖部のどこをも起始点とし、伸展していく。歯頸部に破折がある場合を除き、破折の初期は歯周ポケット検査では計測されない（**図1-13a**）。

3 視診による破折線の確認

歯根破折の最終診断は、視診による破折線の確認である。目視による診断に先立ち、染色液によって破折線を染め出すと診断が容易である。ヨードチンキ、あるいはあらかじめメチレンブルーなどの生体染色液を用意しておくと破折線の検出が容易になる。しかし、破折線の目視による診断は困難であることが多い。したがって、ルーペあるいはマイクロスコープを用いて診断を行う。ルーペは手軽で安価であるが、マイクロスコープは拡大率が高いこと、光軸と視軸が一致していること、さらに画像の保存が可能なことが多く、患者説明に有利であること、などの利点がある（**図1-7a,b**）。

図1-8aは上顎右側第二大臼歯の咬合痛を訴えて来院した患者の初診時のデンタルエックス線写真である。既根管治療歯であり、歯根膜腔の拡大を認める。口蓋側歯肉を精査し（**図1-8b**）、ポケット検査をしたところ（**図1-8c**）、口蓋側中央部にのみ深い歯周ポケット（8mm）を認めた（**図1-8d**）。その他、全周で歯周ポケットは3mm以内であった。ヘラ型充填器を用いて辺縁歯肉を圧排したところ、破折線の存在が疑われた（**図1-8e**）。そこでさらに確認のため歯頸部にメチレンブルーを滴下し（**図1-8f,g**）、観察を行い（**図1-8h,i**）、メチレンブルーに染色された破折線が認められた。歯頸部歯質の観察では歯肉溝からの滲出液が妨げになることが多いため、気銃を使いながら観察するとよい。臼歯部においてはとくに破折線を目視で確認することは困難であり、患者に説明するためにはマイクロスコープ下で確認し、画像を提示すると理解を得られやすい。

歯に亀裂線がある場合、それがどの深さまで到達しているかは確認できない。また、既根管治療歯では根管内部から破折が伸展していくことが考えられるが、根管壁の観察は困難である。近年、OCT（optical coherence tomography）という技術が開発されつつある。これは、レーザー光を物質表面に照射し、反射光を検出し、参照光との位相差を利用して物質内部の状態を非破壊的・非侵襲的に観察するシステムである（**図1-9a〜l**）。現在、実用化にむけて研究中であるが、象牙質内部の亀裂の伸展を観察できるものと期待される[9-11]。

図1-7 上顎左側第一大臼歯の歯根破折例。

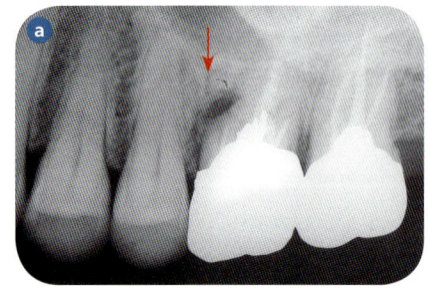

術前デンタルエックス線写真。頬側近心根周囲に暈状の透過像を認める。

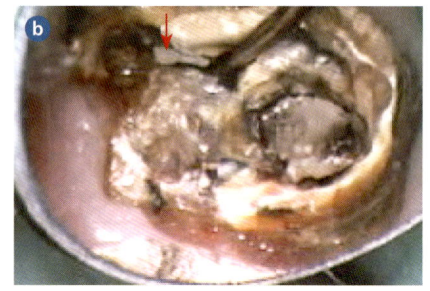

クラウン除去後に、マイクロスコープ下で破折線に探針を挿入して確認（ミラー像）。

ここでこの器具を活かせ！

マイクロスコープ

● 垂直破折が歯頸部の5〜6mmに限局している場合には、2〜3倍程度のルーペでもよいが、根尖部付近まで破折が及んでいる場合には、マイクロスコープ（歯科用顕微鏡）が必須となる（**図①**）。マイクロスコープは100万円を切るものから1,000万円を超える製品まで幅広く商品化されている。各製品の特徴については割愛するが、安い製品でも歯根破折の診断は十分可能である。

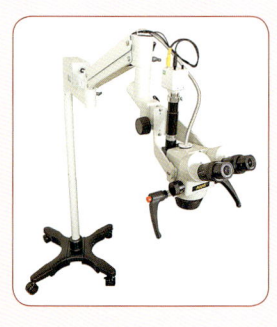

図① マイクロスコープ（歯科用実体顕微鏡）。

図1-8 上顎右側第二大臼歯の歯根破折症例。

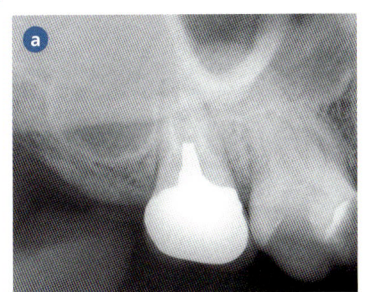
初診時のデンタルエックス線写真。

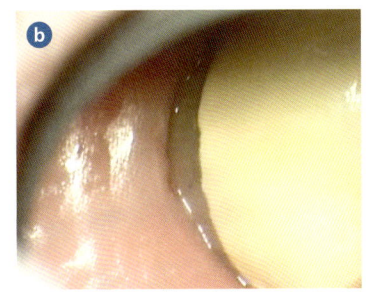
上顎右側第二大臼歯口蓋側辺縁歯肉（ミラー像）。

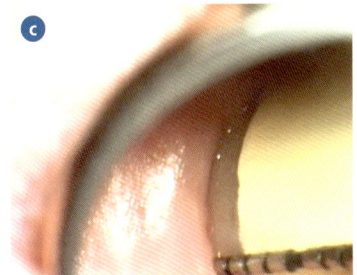
口蓋側辺縁歯肉中央部へのポケット探針の挿入（ミラー像）。

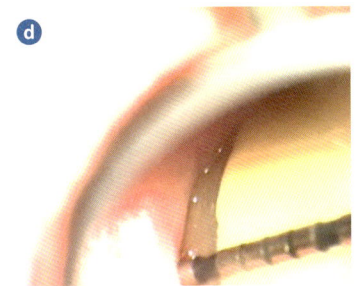
歯周ポケットは中央部のみで8mm（ミラー像）。

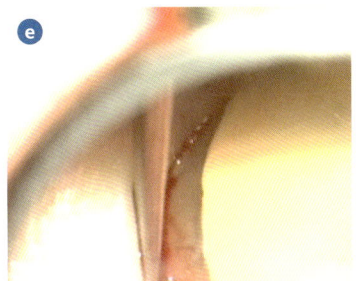
辺縁歯肉を圧排して破折線を確認（ミラー像）。

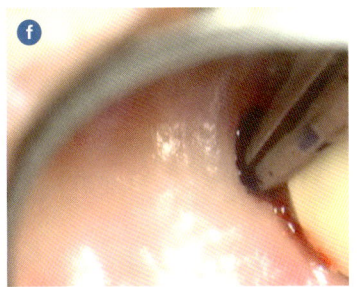
辺縁歯肉にピンセットを用いてメチレンブルー水溶液を滴下（ミラー像）。

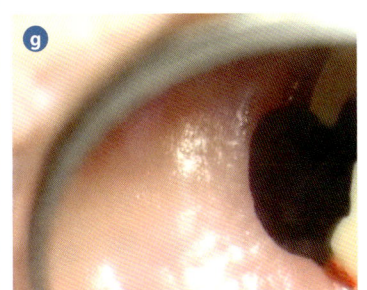
メチレンブルー滴下後（ミラー像）。

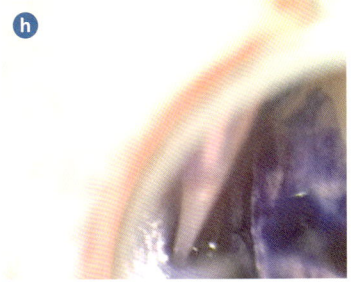
歯根象牙質を染色後、辺縁歯肉を圧排して破折線を確認する（ミラー像）。

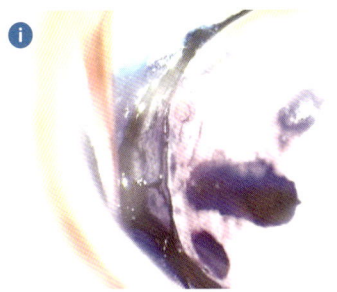
辺縁歯肉を圧排して破折線を確認した（ミラー像）。

ここでこの器具を活かせ！

表面反射ミラー

●マイクロスコープやルーペを使用する場合には、ミラーの選択も重要なポイントの1つである。根管内は、上下顎を問わずほとんどすべての部位がミラー像をとることになるため、反射率のよい表面反射ミラーが必須である。通常のミラーはガラスの表層と深層の2面で光が反射するため、マイクロスコープやルーペで見ると像が二重に見えてしまう（**図②**）が、表面のみで反射するミラーを用いれば、解像度が格段に向上する。また、表面反射ミラーは繰り返し使用していると表面が傷ついて反射率が低下し、視野が暗くなって解像度も低下するので、適宜交換が必要である。

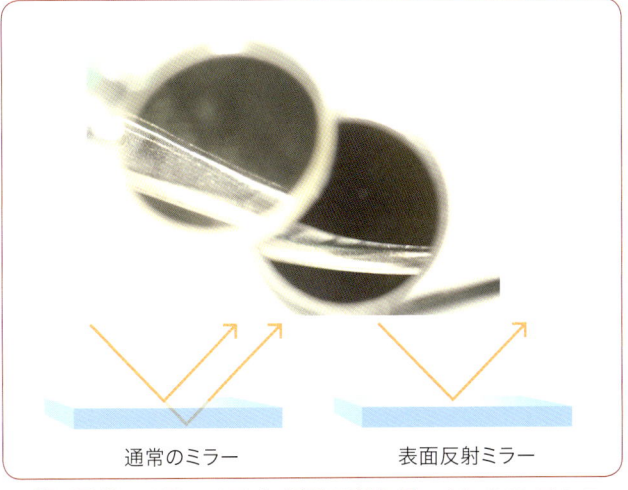

図② 通常のミラー（左）と表面反射ミラー（右：YDMミラートップ フロントサーフェイス（ダイレクト）3P）。
マイクロスコープを使用する際に、通常のミラーだと2重に見えるが、表面反射ミラーなら像がダブらない。

第1部　垂直歯根破折歯の接着治療の実際

図1-9　歯根破折と根表面のOCTによる観察。

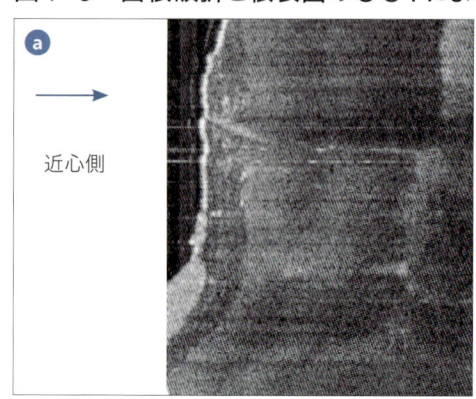

a　OCT像（水平断）。歯根に伸展する破折線が確認できる。

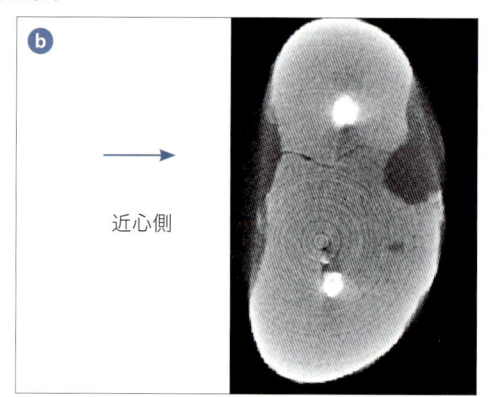

b　microCT像（水平断）。破折線が確認できる。
注）microCTは研究用であり、臨床で用いることはできない。

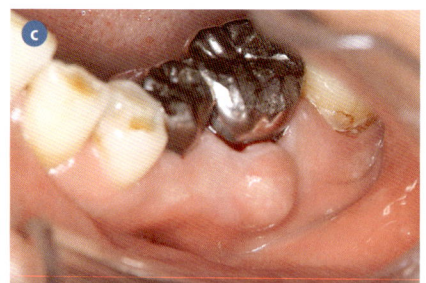

c　下顎左側第一大臼歯頬側歯肉に腫脹が見られる。

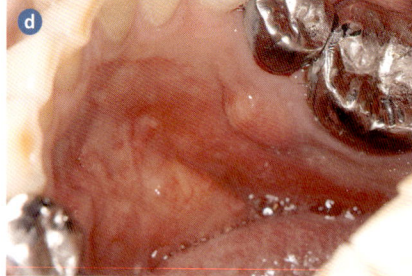

d　下顎左側第一大臼歯舌側歯肉に腫脹が見られる（ミラー像）。

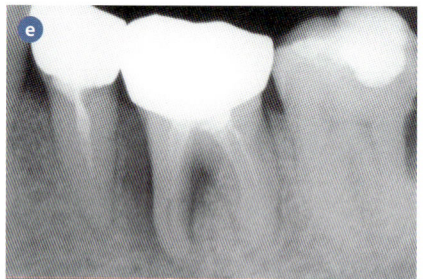

e　術前デンタルエックス線像。左側下顎第一大臼歯近心根の根を囲む暈状の透過像が認められる。

f〜h　歯科用CT像。歯根を取り囲む透過像がすべての断面で見られる。破折線は確認できない。

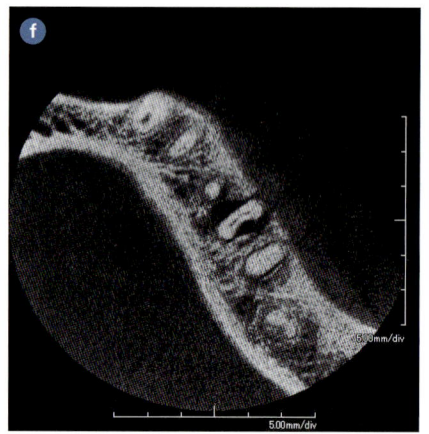

f　水平断面像。

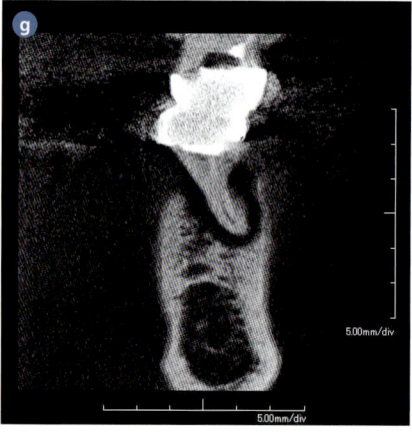

g　頬舌断面像。

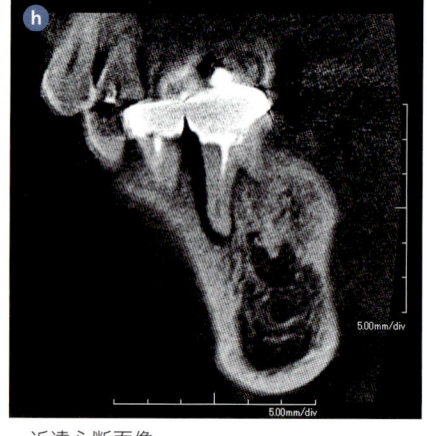

h　近遠心断面像。

i,j　破折線が確認できる。

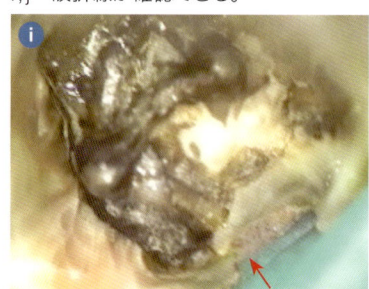

i　マイクロスコープ（ミラー像）。

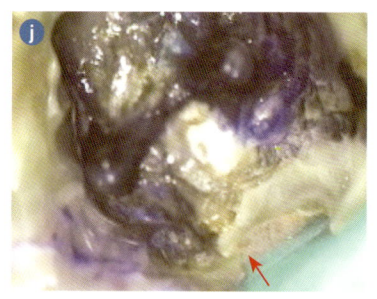

j　マイクロスコープ（ミラー像）。メチレンブルーで染色後。

k,l　抜根後の歯根、メチレンブルーにて染色。

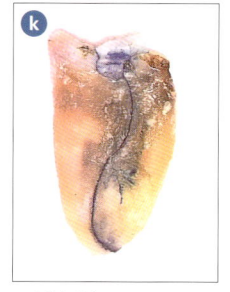

k　近心側。

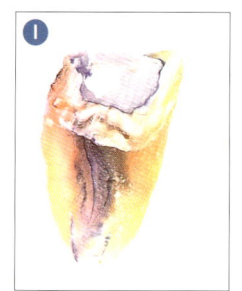

l　分岐部側。破折線が染色され、確認できる。

24

4 歯科用CTを用いた診断

　従来のデンタルエックス線写真、あるいはオルソパントモグラフィは二次元像であるため、頬側あるいは舌（口蓋）側皮質骨が健全な場合は、像が重なってしまうため骨欠損が透過像として表示されないことが多い。近年開発された歯科用CTは、比較的低被曝線量で水平断・近遠心断・頬舌断の各断面画像の観察が可能である。

　図1-10a～cは**図1-1**の歯科用CT像である。**図1-10a**の近遠心断像はデンタルエックス線写真に近い像であるが、**図1-10b**の水平断像、**図1-10c**の唇舌断像ではより詳細に破折線を観察することができる。

　図1-11は下顎左側第二小臼歯に咬合痛を訴えた症例である（**図1-11a**）。デンタルエックス線写真では歯根膜腔の拡大および遠心側に透過像が認められる（**図1-11b**）。歯周ポケット検査では頬側に限局性の深いポケットが検出された（**図1-11c**）。歯科用CTを撮像したところ、水平断像では、歯根周囲の骨欠損および頬側皮質骨の欠損（**図1-11d**）、頬舌断像（**図1-11e**）および近遠心断像（**図1-11f**）では歯根を取り巻く量状の透過像を確認し、デンタルエックス線写真と比較し、明らかに歯根破折により歯根周囲の骨欠損が生じていることをうかがわせる所見が得られた。

　垂直性歯根破折の診断における歯科用CTの有用性はすでに報告されている[12]。ただし、根管にポストが装着されていると、ハレーションを起こしてアーチファクトとなり、画像診断を困難にすることがあるため注意を要する。

図1-10　図1-1における水平性歯根破折の歯科用CT（CBCT）像。

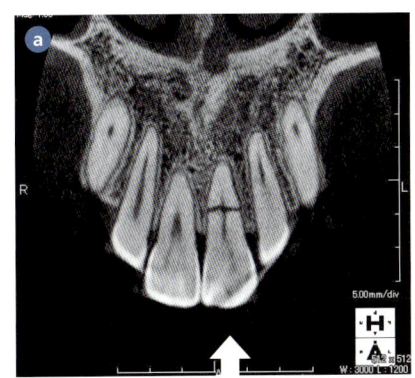

近遠心断像。

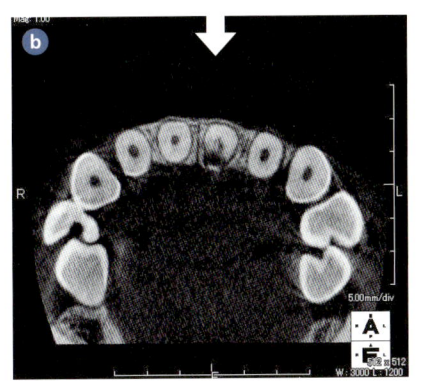

水平断像。

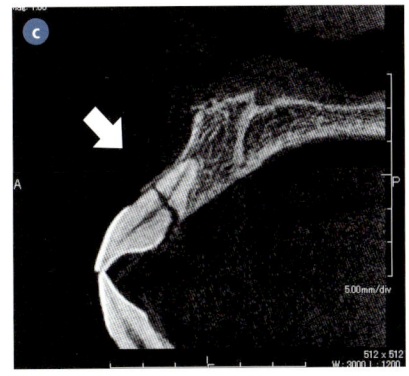

唇舌断像。

図1-11　下顎左側第二小臼歯の歯根破折症例。

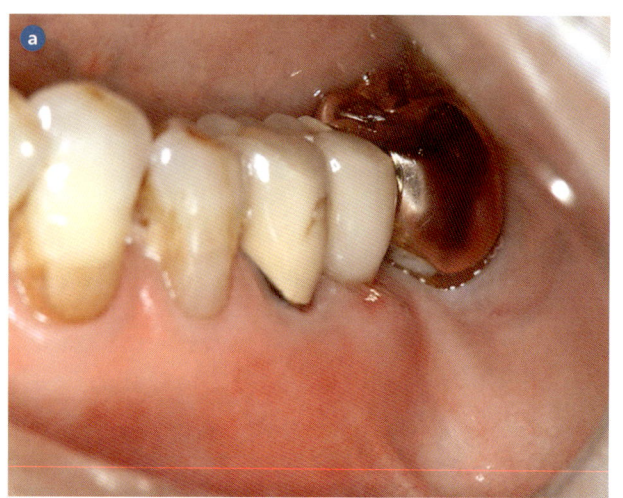
初診時口腔内写真。ブリッジの支台歯である。

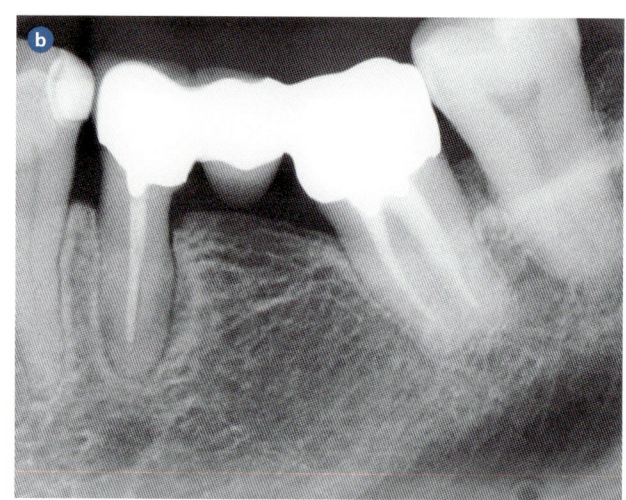
初診時デンタルエックス線写真。歯根膜腔の拡大、および遠心側のエックス線透過像が見られる。

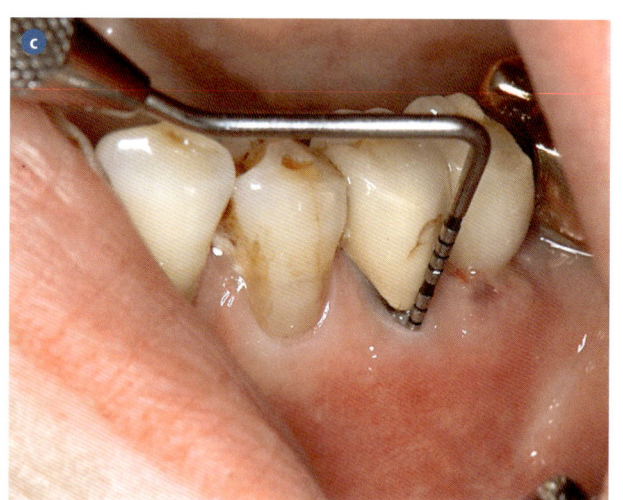
頬側に限局性の深いポケットが見られる。

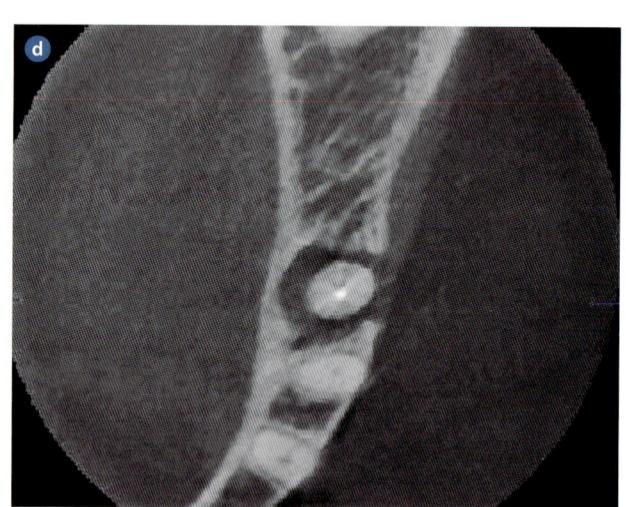
歯科用CT水平断像。歯根周囲の骨欠損および頬側皮質骨の欠損が見られる。

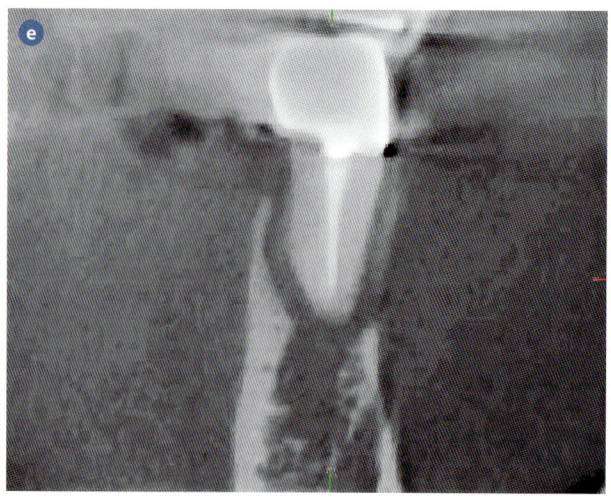
頬舌断像。暈状の透過像が見られる。

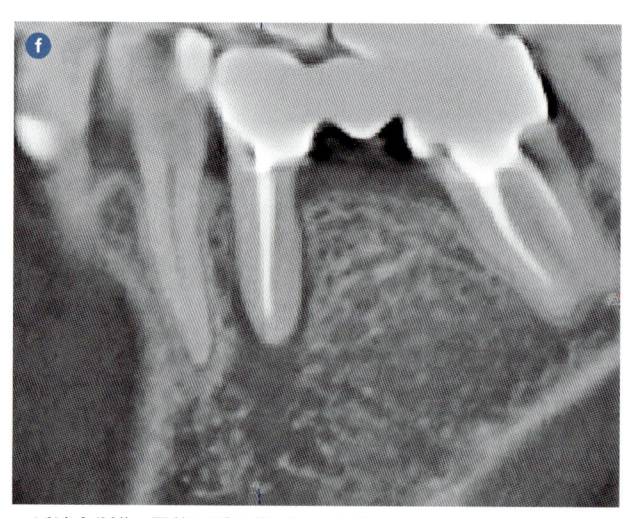
近遠心断像。暈状の透過像が見られる。

外科的診断

垂直性歯根破折は歯肉縁下における破折であるため、確定診断のための診断的外科手術が必要となる場合がある。この場合には、十分な説明と同意の下に外科処置を行う。この処置は歯根端切除術に準じた処置となる。すなわち、局所麻酔下で歯肉骨膜弁を剥離してフラップを翻転し、皮質骨・病変を露出させる。病変の骨欠損部は、通常、肉芽組織で満たされている。肉芽組織を掻爬すると歯根が露出してくる。露出した歯根をメチレンブルーで染色し、観察する。可能であればマイクロスコープにて観察を行う。破折がある場合には、破折線が青く染まる。破折が根尖部のみの場合には根尖切除により、破折を取り除ける可能性があるものの、そうした症例は少ない。破折が確認された場

図1-12　上顎右側側切歯の垂直性歯根破折を外科的に診断した症例。

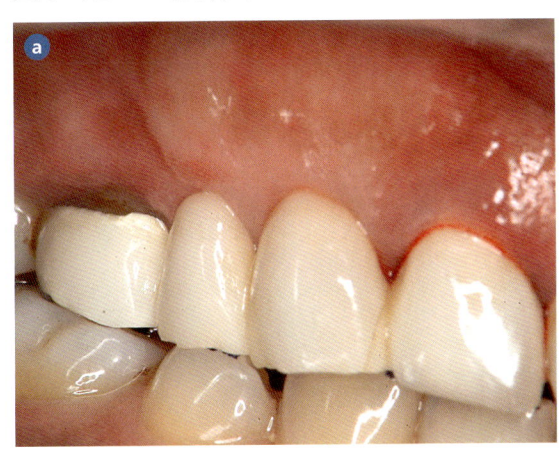
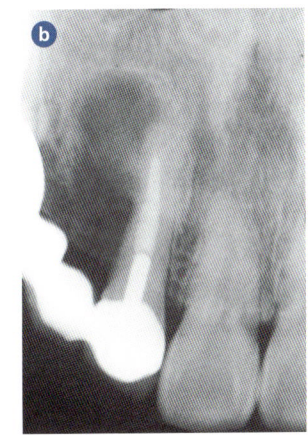

ⓐ術前口腔内写真。歯肉に特記事項はない。
ⓑ術前デンタルエックス線写真。上顎右側側切歯歯根遠心側にエックス線透過像を認める。

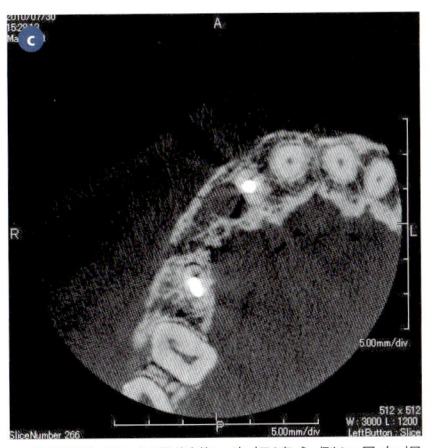
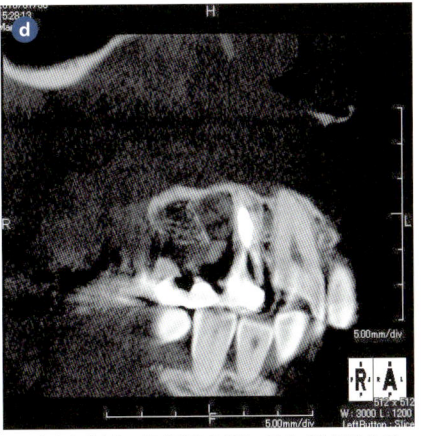
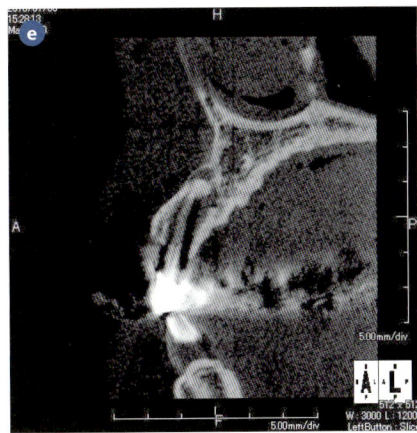

歯科用CT水平断像。歯根遠心側に骨欠損を認める。　　近遠心断像。歯根遠心側に骨欠損を認める。　　唇舌断像。根尖部に骨欠損を認める。

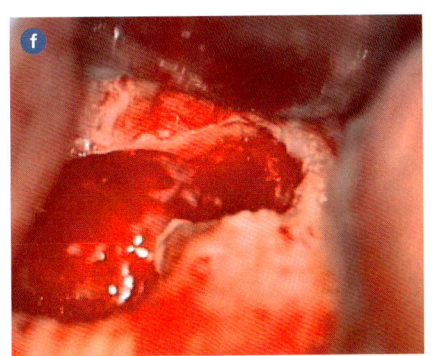
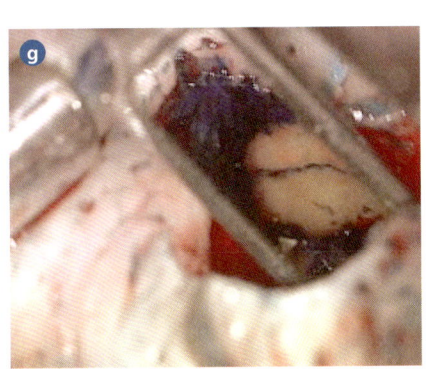

ⓕ骨窩洞を形成後、肉芽組織を掻爬。遠心側骨欠損は根尖部骨欠損と交通した。
ⓖ遠心根にメチレンブルーで染まった破折を確認（ミラー像）。歯頸部への交通は確認されなかった。

合は、抜歯または肉芽組織の掻爬のみを行い、弁を戻し縫合する。保存を試みる場合は、後日、補綴物を除去して破折の状態などを確認のうえ、保存の可否を含めて再検討する。破折が認められない場合は、ただちに通常の根尖性歯周炎に対する歯根端切除術を行う。

図1-12は上顎右側側切歯に疼痛を訴えた症例である。患歯はブリッジの支台歯となっていたため、外科的診断を行った。歯周ポケットは全周2mmであったが、遠心のポンティック部は測定不可能であった（図1-12a）。術前のデンタルエックス線写真では根尖部遠心側に透過像を認めた（図1-12b）。歯科用CT検査を行ったところ、水平断像・近遠心断像で歯根遠心側に骨欠損（図1-12c,d）、唇舌断像では根尖部に骨欠損（図1-12e）を認めた。局所麻酔後、歯肉骨膜弁を剥離、翻転したところ、側切歯遠心側および根尖部に骨欠損を認めた（図1-12f）。肉芽組織を掻爬した後、メチレンブルーにて染色し、破折線を確認した（図1-12g）。続いて根尖切除・逆根管充填を行った（図1-12h）。遠心側の破折線は根尖切除面に達していなかった（図1-12i）。したがって、遠心部病変と根尖部病変は独立しているものと考えられた。この症例では破折の有無の確認は、診断的外科手術なしには困難であった。

図1-13は隣接部位の外科処置中に偶然発見された歯根中央部からの破折例である（図1-13a）。骨欠損が生じ、肉芽組織が見られたため、掻爬を行ったところ、上顎左側中切歯遠心側中央部歯根が露出し、歯根破折が確認された。術前のデンタルエックス線写真（図1-13b）では同部位に透過像はない。また、ポケットも形成されていないため、この段階での破折の診断は困難であった。

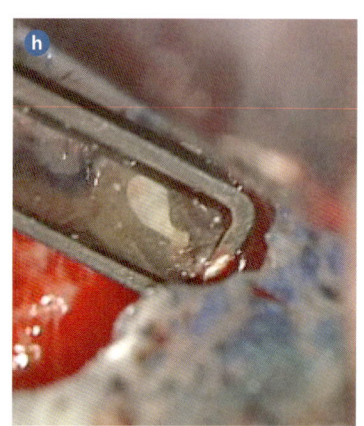
根尖切除・逆根管窩洞。充填後（ミラー像、EBAセメント）。

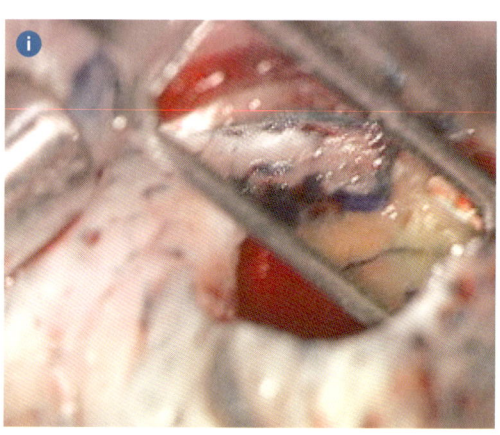
根尖切除面には破折は到達していなかった（ミラー像）。

図1-13　外科処置中に発見された上顎中切歯遠心側歯根中央部の破折例。

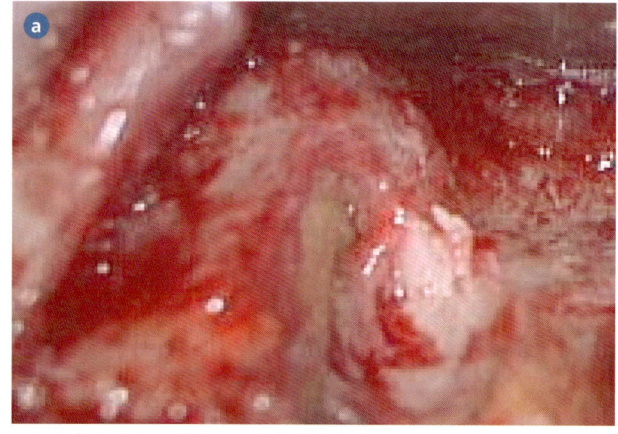
骨欠損が生じた部位の肉芽組織を掻爬したところ、歯根面および破折線が確認される。

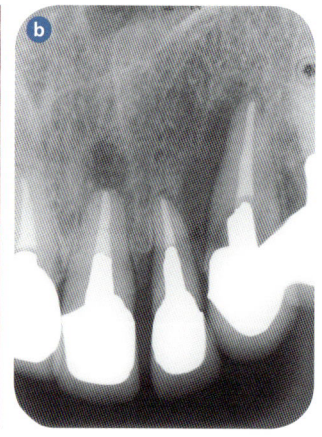
術前のデンタルエックス線写真。中切歯遠心側に透過像を認められない。

補足事項

1 歯冠歯根破折について

う蝕のない健全歯でも破折を生じることがある。このような場合、初期においては歯冠破折を起こし、咬合痛を訴えることがある。象牙質に亀裂が入っており、咬合力の変化による疼痛の増減により診断する。やがて亀裂が歯髄腔に到達すると、歯髄が感染し、歯髄炎を起こす。放置した場合は、歯髄は壊死し、亀裂は歯根へと伸展していく。

図1-14は上顎右側第一大臼歯に咬合痛を訴えた症例である。術前のデンタルエックス線写真では特記事項を認めない（図1-14a）。咬合面観ではう蝕・実質欠損を認めなかった（図1-14b）が、近心口蓋咬頭に動揺があり、除去したところ、歯髄腔に至る歯冠歯根破折を起こしていた（図1-14c,d）。このように破折が伸展していれば診断は容易である。

図1-15も上顎右側臼歯の咬合痛の症例である。術前のデンタルエックス線写真では、歯髄腔の狭窄が認められる以外は特記事項がなく（図1-15a）、口腔内所見でもう蝕や歯の実質欠損を認めなかった（図1-15b,d）。第一大臼歯に違和感および打診痛を訴えたが、電気歯髄診断に反応を示した。歯科用CTを撮像したところ、水平断像において破折を確認した（図1-15c）。水平断像での破折は、髄床底の高さでは確認できなかった。また、口蓋根根尖部では透過像を認めた。したがって歯冠歯根破折により歯髄は感染し、頬側根の歯髄は生活しているが、口蓋根では失活していると診断し、髄腔開拡を行ったところ、近遠心側壁に破折線を確認した（図1-15e,f）。この症例では、歯冠歯根破折が歯髄腔まで伸展していたものの、破折片が分離するには至らず、診断が困難であった。

図1-14　上顎右側第一大臼歯の歯冠歯根破折例。

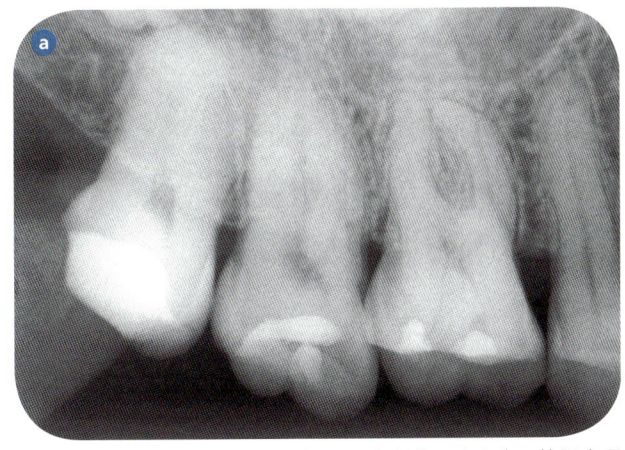

術前のデンタルエックス線写真。上顎右側第一大臼歯に特記事項を認めない。

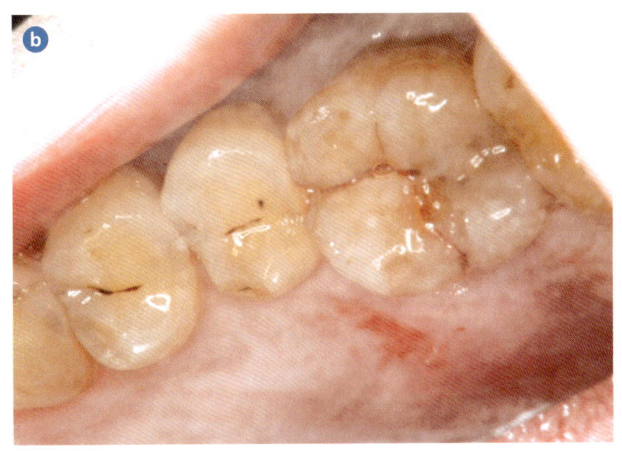

上顎右側第一大臼歯の咬合面観（ミラー像）。

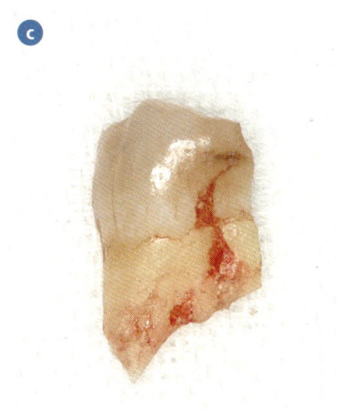

除去された破折片。近心口蓋咬頭が破折し、破折線は歯肉縁の歯根に至っている。

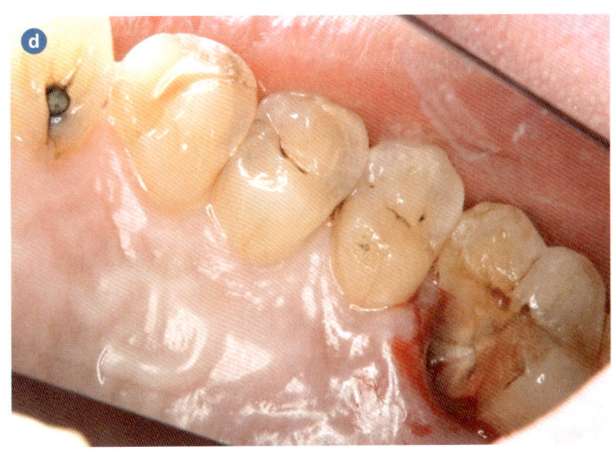

破折片除去後の患歯（ミラー像）。

第1部　垂直歯根破折歯の接着治療の実際

図1-15　上顎右側第一大臼歯の歯冠歯根破折例。

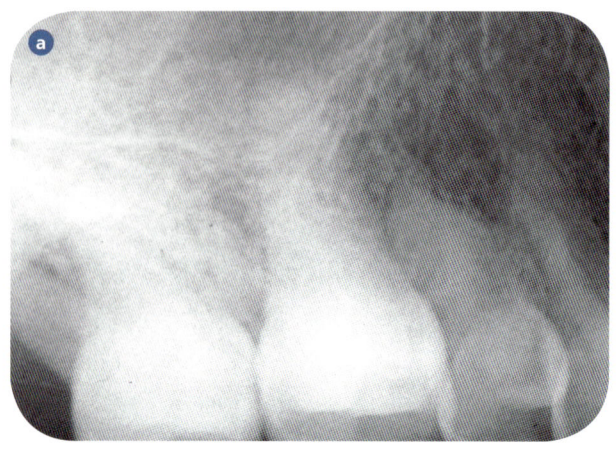

上顎右側大臼歯の術前エックス線写真。歯髄腔の狭窄がうたがわれるが、その他に特記すべき所見はない。

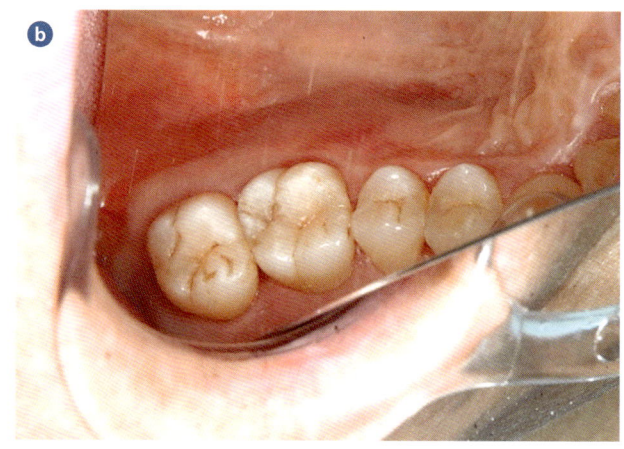

上顎右側臼歯部の咬合面観（ミラー像）。う蝕・実質欠損を認めない。

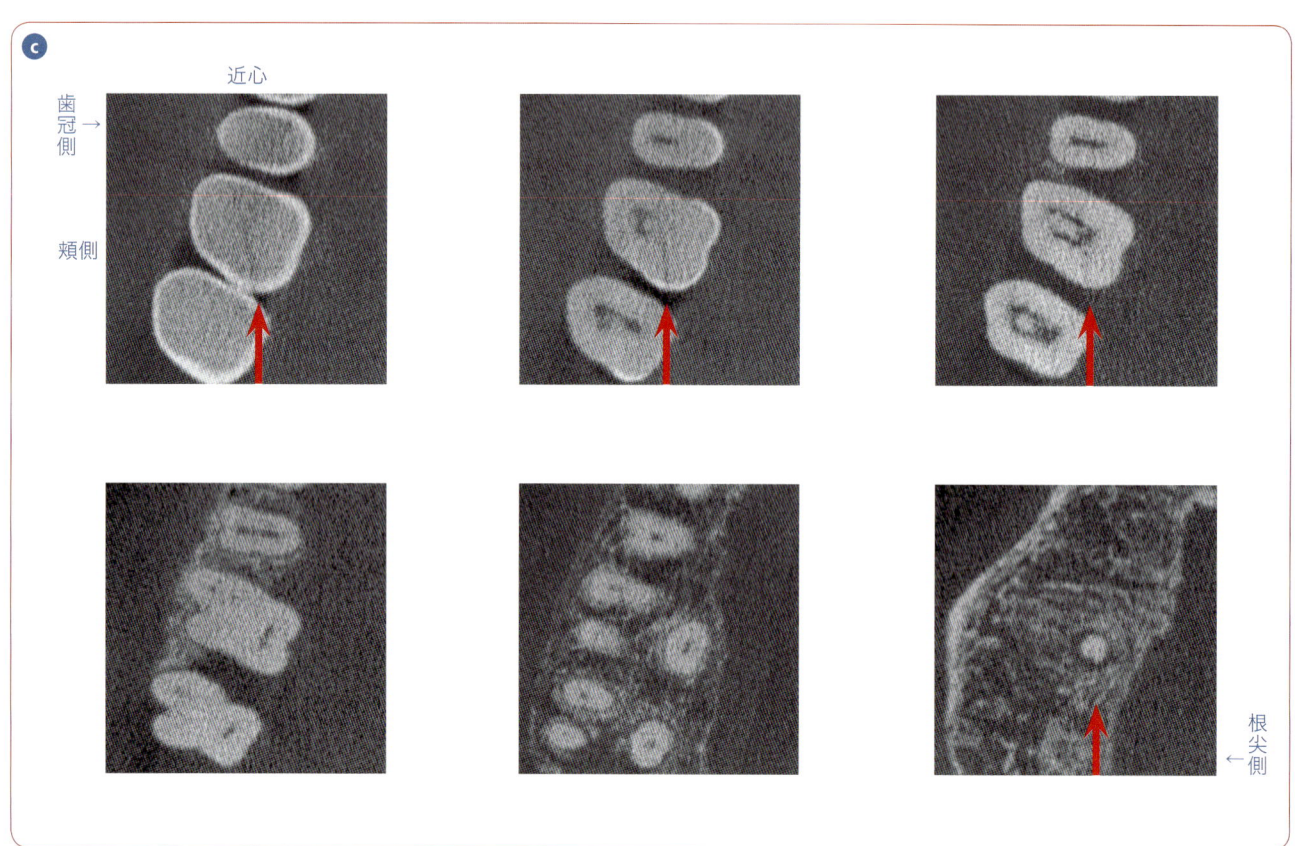

歯科用CT水平断像。歯冠側から根尖側へ。

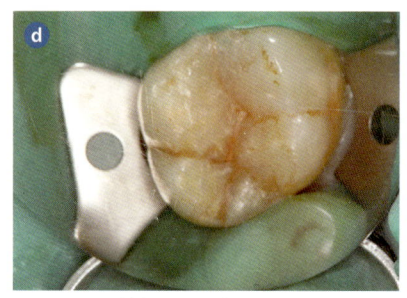

髄腔開拡前（ミラー像）。

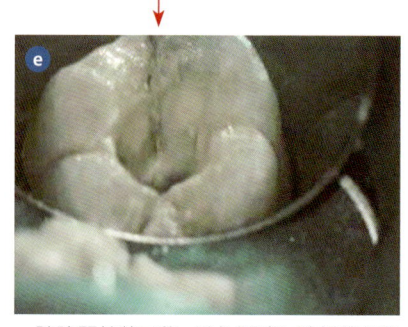

髄腔開拡終了後。近心側壁に破折線を確認（ミラー像）。

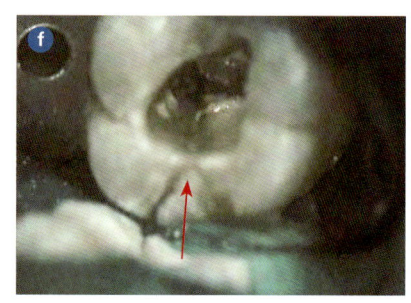

遠心側壁に破折線を確認（ミラー像）。

2 根管治療中における破折の診断

根管治療の開始後に歯根破折の可能性が疑われることがある。すなわち、電気的根管長測定器が、根尖孔と推測される位置より短い長さで根尖指示値を示す場合である[13, 14]。こうしたときは、穿孔、あるいは歯根破折を疑うべきである。また、経過が思わしくない、排膿が止まらないなどの場合も、歯根破折の可能性を考え、再精査するべきである。

まとめ

垂直性歯根破折の診断は困難なことが多い[15-17]。**表1-1**に慢性根尖性歯周炎と歯根破折との鑑別診断のポイントを記す。診断にあたっては総合的な診査が必要である。

垂直性歯根破折症例では、破折線に沿って歯根周囲に炎症が拡大する。したがって、破折線の位置により根尖性歯周炎や辺縁性歯周炎の症状を示すが、ほとんどの症例は既根管治療歯であるため、根尖性歯周炎と捉えられることが多い。垂直性歯根破折が正しく診断されずに根管治療が行われた場合、症状が一向に消退しない、あるいは症状が一時的に軽快した後で再発し、患者の信頼を失うおそれもある。逆に慢性根尖性歯周炎が垂直歯根破折と診断された場合には、無用な歯の喪失をまねくおそれがある。両者は治療法がまったく異なるので、慎重な対応が求められる。

表1-1 根尖性歯周炎と歯根破折の鑑別診断のポイント。

	根尖性歯周炎	歯根破折
エックス線透過像	根尖部に類円形の透過像	暈状の透過像
歯周ポケット	正常範囲内	限局的で深い
瘻孔（存在する場合）	根尖相当部歯肉	辺縁歯肉に近い部位

CHAPTER
2 初期対応

初期対応の手順

手順1 消炎

投薬

垂直歯根破折で急性炎症が生じている場合、消炎方法は感染根管治療と同様である。抗菌薬、消炎鎮痛剤の投与、さらには切開排膿を必要に応じて行う。

咬合接触の除去

垂直歯根破折では、根尖性歯周炎と同様に咬合痛が出現することがあり、症状を軽減させるために咬合面を削除したり補綴物を除去したりして、対合歯との咬合接触を早期に除去する。感染根管と異なり、咬合痛がなくても咬合接触を維持することは禁忌である。咬合することによって破折が進行し、一部に限局している破折がさらに広範囲に伸展したり、破折片が分離して間隙が広く離開したりして、その後の治療を困難にする場合がある（**図2-1**）。

咬合痛がなくても対合歯との接触を除去するとともに、患歯で硬い物を噛まないように注意しておくことも大切である。打診痛が強く補綴物が除去できない場合は、補綴物の咬合面を削合しておく。

炎症の消退により咬合痛が軽減すると、試しに硬いものを噛もうとする患者がいるが、これはポストの接着が完了するまではきわめて危険な行為であり、患者に注意しておかねばならない。

図2-1 治療中に破折間隙が離開した症例。
62歳女性。除去したメタルボンドを隔壁として使用していたが、1か月後近心根破折間隙が根尖部で離開し口腔内接着法が不可能となった。破折歯根の治療中は咬合接触は避けなければならない。

初診時
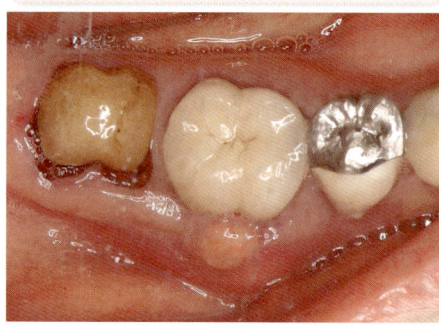
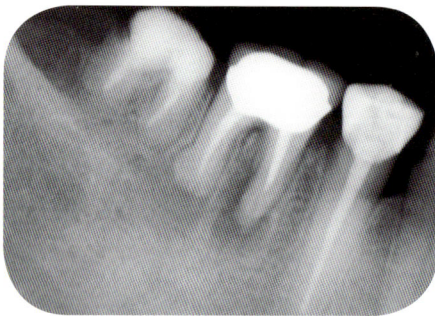

1か月後
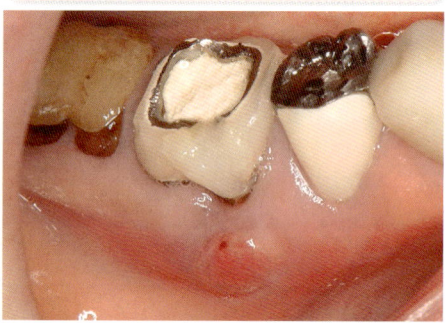
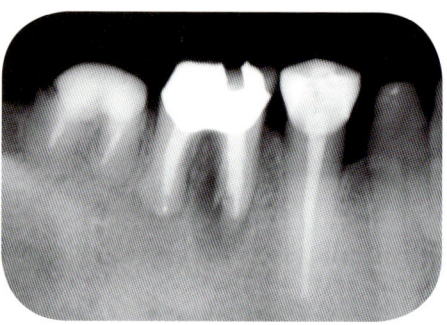

ポスト除去

垂直歯根破折している歯の築造体は、すでにセメントが崩壊して脱離または弛緩していることが多い。しかし、破折後時間があまり経過していない場合や破折線が一部に限局している症例、根尖部からの破折では、ポストは強固に接着されていることもある。これを除去する際に、ドライバーや鉗子など

で歯根に不用意に力を加え、さらに破折を進行させて治療を困難にすることのないように、十分注意する。多くの場合にはポストをすべて削って除去することが必要である。

根管内容物の洗浄

垂直破折で急性炎症を起こしている症例では、抗菌薬の投与や切開では十分に炎症が消退しないことが多い。ポストを除去して根管内容物を洗浄し、細菌量を減少させるとともに、細菌叢を変えることが炎症を軽減させるのに効果的である。

根管の洗浄はシリンジより超音波エンドファイルのほうが効果は高い。ガッタパーチャで根管充填されていても、根管壁と根管充填材の間は汚染されていることが多いため、根管充填材もできるだけ早期に除去する。

ピーソーリーマーやゲイツグリッデンドリルなどを使用する際には、注水下で用いないとガッタパーチャが過熱して溶解し、破折間隙に入り込んで除去するのが大変になる。ガッタパーチャ溶解剤を用いるのも同様で、マイクロスコープ下で超音波チップを用いてガッタパーチャポイントを除去する方法が効果的である。

貼薬、仮封

自発痛が強い場合でも、根管内への排膿が著しくて仮封できない場合を除き、根管は開放しないほうがよい。貼薬剤の選択は通常の感染根管治療と同様の考え方でよいが、歯頸部に破折がある場合は、上皮付着の位置より根尖側まで仮封を行わないと、破折間隙をとおして根管と口腔内が交通することになる。破折に沿って深いポケットが形成されている場合は、封鎖性が不十分となって漏洩することはある程度避けられない。このような場合には、FCなどの薬液は漏洩して殺菌効果は発揮できず、根管が再汚染されるだけなので、水酸化カルシウムペーストを用いる。

仮封材は破折線を開かないように軽圧で使用でき、除去する際も歯に力を加えず超音波スケーラーなどで容易に取り除けることが必要である。さらに接着にも影響がないことが要求されるので、ユージノールセメントは用いず、主に水硬性仮封材を使用するのがよい。

手順2 感染象牙質の除去

ポストが脱離したりセメントが崩壊して弛緩しているような症例では、根管内に多量の感染象牙質が存在する場合が多い。

感染象牙質は細菌の供給源となって根尖孔や破折間隙をとおして炎症を誘発するだけでなく、レジンが十分に接着しないため再破折やギャップ（死腔）の原因となって、治療の失敗につながる。すべて除去すると歯質が薄くなる場合でも、ポストが確実に接着されていれば容易には破折しないが、不必要に過剰な切削は避けるべきである。

根管壁のう蝕は、合着用セメントが残存していた部分と喪失していた部分では進行程度が異なり、深い感染象牙質が不規則に点在する場合があるので、歯質の硬さや色だけで判断すると、取り残すことがある。このような症例では、う蝕検知液の使用が効果的である。無髄歯では有髄歯と異なり、再石灰化可能な無菌層は存在しないため、検知液で染色される部分はすべて除去して良い（図2-2）。これにより著しく大きな穿孔が生じた場合は、抜歯の適応と考えるべきである。

図2-2　う蝕検知液と使用例。
とくにポストが脱離した症例は、感染象牙質が思わぬところにあるので、う蝕検知液を使用して確実に除去する（カリエスチェック・ニシカ）。破折線の確認にもよい。

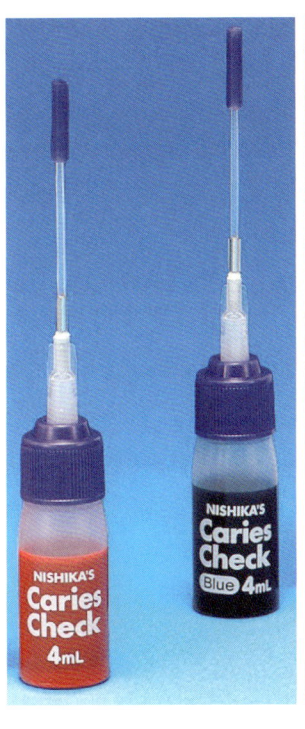

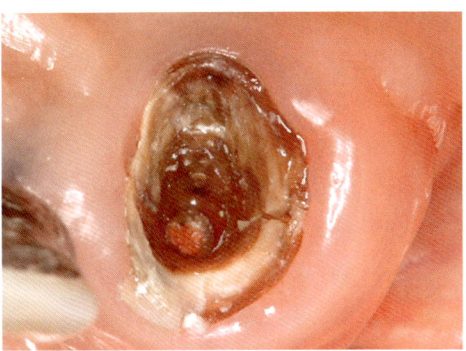

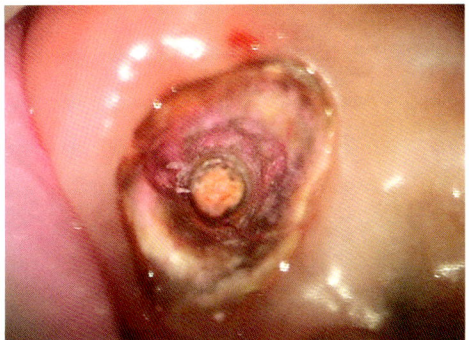

第1部　垂直歯根破折歯の接着治療の実際

手順3 | 破折線の離開防止

　垂直破折している歯根は補綴物を除去すると、破折片が急速に分離して間隙が開くことがある。根尖部からの破折で歯頸部に破折が及んでいない場合や、歯頸部からの破折が一部に限局している場合には離開することはない。

　破折間隙が離開してしまうと肉芽組織や滲出液の浸入が多くなり、破折面の感染歯質除去も難しくなって、口腔内接着法が適応できなくなる。破折間隙が開くのを防止するためには、歯頸部のみ破折線を接着して固定しておくとよい（**図2-3**）。接着するのは歯頸部のみなので、歯周組織への親和性は考慮しなくてもよく、充填用の接着システムを用いてよい。レジンが未清掃の破折線に沿って根尖部へ流れないよう、やや流動性の低いものが使いやすい。

図2-3　歯頸部破折線の接着による離開防止。

37歳女性。根管治療中に|1の破折が発見されて来院した。破折間隙（↑）が開かないように破折線の歯頸部のみをスーパーボンドで固定した（○部）。

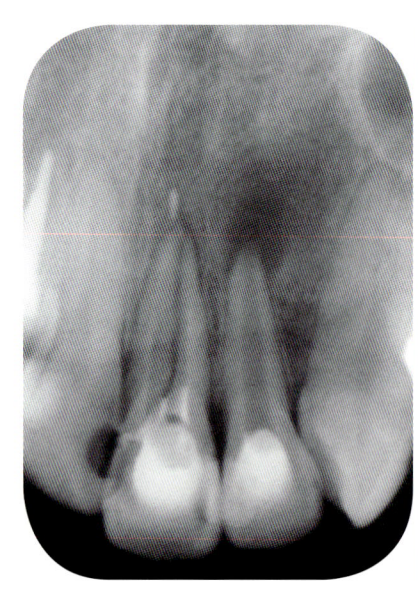

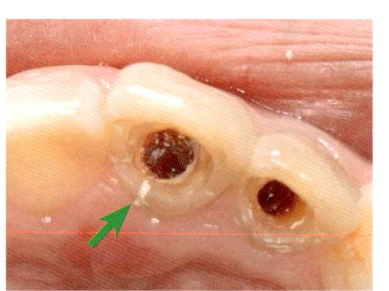

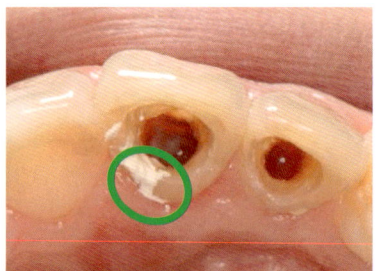

36

CHAPTER 3

治療方針の決定

歯根破折、病変の進行度別治療方針

1 歯根破折による歯周組織破壊のメカニズムとは

①歯冠側から破折している場合

a. 初期病変

歯根が歯冠側から垂直破折すると、破折部位の歯根膜には一部に微小な断裂が生じるが、初期には根管や破折間隙には細菌の侵入増殖はなく、歯槽骨の吸収もない。プロービングデプスも正常で、付着上皮の下方増殖はない[1,2]。

b. 中期病変

破折後時間が経過すると、根管と破折間隙に細菌が増殖して、炎症が歯根膜や歯槽骨に拡大し、幅の狭い垂直性骨欠損が生じる（図3-1）。しかし、歯周炎のような付着上皮の下方増殖はほとんどなく、歯根セメント質表面にはプラークの付着増殖もない。

骨欠損内部には炎症性結合組織が増殖しており、プローブが炎症性結合組織内を穿通するため、ポケット上皮の下方増殖がなくてもプロービングデプスは破折部に沿って深くなる（図3-2）。隣接面に破折が生じた場合は、エックス線写真で垂直性骨吸収が見られるが（図3-3）、頬舌側で破折が生じた場合は裂開状の骨欠損が歯根と重なって判別はきわめて困難である。

図3-1 歯冠側から破折させ4週後の歯周組織破壊。

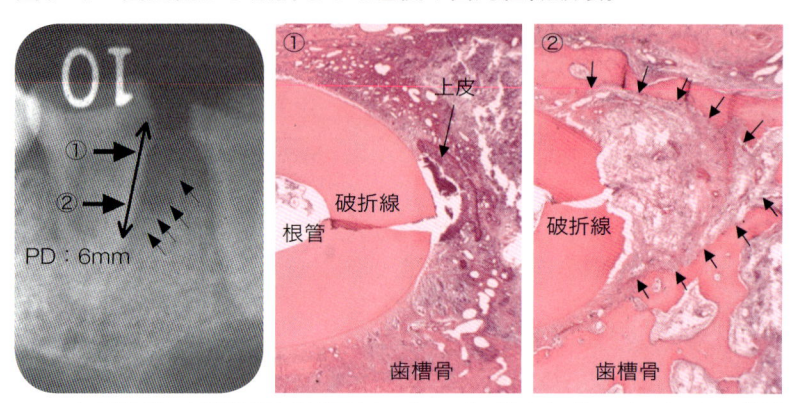

エックス線写真で垂直性骨欠損が見られ、プロービングデプスは6mmあった。CEJ付近（①）の組織標本では破折線周囲にポケット上皮（↓）が見られ、ポケット内にはプラークが観察される。骨欠損深部（②）ではポケット上皮は見られず、骨欠損内（矢印）は炎症性結合組織で満たされており、根管と破折間隙への細菌増殖が炎症の原因で歯根表面への細菌感染は見られない。

図3-2 歯冠側からの垂直破折によるアタッチメントロス。

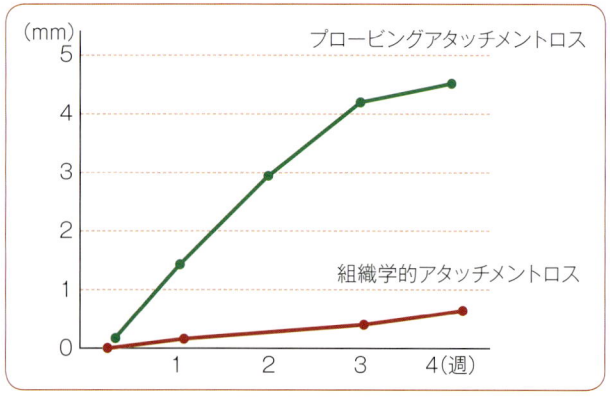

プロービングアタッチメントロスは経時的に大きくなり、プローブは深く入るようになっても、組織学的にポケット上皮の最根尖側の位置（組織学的アタッチメントロス）を調べると下方増殖はほとんどなく、プローブが肉芽組織（炎症性結合組織）を穿通しているだけであった。

図3-3 隣接面に生じた歯冠側からの破折例（中期病変）。

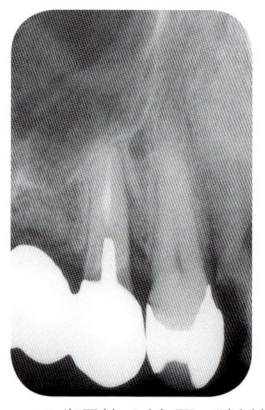

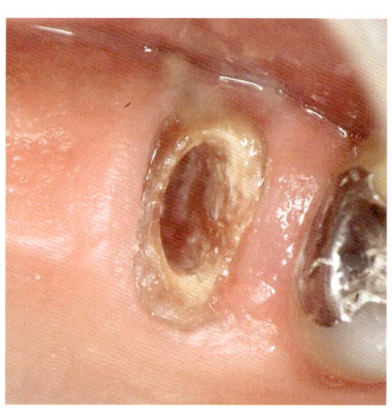

29歳男性。近心面の破折線に沿って垂直性骨欠損と6mmのプロービングデプスが認められる。

c. 後期病変

垂直破折後さらに時間が経過すると、歯根膜の喪失範囲が拡大し骨吸収も大きくなって、プロービングデプスは1か所だけでなく破折部周囲で広範囲に深くなる。細菌が破折間隙から歯根セメント質表面に増殖してバイオフィルムを形成する症例が増加し、一部の細菌は構造を失って歯石と同様となる（**図3-4**）。しかし歯根セメント質表面の細菌増殖範囲は、破折後数か月が経過しても破折線から1mm以下と限局的な場合が多い（**図3-5**）。また抜去歯を観察すると、肉眼的には歯根膜がない根面にも歯根膜の線維が残存している場合が多い。

隣接面に破折が生じて長期間経過した症例は、エックス

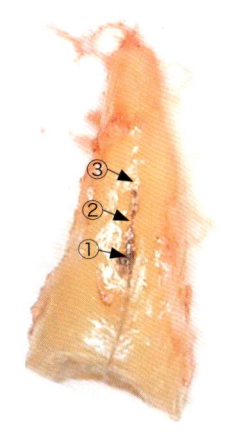

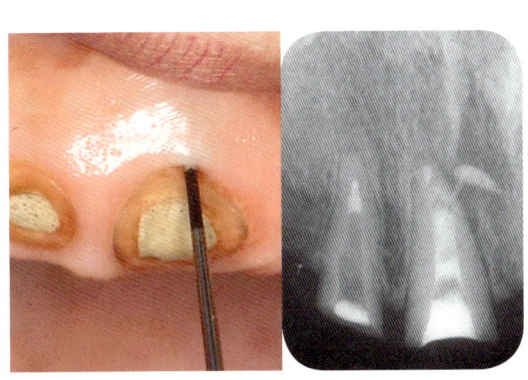

図3-4　歯冠側からの破折後長期経過した症例。

58歳女性。破折後22か月以上経過してから抜歯。抜歯直前の口腔内写真とエックス線写真。抜去歯根表面の歯石様茶褐色の沈着物❶は一部構造を失ったバイオフィルム。破折間隙内部❷は多量の細菌。破折線近傍の歯根表面❸には肉眼では歯根膜が喪失しているように見えるが、線維が残存しており細菌は見られない。

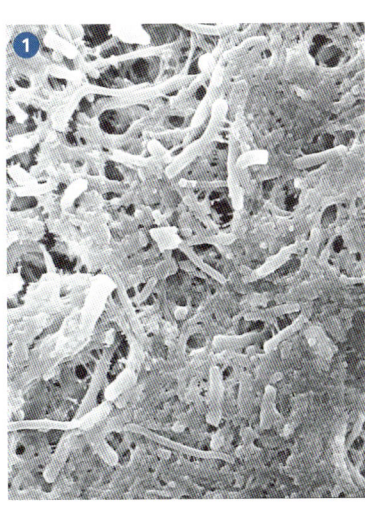

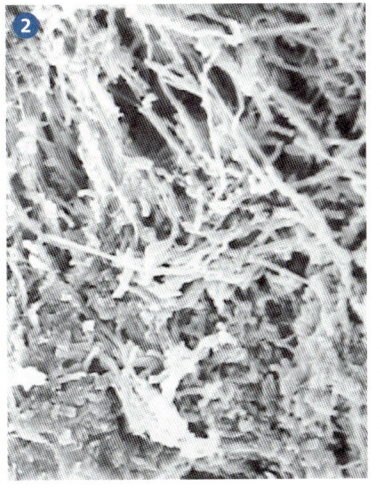

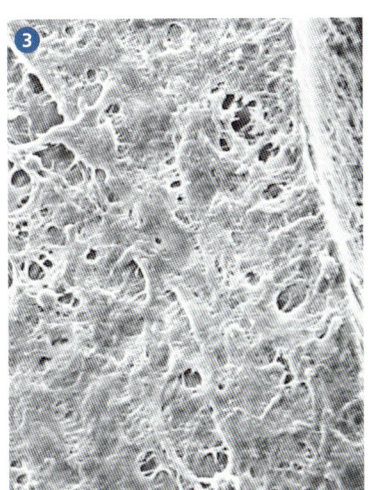

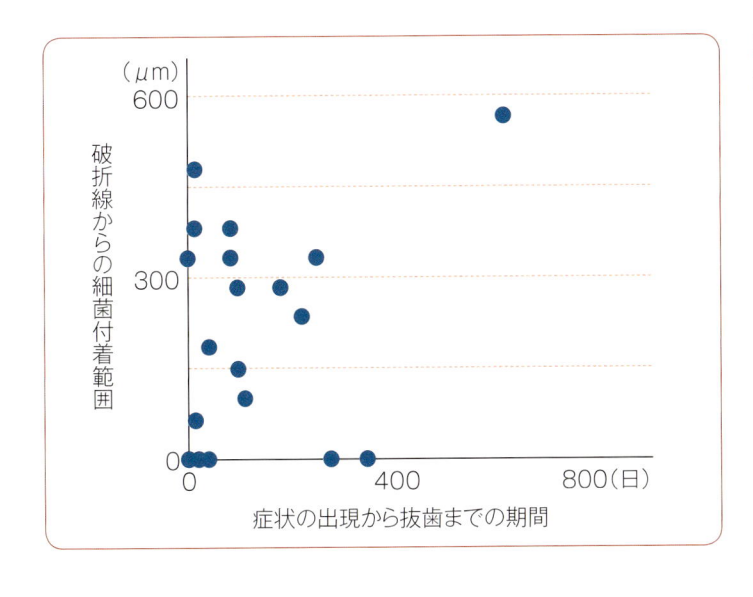

図3-5　症状の出現から抜歯までの期間と細菌付着範囲。

長期間経過している症例でも根面上の細菌付着範囲は狭い。

第1部　垂直歯根破折歯の接着治療の実際

線写真で幅の広い垂直性骨欠損として見られるようになる（**図3-6**）。頬側や舌側面に生じた場合では、歯根膜腔が拡大しているように見え（**図3-7**）、咬合性外傷と誤診しやすい。この場合、頬側面または舌側面の裂開状骨欠損が近遠心隣接面まで拡大しているのであり、歯根膜腔の拡大と考えると骨欠損状態を大きく誤ってしまう。

図3-6　隣接面に生じた歯冠側からの破折例（後期病変）。

31歳女性。隣接面で歯冠側からの破折が伸展すると、深く広い垂直性骨欠損が見られる。

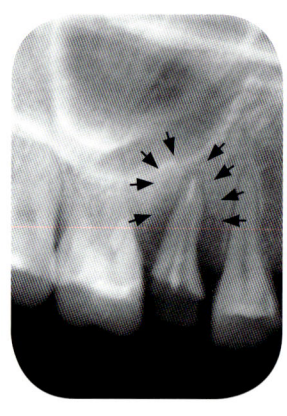

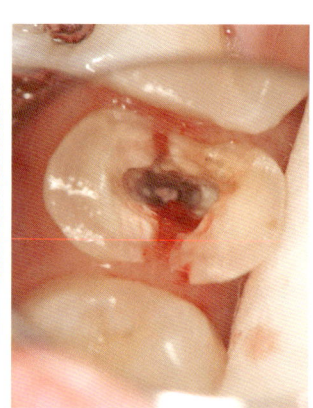

図3-7　頬側面に生じた歯冠側からの破折例（中〜後期病変）。

55歳女性。|5の歯根膜腔が拡大しているように見えるが動揺は小さく、補綴物を除去すると頬側に破折線（↑）が確認された。頬側面は根尖まで裂開状に骨欠損が生じていると考えられる。

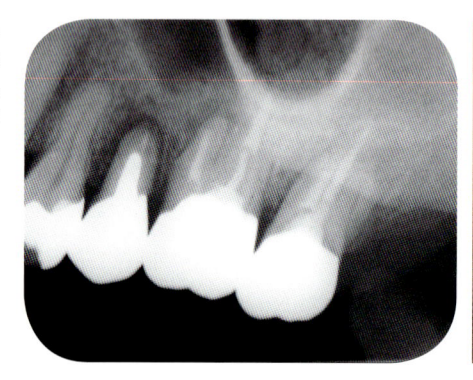

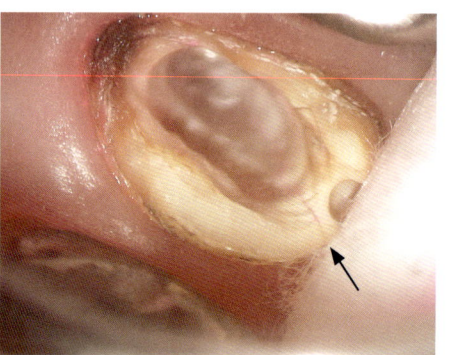

②根尖から破折している場合

歯根が根尖側から破折することも多く、筆者が経験した症例では、約1/3の症例が根尖からの破折、約1/3が歯冠側からの破折で、残りの約1/3は歯頸部から根尖部まで破折しており、破折開始部位が特定できない症例であった（**第1部CHAPTER10「臨床成績」参照**）。根尖側からの破折を動物実験で人工的に作製することはできないため、歯冠側から破折した場合の病理組織学的研究結果と臨床的な経過観察から推察すると、以下のように考えられる。なお、垂直歯根破折は歯根中間部から生じることもあるが、きわめてまれなため割愛する。

a. 初期病変

歯冠側からの破折と同様に、初期には破折部位の歯根膜に微小な断裂が生じて歯根膜にわずかな炎症が起こっているのみで、破折間隙に細菌増殖はない。有髄歯では歯髄壊死を起こしていることが多いが、急性歯髄炎になることもある。エックス線写真で破折線周囲に骨吸収は見られないが、根管が汚染していたり穿孔があったりすると初期でも骨吸収が見られる（**図3-8**）。

b. 中期病変

さらに破折が歯冠側に伸展すると、骨吸収も歯冠側に拡大する。歯頸部まで炎症が拡大すると、プローブが根尖まで入るようになるが、この時点ではポケット上皮が根尖まで増殖しているのではなく、炎症性結合組織内をプローブが穿通していると考えられる（**図3-9**）。

c. 後期病変

治療せずにさらに感染が持続することによって、歯根表面にもバイオフィルムが形成されるようになり、歯根膜が喪失して骨吸収が拡大、ポケット上皮の下方増殖が進行すると思われる（**図3-10**）。

図3-8　根尖側から破折した症例(初～中期病変)。

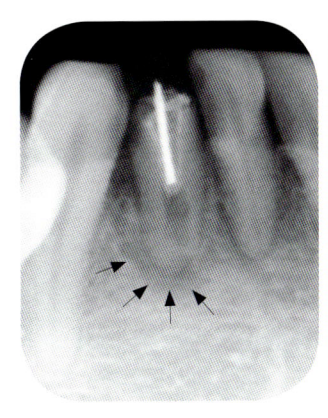

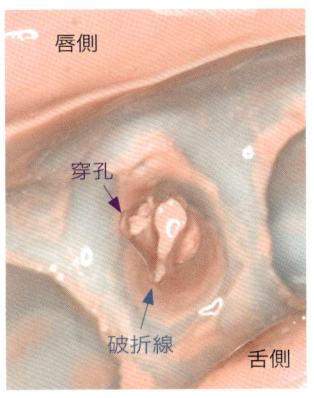

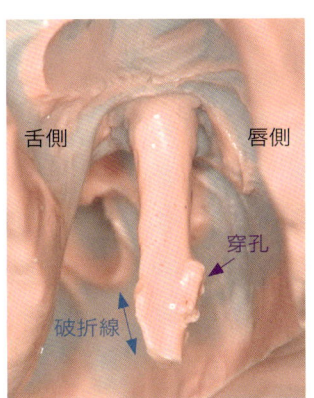

47歳男性。エックス線写真で根尖部に骨吸収が見られる。
マイクロスコープで根尖部舌側に垂直破折線、遠心頬側にパーフォレーションが認められた。根管を印象採得するとわかりやすい。

図3-9　根尖側から破折した症例(中～後期病変)。

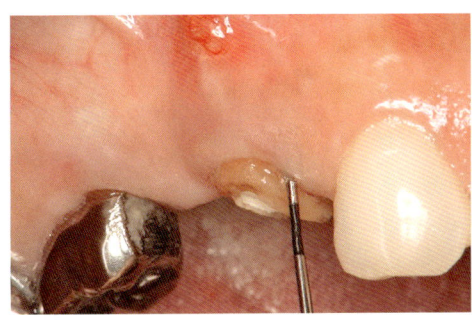

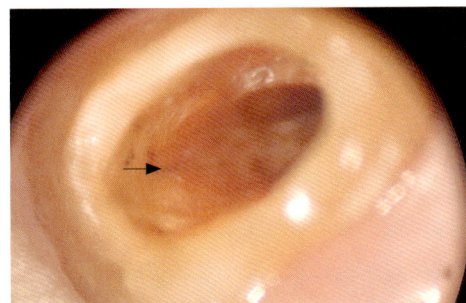

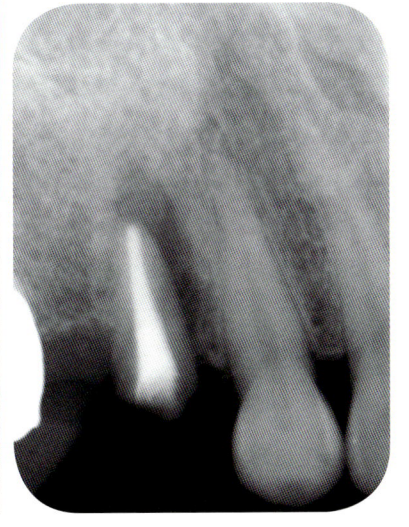

52歳女性。4|にフィステルが見られ、近心頬側隅角部のプロービングデプスは6mmであった。エックス線写真で根尖から近心歯頸部に骨吸収があり、マイクロスコープで根尖から歯肉縁下3mm付近まで破折線が見られた。
破折が歯頸部に及んでいないことから、ポケット探針は付着を穿通して深く入っているのみで、上皮の下方増殖は起こっていない可能性が高い。

図3-10　根尖側から破折した症例(後期病変)。

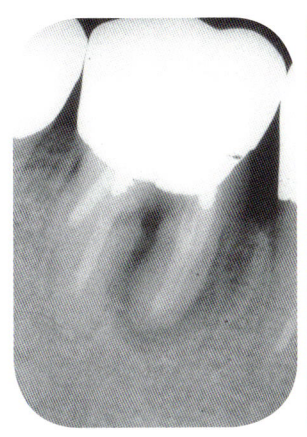

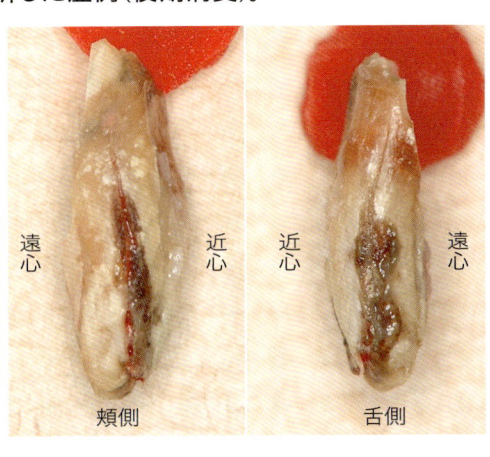

76歳男性。近心根を取り囲む骨吸収がありプロービングデプスは近心根全周で深くなっている。破折線周囲には歯石様沈着物が見られ、セメント質は変性し、歯根膜は広範囲に喪失している。

2 歯周組織破壊のメカニズムをふまえた病変の進行別治療方針

　歯周組織破壊のメカニズムから垂直歯根破折の治療を考えると、破折間隙の汚染を除去し、生体親和性の高いレジンセメントで破折間隙を接着、封鎖することが基本となる。歯根表面にバイオフィルムが形成されている場合には、これも除去することが必要となる。さらに、再破折しないようポストを接着することもきわめて重要である。また、歯周組織破壊が進行している場合は咬合支持力の低下に配慮して連結固定を行ったり、術後に歯周ポケットが残存した場合はそのメインテナンスを行わなければならない。

初期病変

接着＋封鎖

　破折間隙に細菌の汚染がない初期であれば、細菌の侵入、増殖を阻止するために破折間隙を接着して封鎖することが治療の目標となる。有髄歯で破折線が歯髄に達している場合には抜髄が必要となる。歯冠側からの破折も根尖側からの破折も治療の目標は同様である。

中期病変

破折間隙の細菌除去＋接着＋封鎖

　破折間隙に細菌が侵入増殖している場合には、これを除去して破折間隙を接着、封鎖する。炎症の原因となっている細菌が除去できれば、歯根膜や歯槽骨に生じた炎症は消退して歯周組織が修復される。歯冠側からの破折も根尖側からの破折も基本的考えは同じである。

後期病変

破折間隙の細菌除去＋セメント質の細菌除去＋接着＋封鎖or抜歯

　破折後長期間経過して歯周組織破壊が進行している症例では、破折線周囲の歯根セメント質表面に細菌が増殖してバイオフィルムを形成していることが多い。この場合には破折間隙の清掃だけでなく、セメント質に感染した細菌の除去が必要となる。
　歯根膜の喪失範囲が広い場合には、術後に深いポケットや骨欠損が残存してしまうため、ポケットのメインテナンスと咬合性外傷への対策も重要となる。歯根膜の喪失範囲が著しく、メインテナンス困難なポケットが残存したり、咬合力を支持できないと予想される場合には抜歯が必要となる。
　根尖側からの破折でポケットプローブが穿通しない場合は、歯冠側からの破折より歯周組織は回復しやすいが、歯根膜の喪失が広範囲であれば十分に修復されるとはかぎらず、炎症は消失しても支持力が不十分になることがある。

歯周組織の破壊状態からの判断事項

判断事項1 骨吸収の大きさ

　歯周組織の喪失が大きければ、術後に深い歯周ポケットが残存したり、咬合支持力が不足したりする。保存できても連結固定が必要になる場合もあり、歯周組織の破壊、とくに歯根膜の喪失範囲を知ることは、抜歯か保存かの決定においてきわめて重要である。

　エックス線写真で骨吸収が大きい場合には、一般に歯根膜の喪失範囲も広い。しかし骨が吸収されていても根面に歯根膜が残っていると、適切な治療により歯槽骨も再生するため（**図3-11**）、骨吸収状態だけでなく、プロービングでアタッチメントレベルを注意深く診査することが大切である。

図3-11 大きな骨欠損が改善した症例。
　58歳男性。初診時3の頬側歯肉が腫脹し、プロービングデプスは10mmあったが、頬側破折線に沿って1か所のみであった。このことから、近心の骨吸収面には付着が残存している可能性が高いと思われた。抜去歯近心面には軟組織の付着が多く残っており、再植後にはポケットが改善して骨の再生も見られる。

初診時

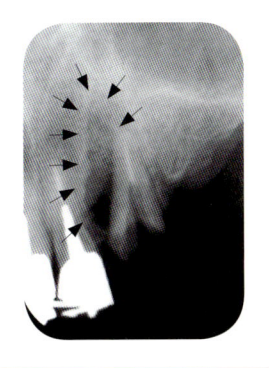

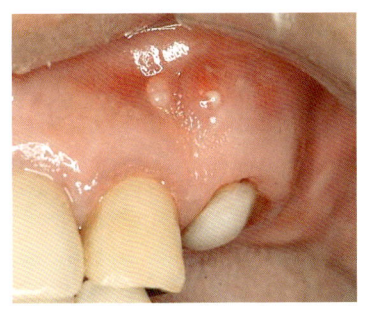

再植時 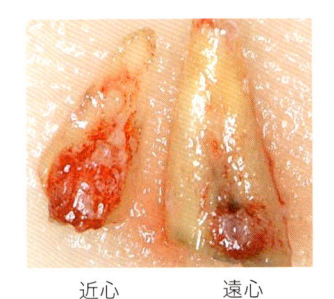
近心　　遠心

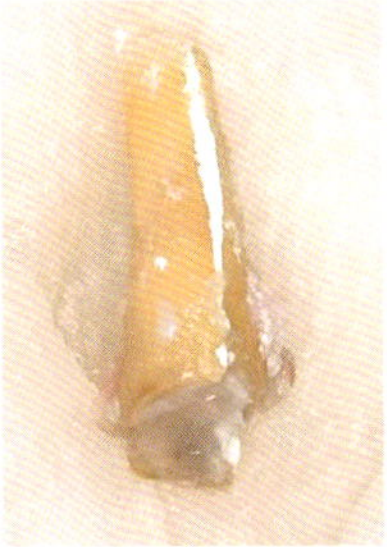

再植1年後 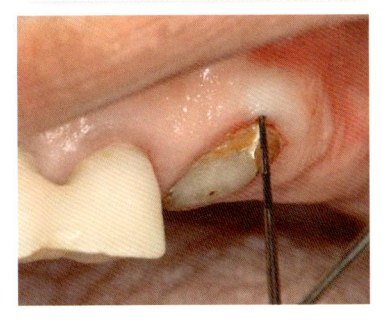　　再植3年後

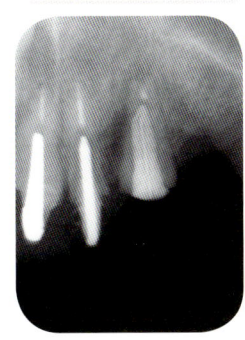

第1部　垂直歯根破折歯の接着治療の実際

判断事項2　プロービングデプスは改善するか？

　歯冠側からの破折でポケットが浅ければ、歯根膜はほとんど失われていないと考えられる。よって、破折間隙の清掃と封鎖に成功すれば術後にポケットを形成する危険性は低い。

　ポケットが深い場合には、2つの可能性が考えられる。1つは破折線が汚染しているために炎症があり、歯根膜は残っていてもプローブが組織を穿通している状態である。もう1つは歯根膜が喪失してポケット上皮が根尖側移動して歯周ポケットになっている状態である。

　これをプロービング時の抵抗性から判別することは困難である。そのため、まず超音波エンドファイルで根管内から破折線の汚染をできるだけ超音波洗浄して、1～2週後に再診査する。ポケットが改善すれば、プローブが歯根膜や歯肉結合組織を穿通していただけで歯根膜は残っていると診断でき（図3-12）、予後は期待できる。

　ポケットが改善しなければ、根管内からでは清掃不可能な部位に感染が残っていて、炎症が消退せずにポケット探針が穿通している可能性と、限局的に歯根膜が喪失して歯周ポケットになっている可能性が考えられる。いずれの場合も、根管内からのアプローチでは処置が不十分なため、

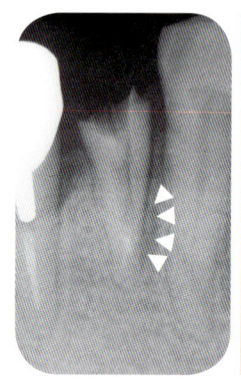

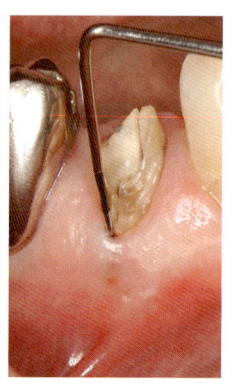

図3-12　ポケットの改善で歯根膜の残存が推察できた症例。

　65歳女性。4⃣補綴物脱離で来院した。近心側根尖近くに骨吸収が見られ、プロービングデプスは6mmであった。根管と破折間隙を超音波エンドファイルで洗浄し、水酸化カルシウム製剤を貼薬、仮封して3週後、プロービングデプスは2mmとなった。このことから、初診時は炎症のためにポケット探針が組織を穿通していただけで、歯根膜は残存していると推察された。

　抜歯すると歯根膜は破折線のすぐ近くまで残存していることが確認でき、接着して再植した。術後骨吸収は改善しプロービングデプスも1mmとなった。これは、3週後にプロービングデプスが浅くなった時点で予想されていた治癒状態であった。

初診時

3週後

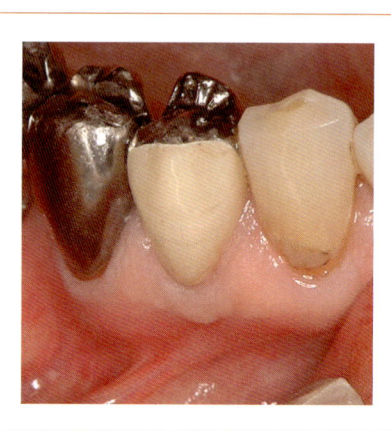

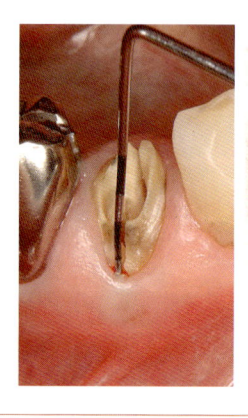

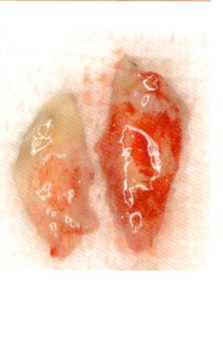

再植直後

1年後

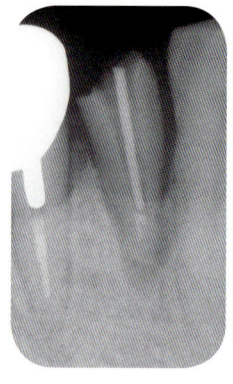

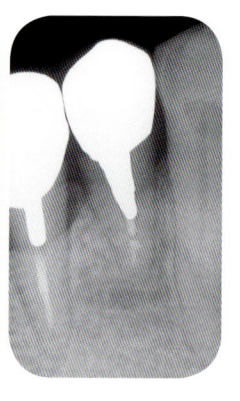

6年後

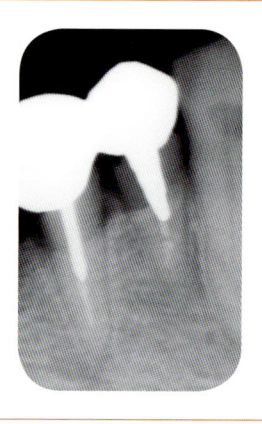

外科処置が必要となる。すなわち、口腔内接着法でポストを接着後に再治療を行うか（**第1部CHAPTER5「口腔内接着後の再治療法」参照**）（**図3-13**）、口腔外接着再植法を行うことになる（**第1部CHAPTER6「口腔外接着再植法」参照**）。

歯根表面にバイオフィルムが形成されている可能性を疑った場合、狭くて深いポケットを非外科的にルートプレーニングすることはきわめて難しく、局所麻酔下でハンドスケーラーを挿入することは、破折線周囲に残っている歯根膜を著しく損傷する可能性が高い（**図3-14**）。細い超音波スケーラーを使用しても、狭くて深いポケットでは十分に振動が伝わらず、あまり効果的ではない。

歯頸部付近は歯周ポケットになっているが、根尖部では歯根膜にポケットプローブが穿通しているなど、深さによって原因が異なることもあり、治療後に残るポケットの深さを術前診査で予測することが難しい症例も多い。プロービングデプスが深い場合は、ポケットの幅（歯根膜の喪失範囲）を調べることが大切となる。

図3-13　ポケットが改善せず再植を行った症例。

45歳女性。舌側のプロービングデプスが8mmあり、根管内からの破折線の切削、清掃と貼薬では排膿が止まらず、プロービングデプスの改善もなかった。歯根が湾曲していたため、ポストを接着してから抜歯した。舌側破折間隙を接着して封鎖し、歯石様沈着物（矢印）を除去して再植した。その結果ポケットは3mmになり骨欠損も改善した。

初診時

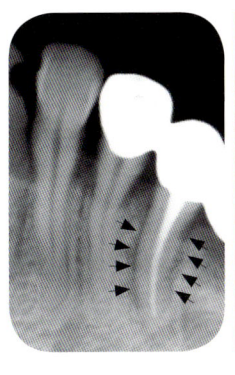

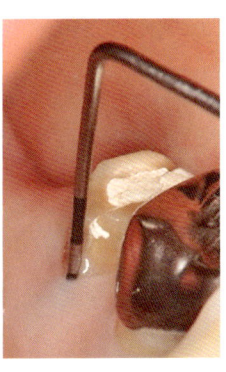

再植時

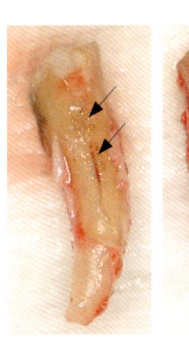

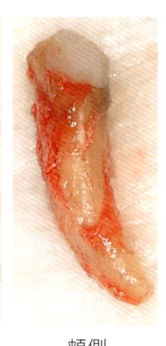

舌側　　頰側

1か月後

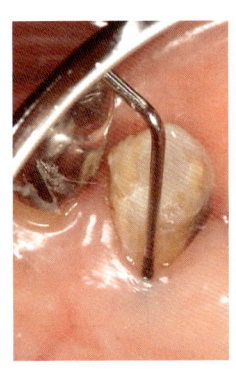

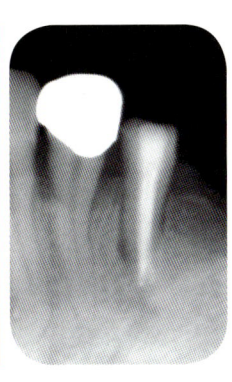

2年後

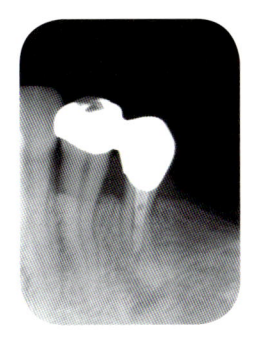

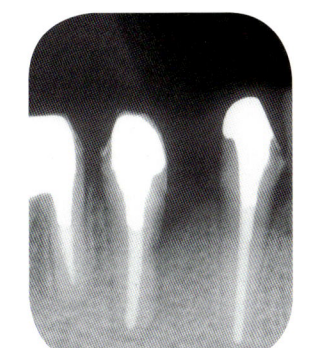

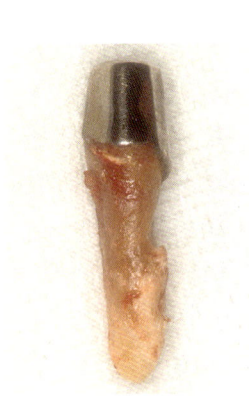

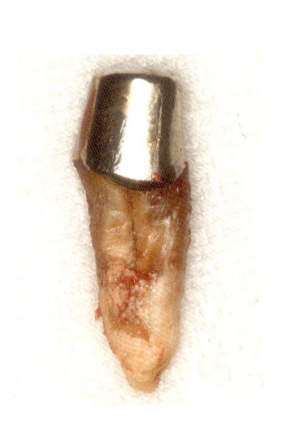

図3-14　歯周炎と誤診してSRPで歯根膜を損傷し、抜歯になった症例。

59歳女性。5̲に垂直性骨欠損と6mmのプロービングデプスがあり、数度のSRPが行われた。すでに近心根面は著しく陥凹するまで削られ、歯根膜も歯質とともに失われている。

判断事項3　ポケットは1か所のみか、1歯面か？

　垂直歯根破折のプロービングでは歯根膜の喪失範囲を知ることが重要で、ポケットの深い部位が破折線に沿って1か所だけなのか、破折線周囲の広い範囲で歯根膜が失われているのかを注意深く診査する（図3-15）。

　プロービングデプスの深い部位が破折部位の1か所のみであれば、炎症によりポケットプローブが歯根膜を穿通しているだけの可能性があるため、さらに破折線を根管内からていねいに切削清掃して貼薬し（**第1部CHAPTER4「口腔内接着法」参照**）、プロービングデプスの変化を注意深く診査する。

　ポケットが、破折部位に限局せずに広い範囲で深くなっている場合には、すでに歯根膜が大きく喪失している可能性が高い（図3-16）。このような症例では、歯根表面セメント質にもバイオフィルムが形成され、外科処置が必要になることも多い。歯根膜が広範囲に失われていると、破折間隙の清掃や封鎖がうまくいっても、骨欠損が残存して咬合支持力が不十分となって隣接歯との連結固定が必要となるだけでなく、深いポケットが残存したりする。歯根膜の喪失範囲が著しい場合は、再生療法の効果は限られており（**第1部CHAPTER7「再植を成功させるための重要事項」参照**）、保存治療を断念して抜歯する。

　根尖部からの破折では、骨吸収が歯頸部付近に及んでいてもプロービングデプスは正常なことがある。この場合には歯頸部に付着が残っており、ポケットが交通している場合よりも改善が期待できる（図3-17）。

図3-15　破折線周囲のプロービング。

36歳女性。|5 の頬側中央部が歯冠側から破折した。プロービングしながら歯根膜残存状態をイメージする（エックス線上の点線）。

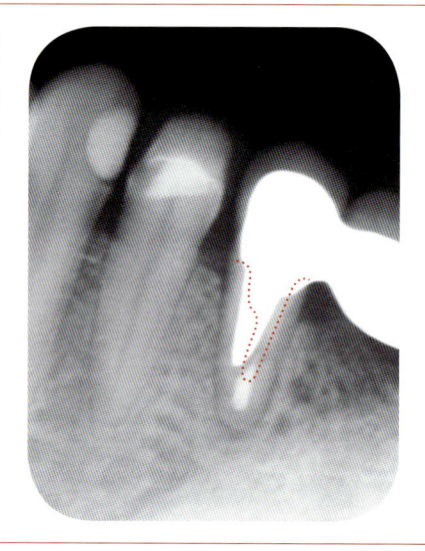

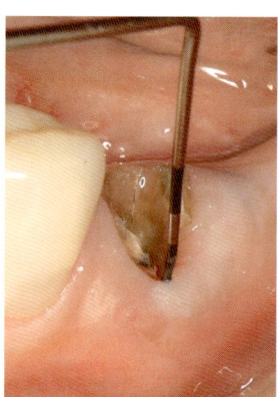

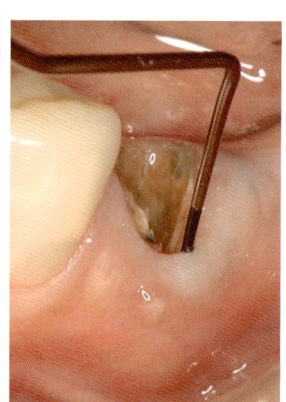

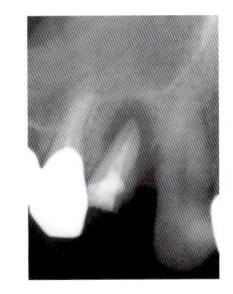

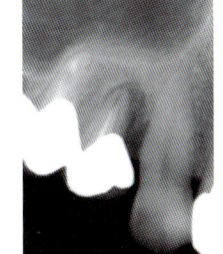

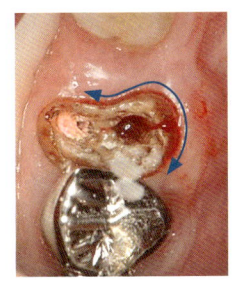

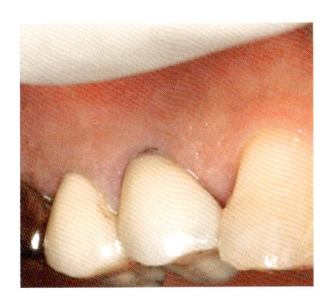

図3-16 歯根膜の喪失面積が大きく骨欠損が残存した症例。

54歳男性。4┘の補綴物が脱離し、口蓋側の歯肉が腫脹して来院した。根尖部から近心面に広範囲な骨吸収が見られ、プロービングデプスは口蓋側遠心隅角部から近心頬側隅角部まで深く(青矢印)、歯根膜の約1/2が失われていると考えられた。抜歯を勧めたが患者の強い希望により治療を行った。

破折間隙を切削、清掃、貼薬し、3か月経過しても骨吸収に改善はない。ポストを接着して抜歯したが、口蓋側から近心面に歯根膜の広範囲な喪失が認められ、口蓋側破折線周囲には歯石様沈着物も見られる。再植後1年経過しても骨欠損が残っており、炎症はなく不快事項はないが、予後には不安が残る。

初診時
治療開始後3か月
近心側　口蓋側
1年後

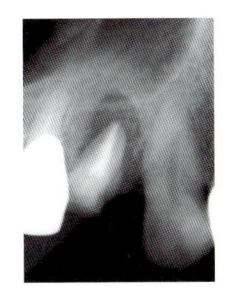

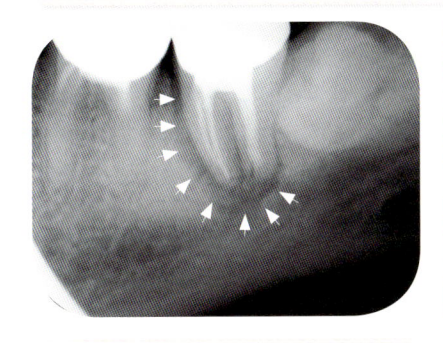

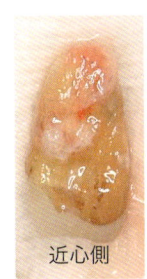

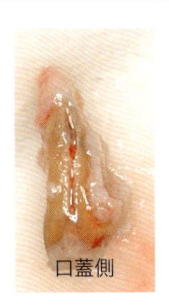

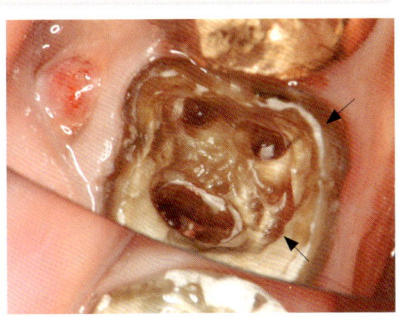

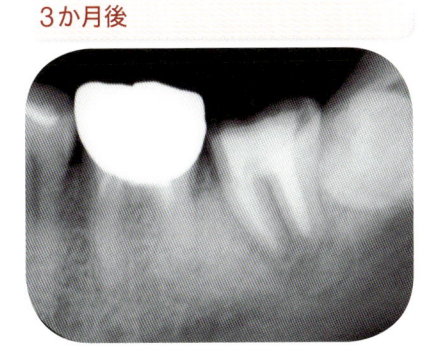

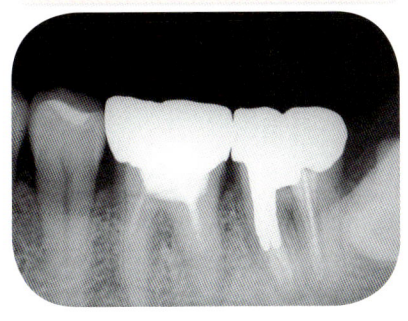

図3-17 根尖部からの破折で骨欠損が歯頸部におよぶ症例

69歳男性。┌7頬側にアブセスを形成して来院した。エックス線写真で根尖から近心歯頸部に骨欠損が認められた。補綴物を除去すると、近遠心根ともに根尖から根管口のやや歯冠側まで破折線(↓)が見られたが、歯頸部に破折はなくプロービングデプスも全周2mm程度であった。

破折線を切削、清掃して3か月後、骨欠損はほぼ消失した。ポケットが交通していない症例は、感染が除去できれば骨欠損の改善が得られやすい。

初診時
3か月後　2年後

破折状態からの判断事項

判断事項1　破折片の数と大きさは？

　破折片が2つでなく3つ以上に分かれている場合や、破折片の一部が小さい場合には、抜歯して元の形態に復元することが難しく、口腔外接着再植法は困難となる（図3-18）。この場合、口腔内接着法、または口腔内接着法後に再植やフラップで破折間隙を再封鎖する方法が適応となる。破折片が3つ以上の場合は強い衝撃を受けて破折していることが多いため、破折間隙がすでに開いてポストの接着が困難となっており、抜歯しなければならない症例が多い。

図3-18
破折片が小さく口腔外接着再植法が困難な症例。

　54歳男性。1⏌の補綴物脱離で来院した。破折間隙は離開しており根管内からの接着は困難であったが、破折片は3つに分離しており、そのうちの1つが小さいため口腔外接着再植法で形態の復元は困難と考え、口腔内接着法を行った。
　10か月後、エックス線写真で骨欠損はないが、プロービングデプスは1か所のみ5mm。
　1年6か月後、歯肉発赤と腫脹が強くなり、プロービング時に排膿が見られたためフラップ手術を行ったところ、未封鎖の破折線が確認でき、スーパーボンドで接着してフラップを縫合した。術後、炎症は消失しプロービングデプスは3mmに改善したが、歯肉が退縮したため再補綴した。

初診時

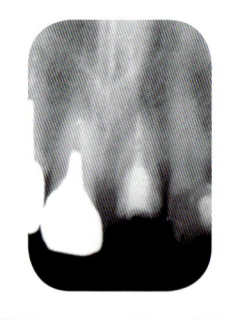

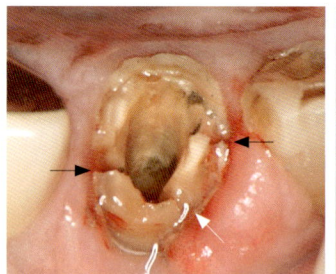

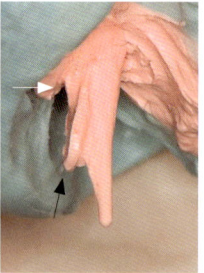

口腔内接着10か月後

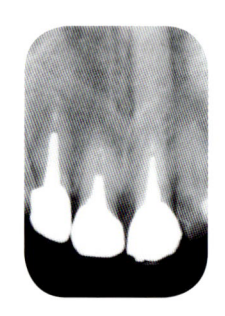

口腔内接着1年6か月後

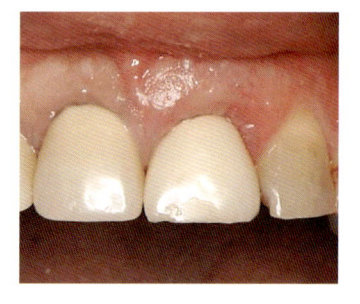

手術時

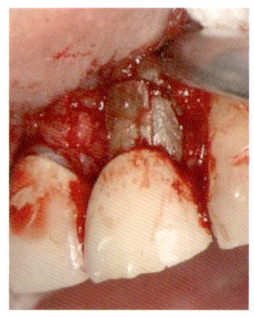

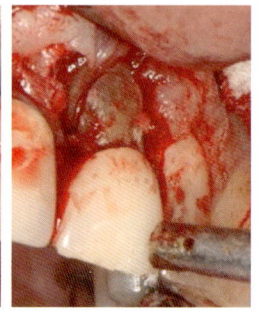

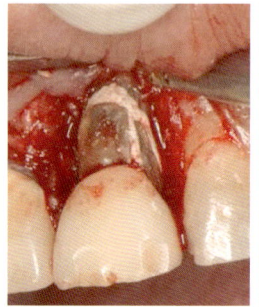

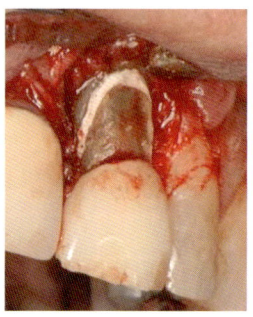

手術2か月後

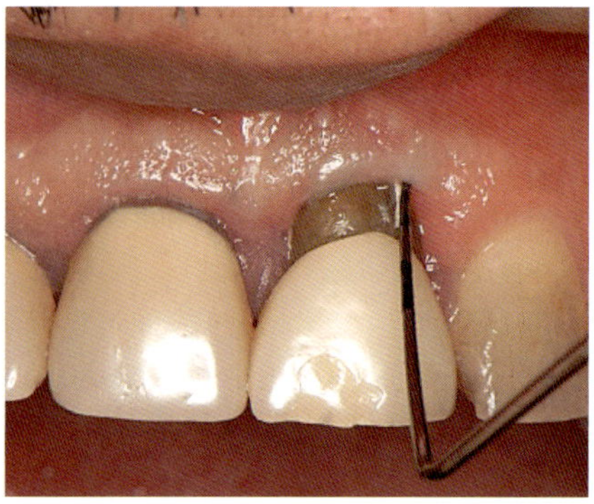

手術6か月後

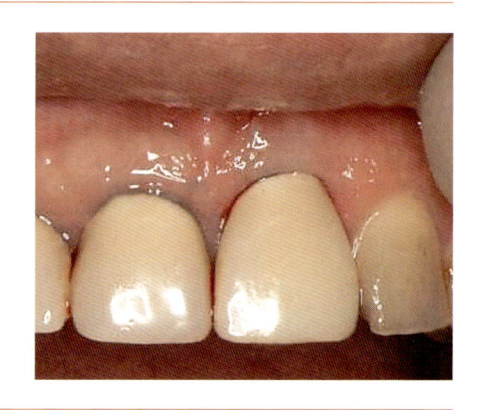

| 判断事項2 | 根管と破折線の汚染状態は接着が可能な範囲か？ |

　根管や破折線の汚染が著しい場合は、接着、封鎖が困難となり抜歯が必要となる（図3-19）。汚染歯質を取り残すと炎症の原因となるだけでなく、接着が不十分になる（第2部CHAPTER11 A「歯根象牙質への接着」参照）。そのため、汚染歯質はすべて除去しなければならないが、その結果、破折間隙が広くなったり大きく穿孔したりすると、接着、封鎖が難しくなる。接着できてもレジンの露出幅が広くなって、術後に深いポケットが生じやすくなる（第2部CHAPTER11 B（3）「スーパーボンドと歯周組織」参照）。

図3-19　根管や破折間隙の汚染。

60歳女性。根管と破折面の汚染が著しく、歯が短いこともあり、保存を断念した。

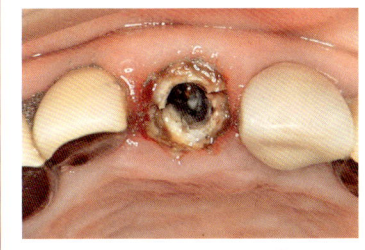

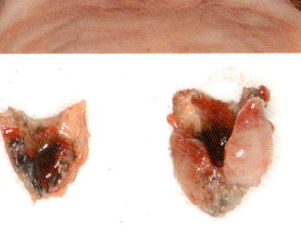

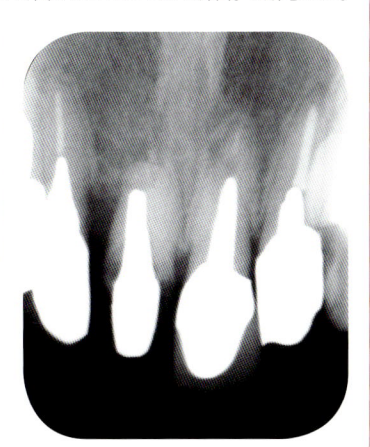

| 判断事項3 | 破折線の位置は歯頸部か根尖側か？ |

　破折の位置と長さは破折間隙の切削と接着しやすさに大きく影響する。破折が歯頸部に限局している場合には根管内からの治療（口腔内接着法）が行いやすく、成功率は高い（図3-20）。口腔内接着後にポケットが深くなって再治療が必要な場合も、頬側の限局的な破折であれば、再植せずにフラップ手術で処置可能となる（第1部CHAPTER5「口腔内接着後の再治療法」参照）。
　破折が根尖部付近まで生じている場合や根尖部からの破折では、マイクロスコープが必須となる。マイクロスコープでも、下顎大臼歯の遠心根など、部位によっては根尖まで十分に見えない場合がある。口腔内接着法が難しい症例は、ポストを接着してから再植を行う方法や抜歯して接着後に再植する方法（口腔外接着再植法）を積極的に適応する。根尖部に限局した数ミリメートルの破折であれば、根尖切除術を行ってもよい。

図3-20　歯頸部の限局的な破折に口腔内接着法を行った症例。

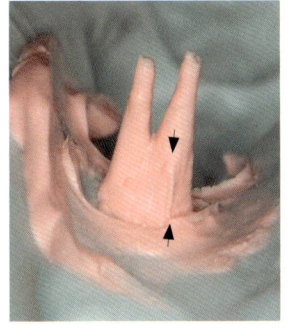

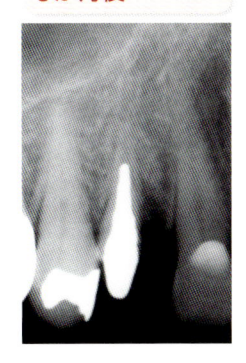

初診時　　ポストの印象　　3か月後　　4年後

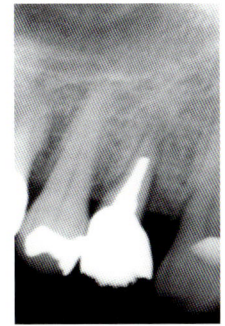

　55歳男性。4|の補綴物脱離により来院した。近心には垂直性骨欠損が認められるが、プロービングデプスは3㎜程度であった。破折線は歯根の1/3までで（矢印部）、根管内から破折線を切削し貼薬したところ、2週後には破折間隙からの出血などは消失し、口腔内接着法を行った。Tekで3か月経過観察し、骨の改善も見られたので補綴を行い、経過は良好である。

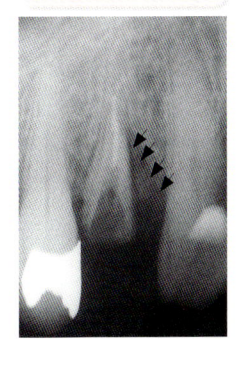

第1部　垂直歯根破折歯の接着治療の実際

判断事項4　破折間隙や根尖孔からの出血がないか？

　マイルドなエアブローでも破折間隙や根尖孔から出血する場合には、血液が接着を障害して死腔の残存や再破折の危険性を高めることになる。止血が難しい場合、抗凝固剤の内服など出血性素因が存在していなければ、炎症が残存していると考えられる。何とか止血して接着できても炎症の原因が残っていれば炎症が消失することは期待できない。そのため、汚染歯質を除去、清掃して貼薬しても炎症が改善せず、止血が不十分な場合には、口腔外接着再植法の適応となる（**図3-21**）。

図3-21　破折線からの出血が改善せず口腔外接着再植法を行った症例。
　51歳女性。補綴物脱離にて来院。すでに破折間隙は離開し肉芽組織が侵入している。破折片は小さく接着して元の形態に再現することは難しいが、破折線からの出血で口腔内接着法が行えず、口腔外接着再植法を行った。2年後、経過は良好である。

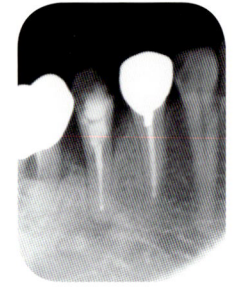

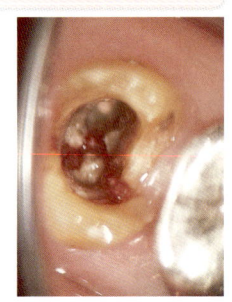

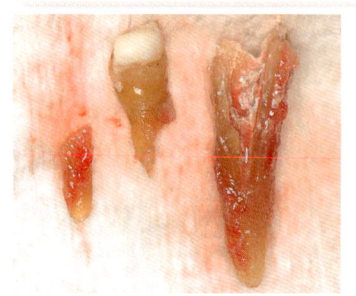

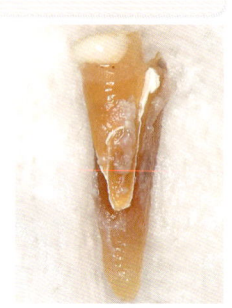

初診時　　　再植時　　　2年後

判断事項5　破折間隙の離開状態は広すぎないか？

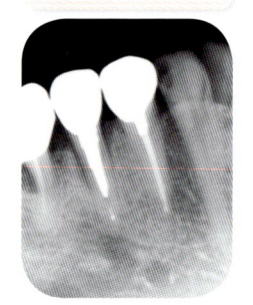

　破折間隙の離開状態は、破折線の切削、清掃しやすさと接着方法に大きく影響する。歯頸部では破折線が離開していなくても根尖部で開いていることがあるため、破折線の最根尖側まで観察することが重要である。
　破折間隙が広いと、肉芽組織が侵入して根管内からでは破折面の感染歯質を十分に除去できず（**図3-22**）、滲出液や出血により接着も不完全になりやすい。接着が可能でも、歯根膜と接するレジンの幅が広くなるとポケット上皮の下方増殖が生じやすくなり、術後に深いポケットを形成しやすくなる（**図3-22**）（**第2部CHAPTER11B（3）「スーパーボンドと歯周組織」参照**）。破折間隙が広い場合は抜歯して口腔外で破折歯根を接着することが必要となる（**図3-23**）。

図3-22　破折間隙が離開している症例。

　42歳女性。ブリッジが脱離して来院した。すでに破折間隙が広く軟組織が侵入しているため、根管内から破折線を清掃して封鎖することは難しく、口腔外接着再植法を行った。抜歯して接着後に再植し、ブリッジの支台として良好に経過している。

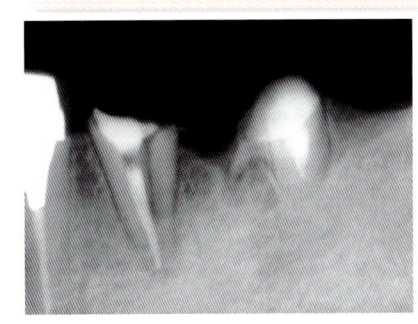

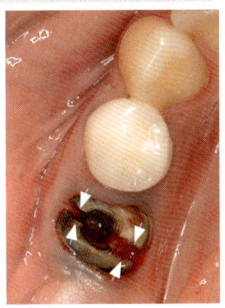

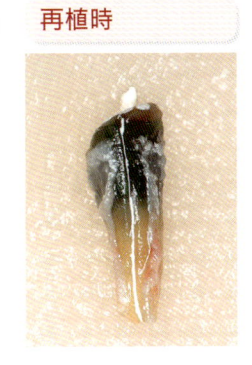

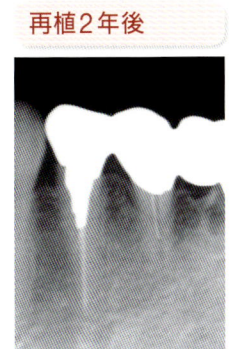

初診時　　　　　　　　　　　　　　再植時　　　再植2年後

図3-23　破折間隙が離開している歯根に口腔内接着法を行った症例。

　48歳女性。4根尖部にアブセスが見られ、破折線は根尖側で広く離開している（矢印部）。口腔外接着再植法は受け入れられず、患者の希望により口腔内接着法を行ったが、破折間隙の清掃と接着は不十分と考えられ、プロービングデプスは深く時々ポケットから排膿も見られる（↓）。歯肉の腫脹や痛みなく、骨欠損の悪化もないが、このような症例に口腔内接着法は推奨される治療法ではない。

初診時

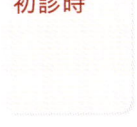

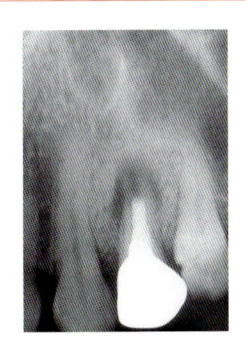

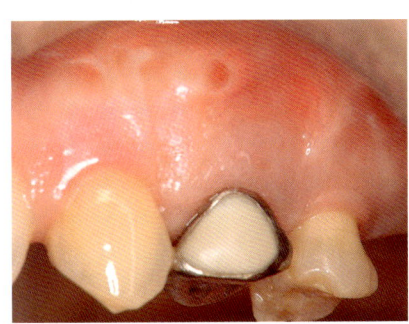

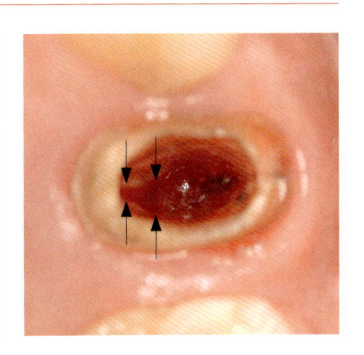

5年後

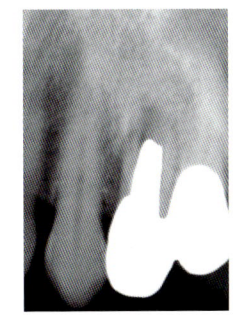

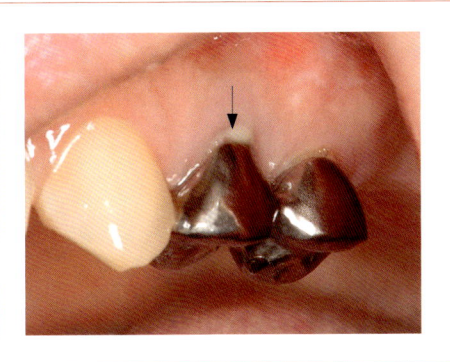

歯周組織の炎症からの判断事項

判断事項1　フィステルやポケットからの排膿や出血の有無は？

　フィステルや歯肉の腫脹、ポケットからの排膿などは細菌感染を示す。感染部位は破折線だけでなく、歯根表面、根尖部根管、側枝や副根管なども考えられる。

　根管内から破折間隙の切削、清掃を行ってもフィステルや歯肉の腫脹、ポケットからの排膿などが消失しない場合には、まず破折線の見逃しや未清掃の根管の存在を疑う。これらがなければ、歯根表面のバイオフィルムなど根管内からでは除去できない部位に感染が存在すると考えられるので、外科処置の適応となり、口腔内接着後の再治療や口腔外接着再植法が必要となる（**図3-24**）。

図3-24　根管内からの治療ではフィステルが改善しなかった症例。

　37歳女性。根尖から遠心側歯根中央部付近まで歯根膜腔拡大が見られ、根管内には破折線（↑）が確認された。3片に破折していたため口腔内接着法での改善を期待し、根管から破折線の切削、貼薬を行ったが、フィステルは消失せず根尖部骨吸収も十分に改善しない。抜歯したところ、根尖近くの破折面と歯根表面に歯石様沈着物（←）が確認された。破折片を接着し根管内にファイバーポストを挿入して、歯石様沈着物を除去、再植した。炎症はなく骨欠損は消失し、経過は良好である。

初診時

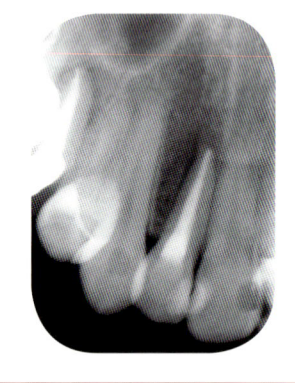

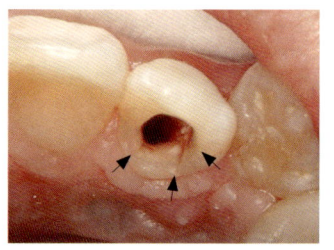

6か月後

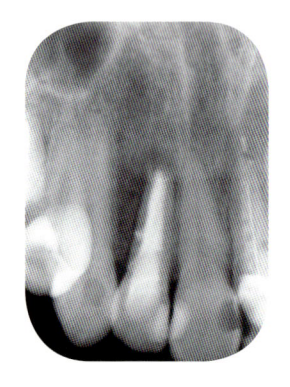

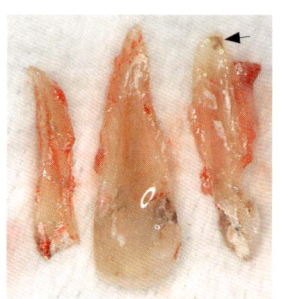

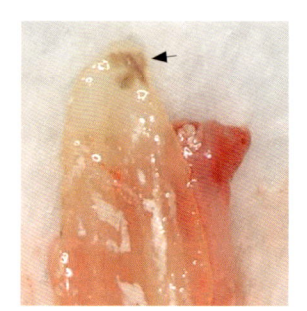

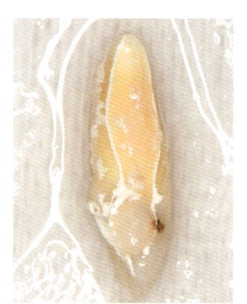

再植1年後

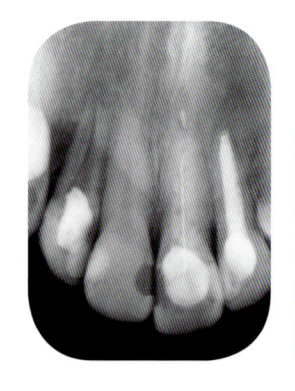

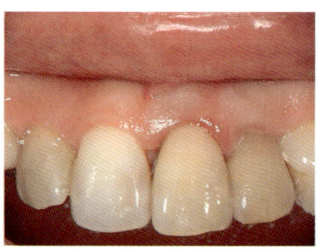

歯根形態からの判断事項

判断事項1 ┃ 湾曲、複根、分岐部は？

　根管が湾曲していて十分に破折線が見えない場合には、根管内からの処置が難しい。破折の処置は可能でも根尖部根管が処置できない症例もあるので（**図3-25**）、とくに上顎大臼歯の近心頬側根や下顎大臼歯の近心根では、歯根の湾曲、根管の湾曲を十分に観察することが必要である。根尖部のみが十分処置できない場合には、口腔内接着後に再植するか根尖切除術を行うことを検討する。

　また、複根歯で分岐部に骨を抱え込んでいる場合や分岐部が広く離開している場合、歯根が湾曲している場合には、抜歯時に歯根が破折したり、歯根膜や歯槽骨の機械的損傷が大きくなったりする。また抜歯できても、抜歯窩に歯根が戻らず再植不能になる場合もある。再植が困難な場合には口腔内接着法のみが適応可能となり、口腔内接着法が困難であればヘミセクションや抜歯の適応となる（**図3-26**）。

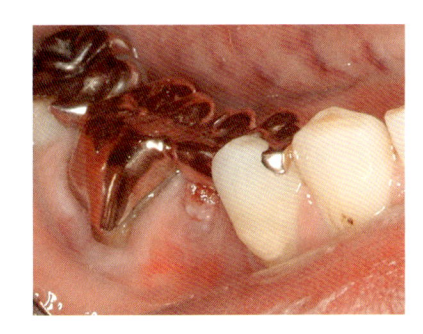

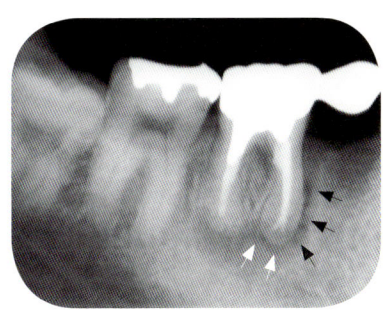

図3-25　51歳男性。

　6⏌の咬合痛で来院。5⏌部にアブセス、6⏌近心には垂直性骨欠損（黒矢印）が見られた。補綴物を除去すると近心根には根尖部から根管口まで垂直破折が確認できた。
　2年後。口腔内接着法により破折に伴う垂直性骨欠損は治癒しているが、湾曲のため根尖部根管にアクセスできず根尖部の病変（白矢印）は消失していない。

初診時

2年後

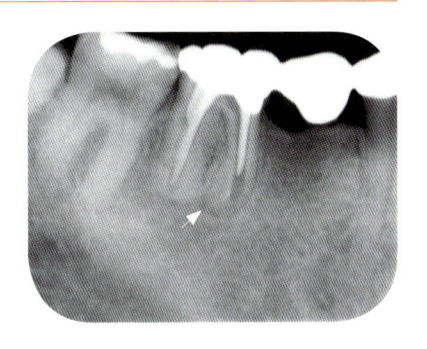

図3-26　歯根の湾曲のためヘミセクションした症例。

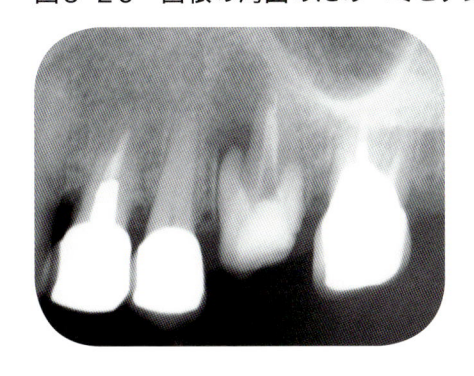

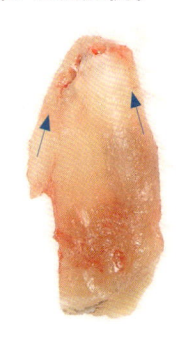

　65歳女性。近心頬側根の根尖部に骨吸収が見られ、根尖部は破折していた。根尖部の湾曲のため根管からは破折線が根尖まで処置できず、3根が離開しているため抜歯、再植も難しいことから、接着治療を断念して近心頬側根をヘミセクションした。

CHAPTER 4

口腔内接着法

A 口腔内接着法：根管内から破折間隙を接着封鎖する方法

手順1 隔壁の作製とその方法の選び方

1 隔壁の必要性と注意点

　口腔内接着法は、感染根管治療と同様に根管内をすべて無菌化することを目標に、破折間隙を根管内から切削して清掃する。そのために、ラバーダムは可能なかぎり装着すべきである。破折間隙の切削にはマイクロスコープが必要な場合が多いが、これにはミラーが必要であり、ミラーが患者の呼気で曇ると作業効率は著しく低下する。ラバーダムはミラーの曇りの防止にも効果的である。

　垂直破折した歯根には歯肉縁上歯質が少ないことが多く、そのままではクランプが装着できない症例も多い。この場合には隔壁を作製しなければならない。隔壁は10分程度で作製できるので、その後の作業効率を考えると、全体の治療時間を短縮するのにも有効である。

　隔壁は対合歯との咬合接触を避け、クリアランスを十分に確保しておくことが大切である。一般の根管治療では、打診痛がなければ対合歯の挺出防止を目的に咬合接触を与えることがあるが、歯根破折ではたとえ歯頸部が隔壁により離開が防止されたとしても、咬合すると根尖部が開いてしまうことがあるため（図2-1参照）、隔壁は適切に防湿できる最小限の高さにする。

2 除去したクラウンを利用した隔壁の作製法

　隔壁の作製方法として、除去したクラウンを再利用する方法がある。

　クラウンと築造体を除去した後、残存歯質がある程度残っている症例では、クラウンの除去時に入れたスリットを即時重合レジンなどで修理し、元の位置に合着する（図4-1）。

　合着の際は、髄腔内はストッピングなどでセメントが流入しないようにしておく。隔壁は近い将来除去するものであるため、グラスアイオノマーセメントなどを使用したほうが除去しやすいが、残存歯質が少なく維持が不十分な場合は、レジンセメントを使用する。セメントが硬化したら、髄腔開拡の要領でクラウンの咬合面に穴をあけ、髄腔内に一部流入しているセメントや仮封材を除去する。

図4-1　除去したメタルクラウンを利用した隔壁。

　除去時に切削したスリットは、即時重合レジンで修理して合着し、咬合面に穴をあける。

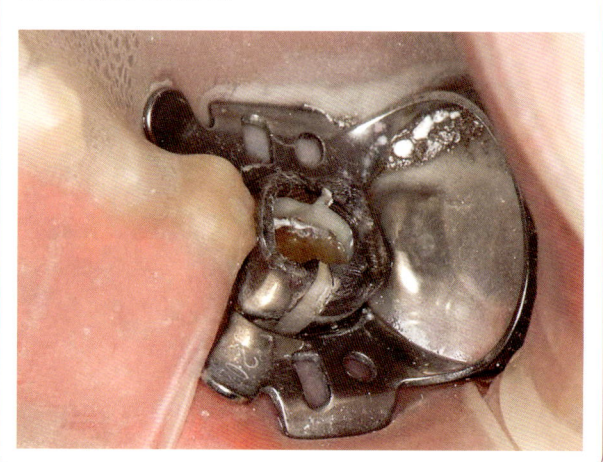

3 充填用のボンディングシステムとフロアブルレジンを用いた直接法による隔壁の作製法

新たに隔壁を作製することが必要な場合は、充填用のボンディングシステムとフロアブルレジンとを用いて、口腔内で直接築盛する方法が簡便である（**図4-2**）。隔壁は、長期間装着しているものではなく、破折間隙の封鎖後に除去してしまうため、漏洩がなく、プロービングを障害しなければ、適合性は厳密でなくてもよい。

清掃不十分な破折間隙にボンディング材が流れて硬化すると、感染源が除去できず炎症が改善しなくなるため、接着は歯頸部付近の1mm程度のみにとどめる。流動性の低いフロアブルレジンを全周に少量築盛して光照射し、硬化したら再度築盛、光照射を繰り返す。必要な形態が得られたらダイヤモンドポイントで形態を修正する。

隔壁に使用したレジンは、そのまま築造体の一部としてもよいが、滲出液などで十分に接着できていない可能性がある場合には、補綴開始時にいったん除去したほうがよい。除去する前提であれば、歯質と異なる色のレジンを使用しておいたほうが除去時に判別しやすい。

図4-2　フロアブルレジンの築盛による隔壁。

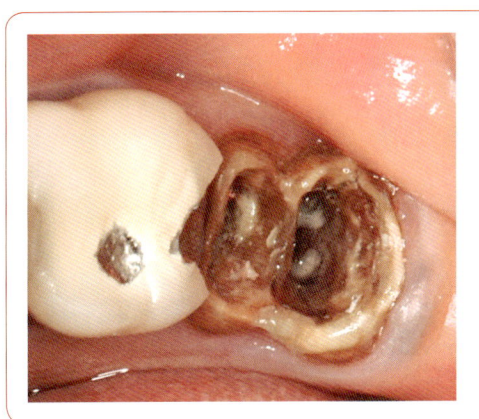

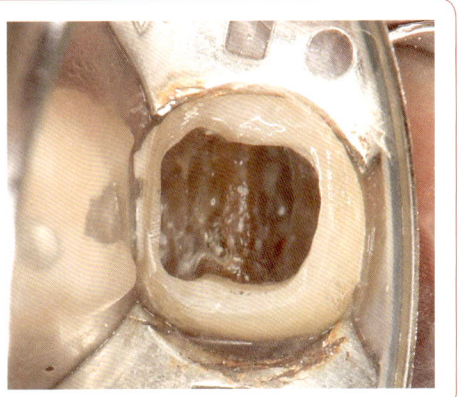

4 間接法による隔壁の作製法

唾液が多く、レジンを直接築盛するのが困難であれば、印象採得して間接法で作製し、合着する。隔壁の材料は金属でもレジンでもよいが、金属は電気的根管長測定時に電流が漏洩して不正確になりやすい。合着用セメントはグラスアイオノマーセメントか接着性レジンセメントを用いる。

手順2　Tekの作製法

1 破折歯と隣接歯状況によるTekの使い分け

前歯部では最低限の審美性を確保しなければならず、そのためにはTekが必須となるが、咬合によって破折が悪化する危険性がある。また、両隣在歯に接着して固定が十分にできない場合もあるので、状況に応じてTekの作製法を使い分ける。

2 隣接歯にポストのないTekを固定する方法

前歯部が残根状態の場合、通常の根管治療ではポスト付きのTekを作製するが、歯根破折ではポスト付きのTekを仮着すると、誤って咬合した時に破折間隙が大きく離開したり、新たな破折を生じて致命的な悪化をまねく。さらに、破折間隙に仮着材が入って炎症を誘発し、治療を複雑にもする。この場合、ポストのないTekを接着し舌側から髄腔開拡して治療することが考えられるが、この方法は歯頸部の残存歯質量が多く、対合歯とのクリアランスを十分に確保できる症例のみに適応可能で、しかも隣接歯にスーパーボンドなどで固定しておくことが必要である。

3 ポンティック形態のTek

Tekで誤って咬合して歯根破折が悪化する危険性がある症例では、残根上にポンティックを作製して、両隣接歯にスーパーボンドなどで接着して固定し、破折歯根には力が加わらないようにする（**図4-3**）。

残根上のポンティックにすると治療のたびに取り外さなくてよいが、根管へのアプローチを可能にするため舌側を広く開放しなければならず、プラークコントロールは著しく障害される。歯肉辺縁部に生じる炎症は、短期であれば可逆的で、大きな問題に発展することはないので、咬合力が歯根に負荷されないことを優先する。

図4-3 暫間ポンティックの隣接歯への接着。

65歳女性。1の補綴物が脱離して来院した。破折している歯根にポスト付きのTekを仮着することは禁忌で、隣接歯にポンティックを接着する。ブラッシングは難しくなるが、破折を悪化させないことが優先される。

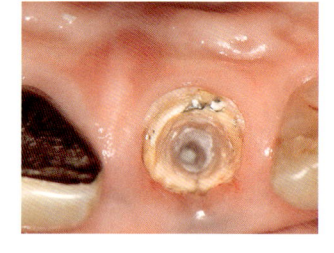

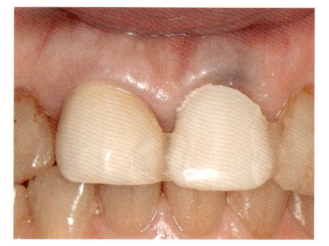

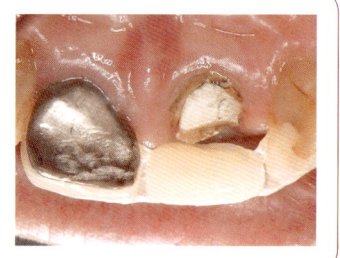

4 連結Tek

隣接歯に補綴物があり除去可能であれば、連結Tekとしたほうが脱落は少ない。この場合にも、咬合力が負荷されても破折間隙が開かないように、破折歯根にポストは入れず、破折歯根への仮着は弱くしておく。

5 可撤性義歯

両隣接歯がポーセレンなどで接着が不十分になる症例では、Tekを隣接歯に接着しても脱落が頻繁に生じる。このような症例では可撤性義歯を作製してもよい。咬合時に歯根に力が加わらないように、義歯の粘膜面が歯根を押さないように注意する。

手順3 破折線と根管壁の切削と清掃

1 超音波スケーラーによる切削

　超音波スケーラーの先端にエンドファイル（図③参照、P61）を用いて根管と破折間隙に増殖した細菌を取り除き、破折間隙にレジンセメントを流し込むスペースを形成する。歯頸部に限局した5mm程度の破折であればルーペでも可能であるが、根尖部付近まで破折している場合には、マイクロスコープが必要となる。

　破折間隙を切削形成してから接着すると、形成しなかった場合より高い封鎖性が得られる[3-5]（**図4-4、5**）。

図4-4　口腔内接着後の色素侵入試験。

抜去歯を破折させ、一方の破折線は超音波エンドファイルで切削、形成し、もう一方は切削せずに接着を行った。破折線を形成するとスーパーボンドが歯根表面まで流入して接着し、根管に近く間隙幅が広い部分にもコントラクションギャップが生じることなく、格段に封鎖性が向上する。

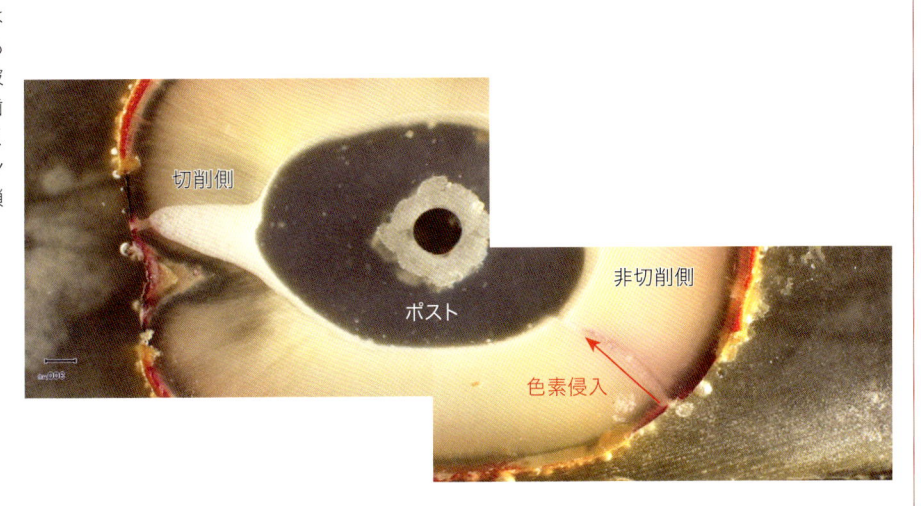

図4-5　口腔内接着後の色素侵入量。

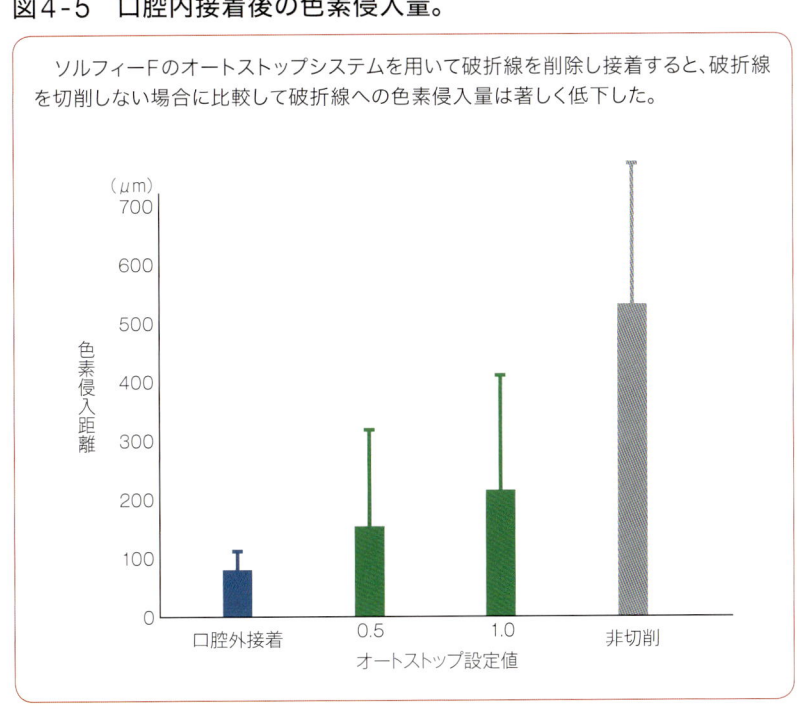

ソルフィーFのオートストップシステムを用いて破折線を削除し接着すると、破折線を切削しない場合に比較して破折線への色素侵入量は著しく低下した。

2 超音波チップ使用上の注意点

　超音波チップは、先端は振動しているが先端から数ミリメートルの部分はほとんど振動していない。したがって、回転切削器具と異なり、超音波チップでは先端部のみで切削を行う。回転切削器具での窩洞形成では、まず1か所を必要な深さにして、その深さで切削を進めていくが、超音波チップでの切削では、窩壁にチップの側面を当てても削れないので、切削範囲全体を均等に深くしていくことが必要である（図4-6）。

　また、超音波スケーラーはチップを歯面に強く押し当てると振動が減衰するが、最近はチップに加わる負荷に応じて自動的に出力を上げて振動が減衰しないシステムを採用している製品が多い。この場合でも、圧を大きくすることで切削効率はあまり上がらずに、チップの破折が増えるので軽圧で使用することが大切である。

図4-6　超音波チップでの切削。

超音波チップでは先端しか削れないので、まず1か所を深くするのではなく（左）、切削範囲全体を徐々に深くしていく（右）。

3 根管長測定器の併用

　破折線の封鎖は、セメント―象牙境までではなく、歯根表面まで行うことが理想と考えられる。歯根を垂直破折させて口腔内接着法を行った動物実験では、破折象牙質面に新生セメント質の形成を認めた標本もあったが（図4-7）、その量はわずかで、破折間隙が増生したセメント質で封鎖されることは期待できなかった[6,7]。また、破折後長期間経過した陳旧例では、破折間隙の汚染は象牙質内でとどまることなくセメント質に及んでいる症例が多いと考えられる。

　さらに、ポケットや歯肉溝内に露出した破折線は、セメント質表面まで接着して封鎖しなければ、破折間隙に沿って細菌が歯頸部から根尖方向に増殖する危険性がある。したがって、通常の根管治療ではセメント―象牙境までが根管拡大形成の目標となるが、歯根破折では歯根表面まで切削したほうがよいと考えられる。

　破折線を切削しながら、チップ先端と歯根表面との距離を把握するには、電気的根管長測定が有効である。ソルフィーF（モリタ）を用いた研究では、まずはメーター指示値で1.0まで切削して、いったん切削状態をマイクロスコープで確認し、さらに必要な部位を慎重に切削していくと、過剰な削除が避けられる。根管長測定器を内蔵している超音波スケーラーは、ソルフィーF（モリタ）（図④参照、P61）が世界で唯一の製品で、垂直破折の治療には便利である。

図4-7　封鎖が不完全な破折間隙（8週後）。

セメント質再生は象牙質表面に薄く形成されるのみで、破折間隙がセメント質で封鎖されることは期待できなかった。

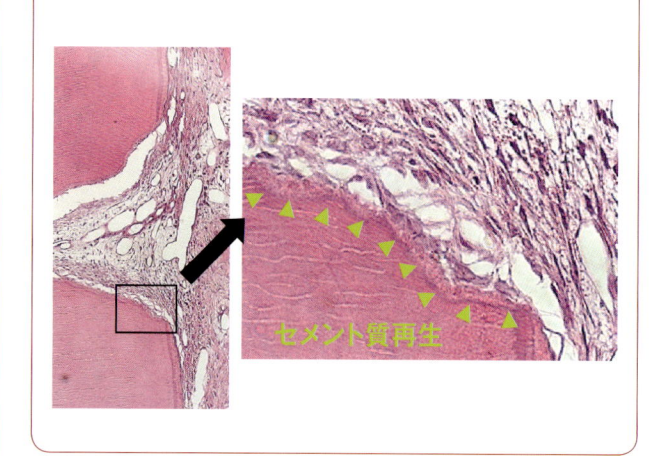

ここでこの器具を活かせ！

超音波エンドファイル

- 従来のまっすぐなファイルでは、マイクロスコープや拡大鏡下で使用するとヘッド部分が視野を障害するうえ、弾性があって破折線の切削には使いにくい。そのため、剛性を有する角度のあるチップが必要である。

- 裂溝清掃用のチップや根管内異物除去用チップは多くのメーカーから発売されており、先端が細ければいずれを用いてもよいが、裂溝清掃用は全長が短いため、歯頸部付近の破折にしか対応できない。

- ダイヤモンドコーティングした製品（超音波エンドファイル、マニー）もあるが、注水下ではダイヤモンドがついていないものより切削効率がよいものの、乾燥状態で使用すると目詰まりして切削効率が低下するうえ、一回り太い。

図③ 破折間隙を切削する超音波エンドファイル。

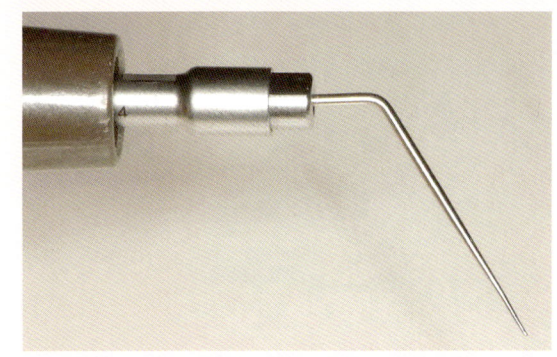

超音波エンドファイルシングル（マニー）。先端サイズは♯25、テーパーは0.05である。

ここでこの器具を活かせ！

超音波スケーラー

- 根管と破折線の汚染歯質を取り除き、破折間隙にレジンセメントを流し込むスペースを形成するために、超音波スケーラーを用いる。

- ダイヤモンドポイントをタービンや倍速コントラで行うと、破折間隙を必要以上に広げてしまい肉芽組織や滲出液が根管内に浸入して接着を阻害する原因になる。

- 接着できても、歯根膜に接するレジンの幅が広くなると、ポケット上皮の下方増殖が生じやすくなって、深いポケットを形成しやすくなる。

- タービンやマイクロモーターのヘッドは、根管内から破折線を切削するための視野を著しく障害するため、破折線を過不足なく切削することはきわめて困難である。

- 音波スケーラーでは破折線の切削に適当なチップはない。機種によっては適切なチップが製品化されていないこともあるため、マイクロエンド用のチップが使用できる超音波スケーラーが必要である。

- ソルフィーF（モリタ）は電気的根管長測定器を内蔵しているため、根管内から破折線を切削する際に、チップ先端と歯根膜との距離を把握するのに有効である（図4-5）。

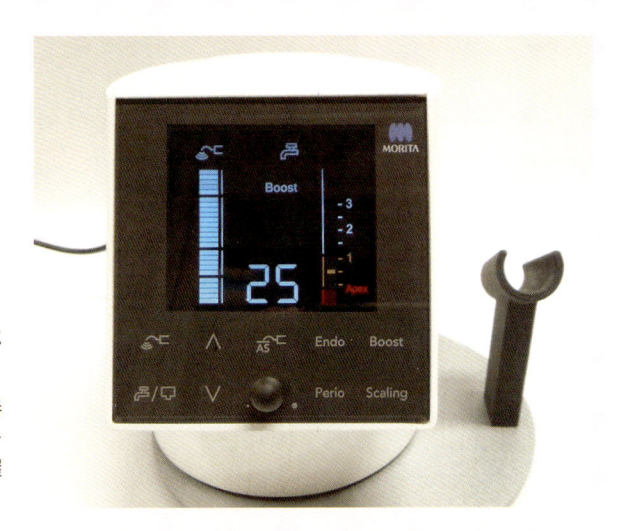

図④ 根管長測定器を内蔵した超音波スケーラー。
ソルフィーF（モリタ）は根管長測定器を内蔵した世界唯一の超音波スケーラーで、チップ先端と歯根表面との距離が把握しやすい。

4 洗浄と乾燥

　破折間隙の洗浄は、切削に使用した超音波チップを用いて注水下で超音波振動するのが効果的である。次亜塩素酸ナトリウムによる根管と破折間隙の洗浄は、通常の感染根管治療と同様、化学的に無菌化を図るのに有効である。

　根管内の水分を除去するにはエンドバキュームの使用が便利である（図⑤参照、P62）。さらに十分な乾燥を行う場合には、スリーウェイシリンジ先端に洗浄針を取り付けると便利である（図⑥参照、P62）。エアドライはマイルドに行うことが大切で、強圧を加えると気腫をつくったり、血液を飛散させたりする危険性がる。

ここでこの器具を活かせ！

エンドバキューム

- マイクロスコープで根管内を見る際、水分が残っていると見えないため、乾燥させることが必要である。破折線や根管壁を切削すると削片がたまるため洗浄が必要となるが、洗浄のたびにペーパーポイントやブローチワッテで根管内を乾燥するには時間がかかる。根管内の水分を吸引できるエンドバキュームを使用すると効率的である。

- エンドバキューム専用の製品もあるが、排唾管にニードル（鈍針）を接続するだけでも十分である。金属製のニードルを根管内に挿入するとひっかかりを感じることが多いが、プラスチックニードル（ニシカスピン）（図⑤）であれば、適度の弾性があり根管への出し入れがスムーズである。

- エンドバキュームは仮封材や根管充填材のかけらなどを吸引するとすぐに詰まってしまうので、これらは十分に洗い流してから使用する。エンドバキュームは、根管がある程度の太さに拡大されていないと根尖部まで吸引することが難しいため、根管が細い場合にはペーパーポイントやブローチワッテの併用が必要となる。

図⑤　エンドバキューム。

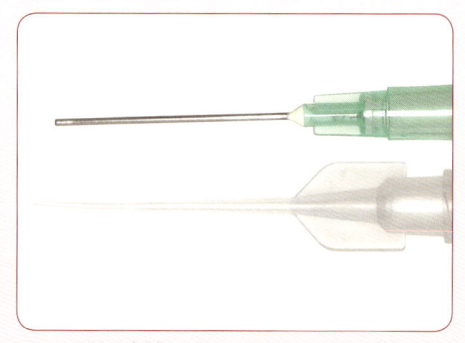

　23G鈍針（上）とプラスチックニードル（下、ニシカスピン、日本歯科薬品）。φ0.6mm（23G相当）で排唾管に接続するだけで根管内の水分を吸引できる。

ここでこの器具を活かせ！

洗浄針付きスリーウェイシリンジ

- 根管壁を接着可能なレベルに乾燥するには、吸引やペーパーポイントによる乾燥だけでなくエアブローが必要である。これにはスリーウェイシリンジ先端に洗浄針を取り付けておくと便利である（図⑥）。

- 強圧を加えると気腫をつくったり血液を飛散させたりするため、マイクロスコープ下で確認しながら軽圧で時間をかけてエアブローする。

- 洗浄針を取り付けたスリーウェイシリンジは、根管内の水洗にも効果的で、通常のポストの接着にも細くて長い場合にはたいへん便利である。

図⑥　洗浄針を取り付けたスリーウェイシリンジ。

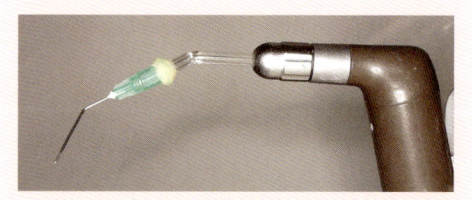

　スリーウェイシリンジ用ディスポーザブルチップ（サニ・チップ、デンツプライ三金）に即時重合レジンで洗浄針を固定している。サニ・チップは専用アダプターにより、どのメーカーのスリーウェイシリンジも取り付け可能である。

手順4 根管貼薬と仮封

1 薬剤の選択

　根管壁の切削、破折間隙の形成、清掃が終了したら、次回来院時まで細菌が再増殖することを阻止しなければならない。そのためには根管内に薬剤を貼付しておくことが必要である。歯頸部に破折がある場合は漏洩の危険性が高いので、水酸化カルシウムペーストが良い。破折間隙が開いている場合に肉芽組織の侵入を阻止したり、骨吸収があって長期間治癒を待って骨の改善を確認したい場合にも、水酸化カルシウムペーストは効果的である。

　根尖部に限局した破折では、通常の感染根管治療と同様にFCやJなどの薬液をペーパーポイントや綿栓で貼薬してもよいが、接着に障害を及ぼす可能性がある薬剤を用いたら、被着面を一層削除してから接着することが大切である（第2部CHAPTER11A（5）「接着阻害因子に気をつけよう」参照）。

2 仮封材

　仮封には水硬性仮封材やグラスアイオノマーセメントを用いる。何を選択するかは、次回来院までの期間と仮封材の厚みで決める。水硬性仮封材も厚みを十分に確保できるのであれば、数週間の封鎖性は確保できる。さらに長期間治癒を待つような場合には、グラスアイオノマーセメントなどを使用する。

3 仮封材の除去方法

　仮封材を除去する際に、探針を歯質と仮封材の間に入れて仮封材を壊しながら除去する方法は、破折線を離開させることになるため禁忌である。超音波スケーラーやタービンなどを用いて、無圧的に削り取ることが必要である。超音波スケーラーは先端が尖った太めのチップを用いて、出力を高めに設定すると効率が良い。

第1部 垂直歯根破折歯の接着治療の実際

手順5 ポストの作製

1 形成のポイント

　口腔内接着法では破折間隙だけでなく、根管がすべてスーパーボンドで埋まって、後日ポストを形成することが難しくなるため、ポストの接着も同時に行う。

　ポストは再破折を防止するためにきわめて重要な要因で、破折線を再度破断させようという力が働いたときに、ガッタパーチャなどの軟らかい材料が根管内にあると、容易に変形して破折に対する抵抗にならず、破折間隙を接着したわずかな面のみで接着を維持することになる。根管壁ポストが接着されていれば、破折線だけでなくポスト全周が再破折への抵抗を示すことになる（**図4-8**）。

　したがって、破折線の最根尖側まではポストを接着することが必要となり、歯頸部から根尖まで破折している場合や根尖部からの破折では、できるだけ根尖孔近くまでポストが入るように根管形成を行う。また、歯頸部からの破折で破折線が根尖孔を通らず斜めに生じている場合には、破折線よりも根尖側まで形成を行って、破折していない根管までポストを接着すると、破折強度は大きく向上すると考えられる（**図4-9**）。歯根膜面積が少なく咬合力を十分に負担できずに根面キャップにする場合でも、ポストは根尖部まで接着することが必要となる。

図4-8　再破折防止のためのポストの役割。

　破折線を再度離開させる力に対して、ガッタパーチャでは抵抗力が生じることはなく、わずかな破折面（矢印部）で接着を維持しなければならない（左）。ポストが接着されていればポスト全周が再破折に抵抗するため、破折強度は大きく向上すると考えられる（右）。

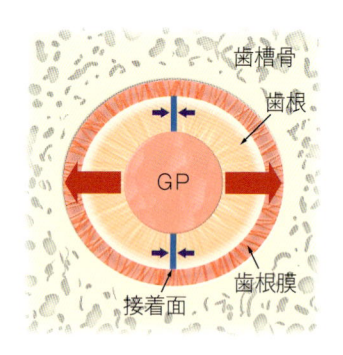

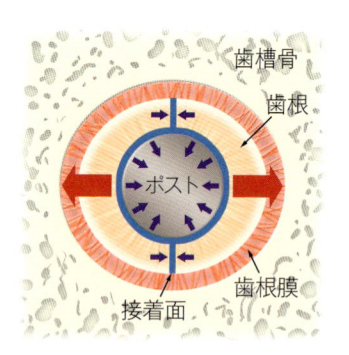

図4-9　破折の位置とポストの深さ

　破折が斜めの場合は破折線より根尖側まで、まっすぐ根尖まで割れている場合はできるだけ根尖までポストを接着する。

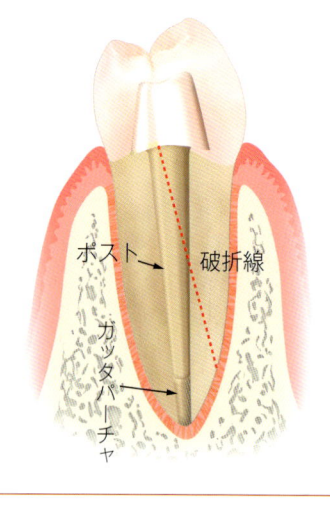

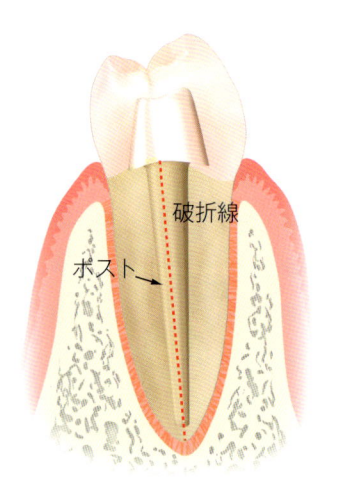

2 間接法か直接法か

　垂直破折歯根のポストは間接法で作製すると、直接法より接着時のレジンの重合収縮によるギャップの発生が少なくできるが、治療回数が増えることと、アンダーカットを削除しなければならないので、歯質削除量が増加することが大きなデメリットとされている。しかし、垂直破折歯根では破折間隙が必ずアンダーカットになるので、破折間隙に入り込んだ印象材はトリミングしなければならず、他のアンダーカット部分も修正してからポストを作製すればよい（図4-10）。アンダーカット部分ではポストの適合性は低下するが、スーパーボンドはある程度の厚みが生じても十分に接着するので（図4-4参照）、歯質を過剰に削除する必要はない。

　根管の断面形態がほぼ円形で、ファイバーポストと根管壁との適合性がある程度得られる症例では、ファイバーポストを直接スーパーボンドで接着することもある。スーパーボンドの厚みを減少させて強度を上げるために、根管のテーパーが強い場合にはスリーブ（図⑧参照、P72）を挿入したり、扁平な根管ではこれは複数のファイバーポストを用いたりすることもあるが、根管内ではスーパーボンドの硬化が早く操作時間があまりないため、これは熟練者向けの方法である。このような症例では、間接法で行ったほうが確実である。

　また、ポストの接着は、全周が象牙質壁で囲まれているため形態的に重合収縮の影響を受けやすい。さらに、根管壁は根管洗浄剤や貼薬剤の影響も受けているため、臨床的にもっとも接着条件が厳しいと考えられる。そのため、接着に不利な要因が多い場合には、スーパーボンドの体積を減少して、レジンの重合収縮の影響を最小限にできる間接法を選択したほうが安全である。

図4-10　印象材のトリミング。

　63歳女性。5の頬側のプロービングデプスが1か所のみ8mmあり、補綴物を撤去すると頬側歯頸部から根尖を通って口蓋側は歯頸部から3mm程度根尖側まで破折線が認められた。破折線の形成、貼薬により2か月後にはプロービングデプスが改善したため印象採得した。破折間隙に流入した印象材はトリミングして切除（点線部）、ポストを作製、口腔内接着法を行った。骨欠損が十分に改善していないので再植による再治療を提案したが、いったん補綴してメインテナンスすることとなった。1年後、不快事項なくプロービングデプスも3mm程度だが骨欠損は改善していない。

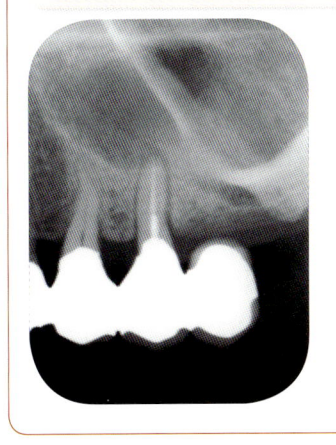

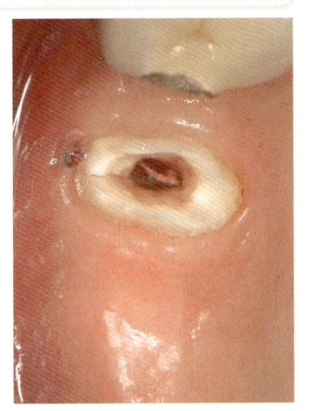

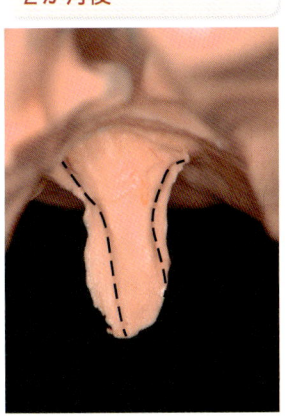

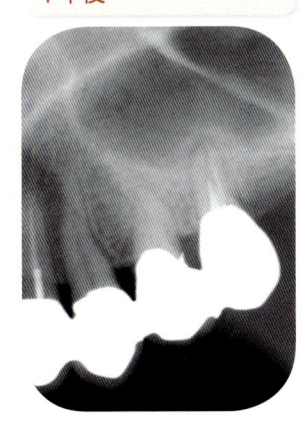

初診時 ／ 2か月後 ／ 1年後

3 印象採得

破折間隙が大きなアンダーカットになる場合、寒天印象材ではちぎれてしまうので、シリコーン印象材が必要となる。歯周組織に炎症がないなど、口腔外接着再植法に移行する可能性が低い場合には、破折線の切削を行う前にポストの印象を採得したほうが作製しやすい。

4 金属かレジンか

間接法で作製する場合には、金属かファイバーによるレジンポストかを選択する必要がある。歯肉縁上歯質の残存量や、根管の太さなどで決めているが、どのような症例にどの材質が適しているのかは、今のところ明確ではない（**図⑧参照、P72**）。

手順6 破折間隙の封鎖とポストの接着

1 接着時期の判定

口腔内接着法でポストを接着して破折間隙を封鎖する時期の判定は、根管充填の場合とほぼ同一で、以下の条件をすべて満たすことが必要である。
①歯周組織に炎症（アブセスやフィステル、ポケットからの排膿）がない。
②打診痛や圧痛がない。
③根管と破折間隙に感染歯質がない。
④破折間隙の切削形成が終了している。
⑤根尖孔や破折間隙からの出血、滲出液がなく、乾燥が確実に行える。

術前に骨吸収が見られた症例では（**図4-11**）、エックス線写真で骨欠損の改善を確認してから接着したほうがより確実であるが、接着後にしばらく経過を見て、その後十分な改善が得られなかった場合には、再植やフラップ手術で破折間隙を封鎖しなおしたり（**第1部CHAPTER5「口腔内接着後の再治療法」参照**）、根尖部に問題が限局している場合には根尖切除術で対応したりする。感染根管治療で大きな根尖病変がある場合と、ほぼ同様の考え方である。

術前にプロービングデプスが深かった症例は、プロービングデプスが改善していることが望ましい。破折間隙からの炎症によりポケット探針が組織を穿通していたのであれば、破折間隙の清掃や貼薬により炎症が消失してポケット探針が穿通しなくなり、プロービングデプスが改善する。これは破折間隙の清掃が十分に行えたことを示しているので、接着による封鎖がうまくいけば予後は良好となる。

プロービングデプスが改善しない場合は、清掃が不十分で炎症が改善せずに穿通が続いているのか、すでにポケット上皮が下方増殖して歯周ポケットが形成されているのかの判別は難しい。この場合、歯根膜の喪失範囲が広範囲に及んでいなければ、ポストの接着を行ってから、フラップ手術や再植で歯根表面のバイオフィルムを除去すると同時に、清掃や封鎖が不完全な破折間隙を接着することで改善が期待できる（**第1部CHAPTER5「口腔内接着後の再治療法」参照**）。

図4-11　根尖部からの破折に口腔内接着法を行った症例。

48歳男性。|4の根尖から近心歯頸部近くに骨吸収が認められた。補綴物を除去すると歯頸部には破折線がなく、根尖からの破折で（青矢印部）、プロービングデプスは2㎜であった。

破折線の切削、貼薬により1か月後には骨吸収の縮小が見られたため、口腔内接着法を行った。4か月後骨吸収が喪失したためBrを作製し、その後も経過は良好である。

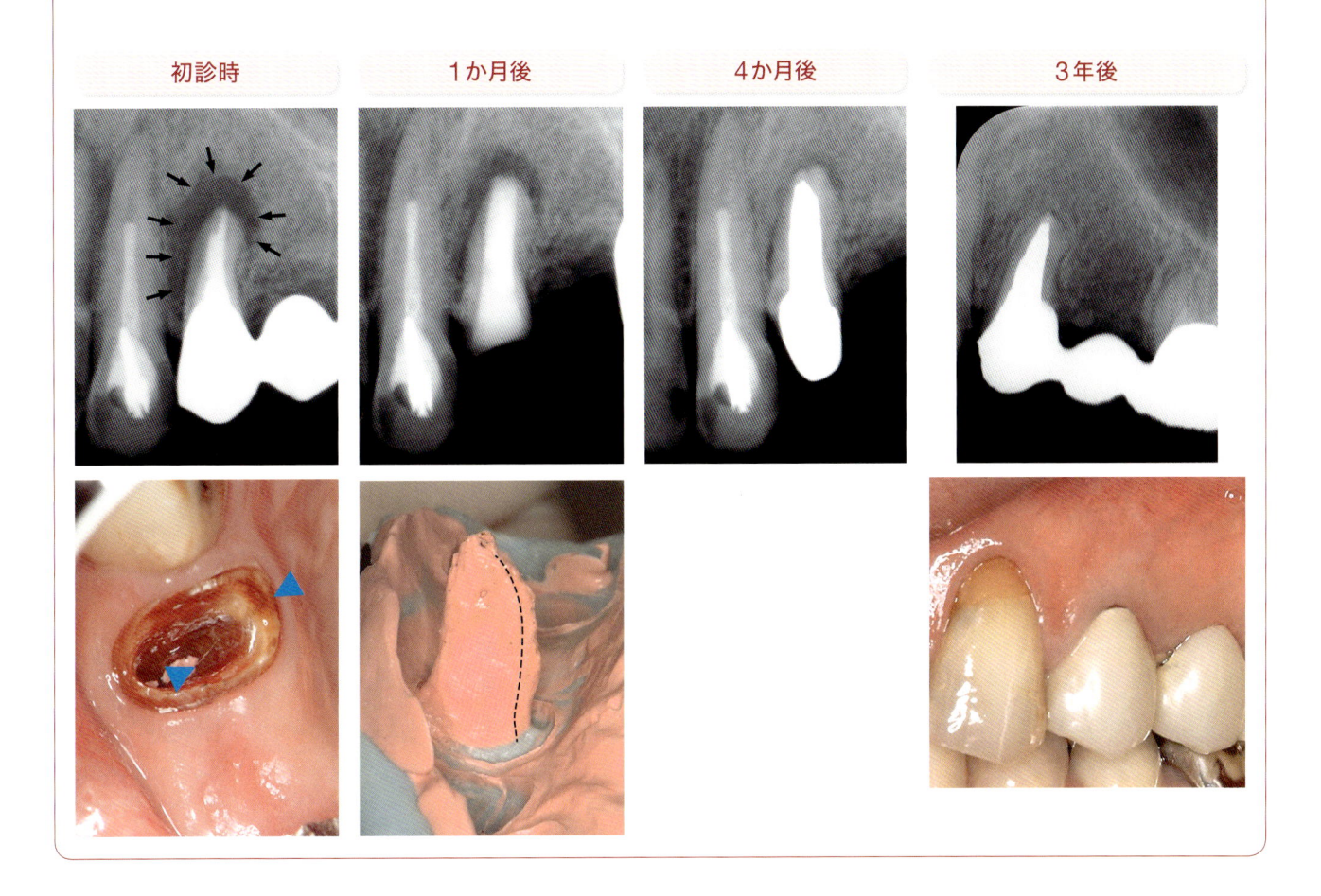

初診時　　1か月後　　4か月後　　3年後

2　根管貼薬剤（とくに水酸化カルシウム製剤）の除去

　根管に水酸化カルシウム製剤を貼薬した場合、根管壁や破折間隙に残存した水酸化カルシウム製剤は接着を大きく障害する。接着の障害は封鎖性の低下による死腔の発生、細菌増殖、炎症の再発だけでなく、再破折の危険性を著しく高めるので、接着前に水酸化カルシウムの除去を徹底して行わなければならない。

　現在までのところ、水酸化カルシウムの効果的な除去法については確立していない。EDTA製剤やクエン酸による洗浄などが提唱されているが、十分な接着が得られたことを示すデータはほとんどなく、しかも貼薬期間が長くなるにしたがって除去しにくくなる。今のところは超音波チップで象牙質面を一層削ってから接着するのが、もっとも確実である。

手順7 ポストの表面処理の重要ポイント

1 間接法でのポスト表面処理

　間接法で作製したポストコアは金属もファイバーレジンポストも接着直前にサンドブラストする。技工段階で表面に付着した分離材や口腔内で試適したときに表面に付着した血液や唾液は、接着を低下させるためである。

　サンドブラスト後、貴金属や金銀パラジウム合金にはVプライマー（サンメディカル）を塗布する（**図4-12**）。銀合金ではプライマーの塗布は不要である。レジンポストはサンドブラスト処理によりフィラーが露出するので、シランカップリング剤PZプライマー（サンメディカル）を塗布し、いずれも十分に乾燥する（**図4-13**）。

　なお、根管の太さに合わせてファイバーを削って細くした場合には、ファイバーにレジンを接着させるためにシラン処理が必須である。

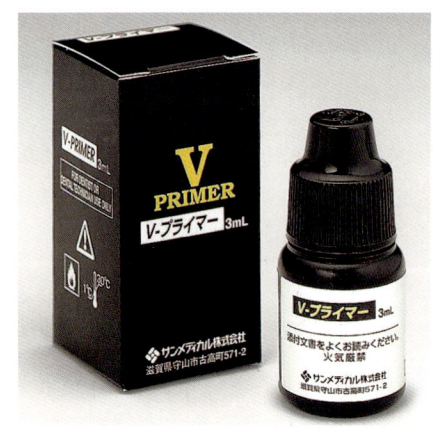

図4-12　Vプライマー。
　貴金属や金銀パラジウム合金の表面に塗布してスーパーボンドを接着させる。

図4-13　PZプライマー。
　コンポジットレジン表面に塗布してスーパーボンドを接着させる。

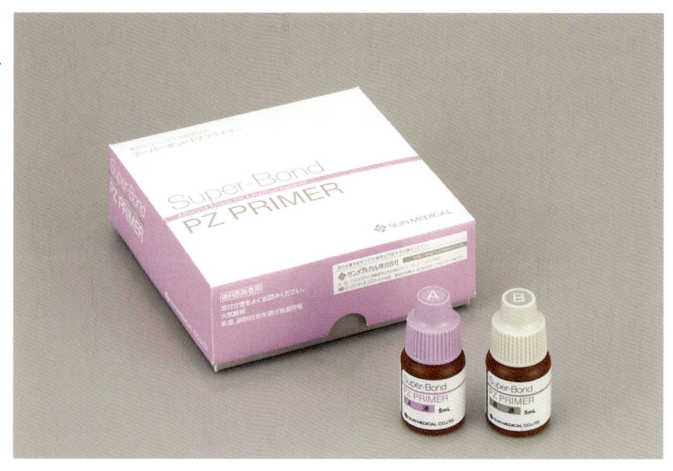

2 直接法でのポスト表面処理

直接法で行う場合には、まずファイバーポストを試適する。市販されているもっとも細いファイバーで直径0.9mmあるため、根尖部まで入らなければカーボランダムポイントなどで細く削る。ファイバーポストを削った面にはシランカップリング剤（PZプライマー）を塗布しないと接着しない。さらに根管のテーパーが強く、歯冠側部分にスリーブが入るスペースがあればスリーブを調整しておく（図⑧参照、P72）。根管が扁平な場合は複数のファイバーポストを側方加圧根管充填時のアクセサリーポイントのように挿入できるように、長さを調整しておく。

ファイバーポストは製品によっては表面にシラン処理されていないものがあるので、このような製品は表面を削らなくてもシラン処理をしなければならない。

3 Internal Matrix Techniqueの併用

根尖孔が開大していたり大きな穿孔が合併している場合に用いる方法である。炎症が消失していれば、ほとんどの症例でスーパーボンドの接着に必要な乾燥が得られるが、穿孔が大きい場合や口腔内接着後に再植や根尖切除術を行う前提でポストの接着を行いたい場合には、止血が不十分なまま接着を行うこともある。このような場合、根尖孔や穿孔部に止血材を填塞してから接着操作を行うと、被着面の乾燥が確実に行える。

止血材はセルロース製剤よりコラーゲン製剤（テルプラグやテルダーミス）がよい（**第2部CHAPTER11B（2）「炎症を誘発しないスーパーボンドの使用法」参照**）。コラーゲンスポンジを小片にして、プラガーを用いてマイクロスコープ下で填塞を行う。吸引やエアドライを行っても止血材が動かなくなるまで軽圧で填塞を繰り返す。多く詰めすぎて根管内に溢出しないように、また破折線に連続する部分では、強い圧をかけすぎて破折間隙を開かないように注意する。

水洗、エアブローにより止血材が動かず、血液が滲み出てこないことを確認したら（図4-14）、通常どおり歯面処理、水洗、乾燥、接着を行う。テルプラグに表面処理材やスーパーボンドが付着しても、テルプラグは完全に吸収されて炎症が残存することはない。しかし、テルプラグがポケット内に露出する症例では、吸収されずにプラークが増殖し、フラップ手術や再植で取り除くことが必要になるため、この方法は行うべきではない。

図4-14 Internal Matrix Techniqueの症例。
分岐部穿孔部にテルプラグ（オリンパステルモバイオマテリアル）を充填し、止血が確認できたら接着を行う。

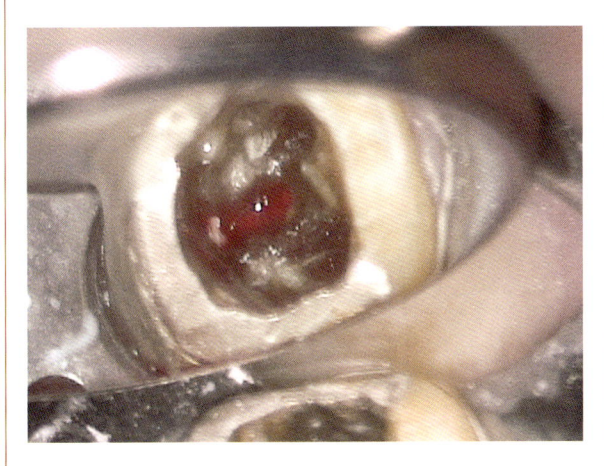

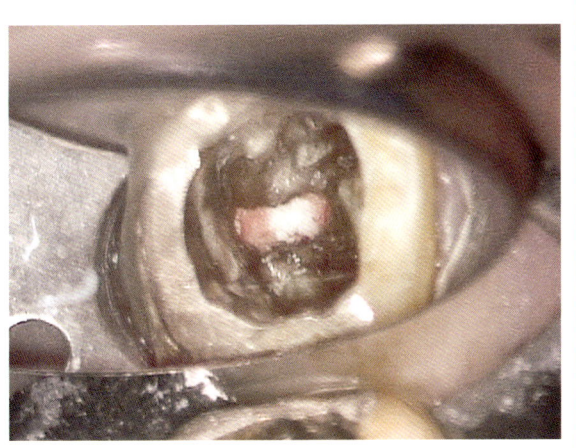

4 歯面処理と水洗、乾燥

根管壁と破折間隙を過不足なく歯面処理するためには、表面処理材グリーンをシリンジで根管内に満たすとよい。これは根管貼薬用水酸化カルシウムペーストを根管内に満たすのと同様の要領である。歯面処理材を根管内に注入する際には、気泡を入れないように注意し、根管口から溢れた歯面処理材は口腔内に漏洩しないように確実に吸引する。

表面処理材グリーンは5〜10秒で水洗するが、30秒以内であれば接着力が低下することはない。水洗は根尖部から歯冠側に向かって水が流れるように、スリーウェイシリンジ先端に洗浄針を取り付けて根尖部から行うか、根管洗浄と同様にシリンジに水を入れて洗浄する。水洗は十分な量で行うことが大切である。

根管内に残存している水分はいきなりエアーで飛ばそうとせずに、まずエンドバキュームで吸引を行う。根管内に溜まっている水をすべてエアーで飛ばそうとすると強圧が必要であり、気腫をつくる危険性や破折間隙や根尖孔から出血させる原因となる。吸引できる水分はすべて吸い取ってから、スリーウェイシリンジ先端に洗浄針を取り付けて、軽圧で時間をかけてエアドライを行い、水分が残存していないことをマイクロスコープで確認する。

5 出血した場合の処置法

歯面処理後に根尖孔や破折間隙から出血して根管壁や破折間隙に血液が付着した場合、水洗して血液を洗い流すだけではフィブリンなど血液成分が十分に除去できないため、接着が不十分となる。再度表面処理材グリーンで被着面を処理すると、血液成分が効果的に除去されて接着する（第2部CHAPTER 11 A（5）「接着阻害因子に気をつけよう」参照）。再度出血するような場合は炎症が残存しているので、接着を断念して貼薬、仮封するか、止血材を填入できる部位であれば、Internal Matrix Techniqueを併用する。

6 シリンジによるスーパーボンドの根管内への注入

スーパーボンドは根管内に入れてからの操作時間が短いため、筆で何度も根管内に運ぶと、気泡を混入しやすいうえに根管壁での重合が進んでしまう。スーパーボンドをシリンジで根管内に注入すると短時間で行える。ニードルとシリンジはポリプロピレン製を用い、ロック式シリンジか、ニードルをシリンジにアロンアルファで接着して使用すると外れる心配がない。

スーパーボンドが破折間隙を十分に埋めるためには、高い流動性が必要なため、混和ラジオペークや混和ティースカラーがよい。溢出したスーパーボンドが硬化して透明になっても除去できる場合には、混和クリアでもよい。モノマー液にキャタリストを4：1で混和し、ポリマー粉末を投入して筆で混和し、混和泥をニードル先端からシリンジに吸引して（**図4-15**）、水酸化カルシウムペーストを根管内に貼薬するのと同じ要領で、レジン泥を根尖部から根管口に溢れるまでゆっくり注入する。

クリアやオペークアイボリーを用いる場合には、冷却したダッペンディッシュを用い、ポリマー粉末を規定の3/4に減量して十分に混和する。混和が不十分だとダマになってニードルが詰まるので注意が必要である。

図4-15 シリンジによるスーパーボンドの根管内への注入。

シリンジにプラスチックニードルを装着してスーパーボンドを吸引、根管内へ注入する。気泡の混入も避けられ短時間で行える。

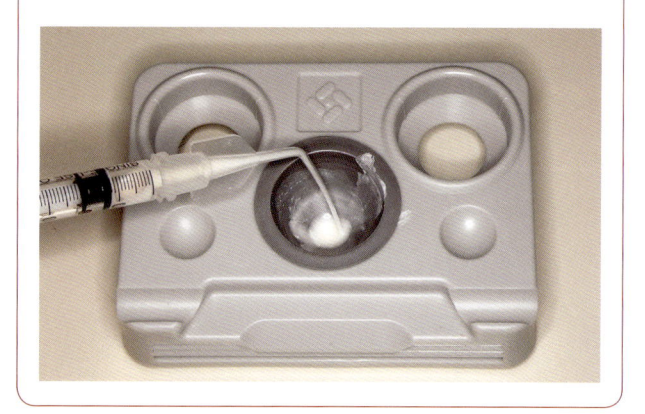

7　ポストの挿入

　スーパーボンドはディッシュの中では操作時間は十分にあるが、根管内に注入すると同時に根管壁で重合が開始される。したがって、スーパーボンドを根管内に注入し始めてからポストの挿入までは60秒程度で完了しなければならない。重合が進みスーパーボンドの流動性が低下してからポストを押し込むと、破折間隙や根尖孔からレジンを押し出すことになるので、ポストを無圧的に挿入できるよう、手早く行うことが重要である。

　スーパーボンドが硬化したら余剰レジンを除去して、Tekを作製、仮着する。

ここでこの器具を活かせ！

シリンジとプラスチックニードル

● 垂直歯根破折歯の口腔内接着法で、スーパーボンドの混和泥を根管内に填入する際には、筆よりシリンジ（図⑦）を用いたほうがよい。活性化液とポリマー粉末を混和し、先端にプラスチックニードルを接続したシリンジで吸引した後、根尖部までニードル先端を挿入し、レジン泥をゆっくり根管内に注入する。この方法であれば、太くて長い根管でも短時間でレジンを満たすことができ、気泡の混入も避けられる。

● シリンジとプラスチックニードルの材質はポリプロピレン製を用いる。ポリスチレン製はスーパーボンドに溶解してしまうため、使用しないほうが安全である。シリンジは万一圧が加わってもニードルが外れることがないように、ロック式を用いるか、ニードルをアロンアルファなどでシリンジに接着して用いると安心である。ニードルは金属製よりプラスチック製のほうが根管内に挿入しやすいうえに、スーパーボンドが見えて使いやすい。

図⑦　スーパーボンドを根管内に注入するためのシリンジ(a)とニシカスピン(b)。

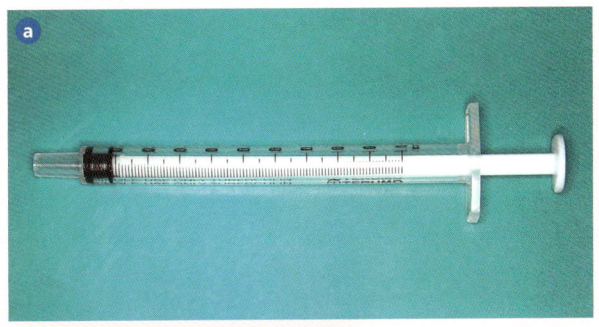

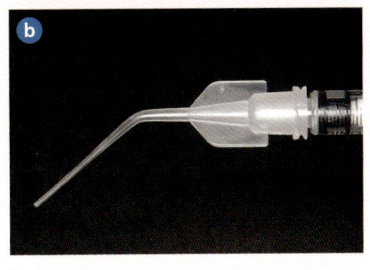

ここでこの器具を活かせ！

ポスト材料

a. メタルか、ファイバーか

● 垂直破折した歯根のポスト材料として、ファイバーポストによるレジン築造と金属のどちらを選択すべきか、再破折の予防という点においてどちらが有利であるか、今のところ詳しいデータはない。垂直歯根破折は根尖部から発生する症例も多い（第1部CHAPTER3「治療方針の決定」参照）が、ポストのない歯が根尖部から破折するなど、ポストの材質や形態が破折に無関係と考えられる場合もあり、弾性率が象牙質に近いポストが再破折の防止にどこまで役立つかは不明確である。

● 通常の支台築造でも、まっすぐ根尖方向に力が加わる場合には、ファイバーポスト併用レジンコアより鋳造ポストのほうが、破折強度は高いという報告[8]もある。どのような症例にどのような材質が最適かは、今後の重要な検討課題の一つである。これまでに垂直破折の治療を行った症例では、鋳造ポストを用いても再破折は6パーセントであったことから、ポストの長さや確実な接着が重要で、ポスト材料に過剰な依存をすべきでないと考えている。

b. メタルとファイバーの使い分け

● ファイバーポストはメーカー指示によると、歯肉縁上歯質がある場合が適応とされている。現在の基本的な使い分けは、歯肉縁上歯質がある場合は、主にファイバーポストによるレジンポストを用い、残根状態で歯肉縁上歯質がない場合には、メタルポストを用いることが多い。

● ファイバーポストを使用する場合、表面をシラン処理しなければレジンが接着しない製品があるので注意が必要である。また、ファイバーポストはもっとも細い製品でも0.9mmあるため、根尖部まで入れるためには細く削らなければならない場合が多い。製品によっては細く削るとファイバーがバラバラになってしまうが[1]（図⑧a, b）、i-TFCポストはファイバーが編み込んであるため、細く削ってもバラバラになることはない。簡単にバラバラになるファイバーポストは、ポストごと垂直方向に破折する可能性があるので、再破折防止効果としても疑問が残る。

● ファイバーを削って細くした場合には、シラン処理してからポストレジンを接着させることが必須である。また、根管口付近で根管が太くなっている場合には、側方加圧根管充填のアクセサリーポイントのように、ファイバーポストを複数使用する方法もあるが、i-TFCシステムには中空タイプのファイバーポスト（スリーブ）があるので（図⑧c）、ファイバーポストの外側にスリーブを挿入してファイバーを太くしたほうが強度は高くなる。

● メタルポストにする場合、金属は靭性に優れる高インジウム合金がよいと考えられるが[9]、とくにポストが細く歯肉縁上歯質がない場合には、金属が破折することがあるので、強度を優先して金銀パラジウム合金を採用している。

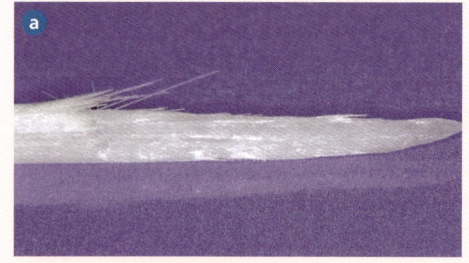

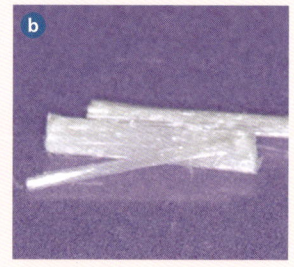

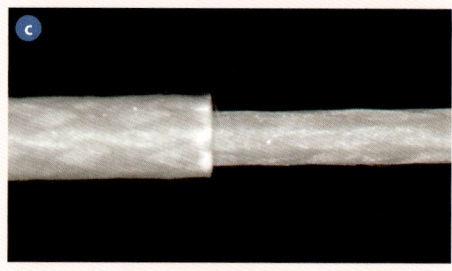

図⑧　ファイバーポスト。

製品によっては細く削るとファイバーが割れるものがある（a、b）が、i-TFCファイバー（サンメディカル）は編み込みになっておりファイバーがバラバラにならない。さらにポストのテーパーが強い場合は中空タイプのスリーブを併用すると強度が上がる（c）。

手順8　再評価

1　打診痛や圧痛

　ポスト接着後の短期的評価は1～2週後に行い、術前の診査と同様に、歯肉の腫脹や圧痛、瘻孔、打診痛、プロービングを行う。炎症所見が見られた場合に、再度ポストを除去して破折間隙のレジンをすべて取り除いて治療しなおすことは不可能であり、外科処置へ移行することになる（**図4-16**）。根管充填では根管充填材の歯根膜への溢出により打診痛が生じることがあるが、スーパーボンドは歯周組織への親和性が高くレジンの化学的刺激で炎症症状が出現することはない[6, 7]（**図4-17**）。流動性も高いので歯周組織への溢出もきわめて少なく、物理的化学的刺激で打診痛が生じたと思われた症例はない。

　ポストの接着が不完全な場合には、咬合することにより再破折する可能性があるが、再破折すると炎症が急速に拡大する。この場合、ポストが除去できなければ抜歯は避けられない。

図4-16　口腔内接着法で改善が不十分だった症例。

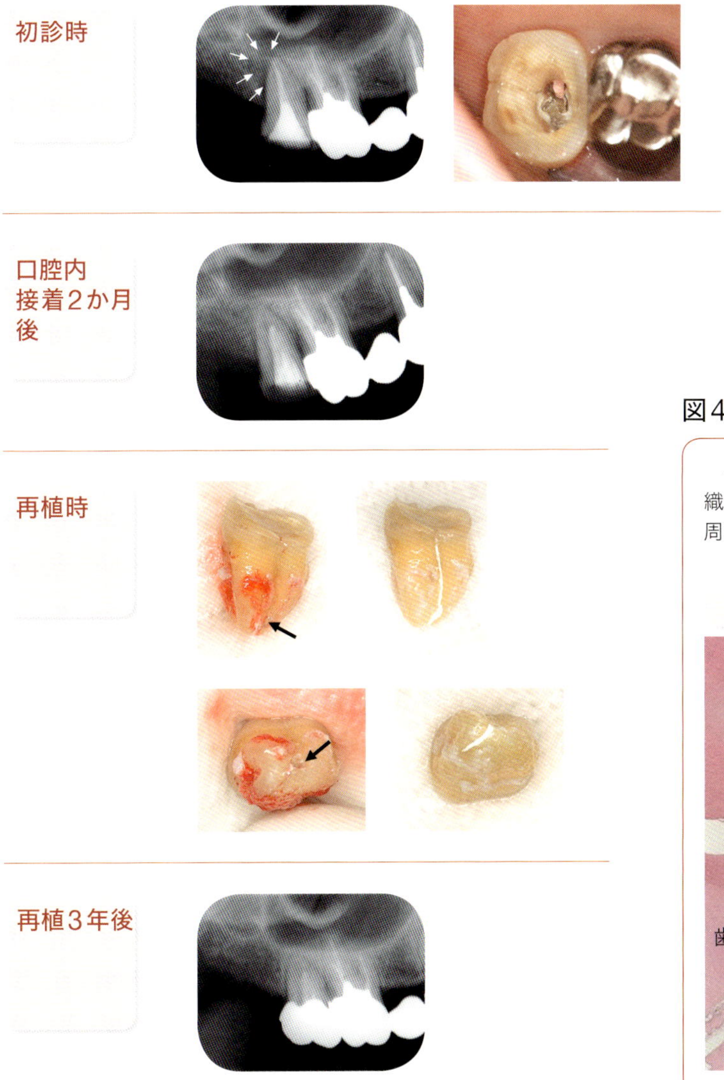

初診時

口腔内接着2か月後

再植時

再植3年後

　50歳女性。7|のエックス線写真で根尖から遠心歯槽骨頂近くまで骨吸収が認められ（矢印部）、遠心面には歯頸部から根尖まで破折線が確認された。2か月後、口腔内接着法で骨吸収は消失したが、打診に違和感が消失しないため再植を行い、清掃と封鎖が不完全な根尖孔（矢印）と破折線を再形成して接着、再植した。打診痛は消失し経過は良好である。

図4-17　口腔内接着法後の歯周組織（成功例）。

　イヌの歯根を破折させ口腔内接着法を行った2、4、8週後の組織像。口腔内接着法が適切に行われれば、スーパーボンドが歯周組織に溢出することはなく、歯周組織に炎症も生じない。

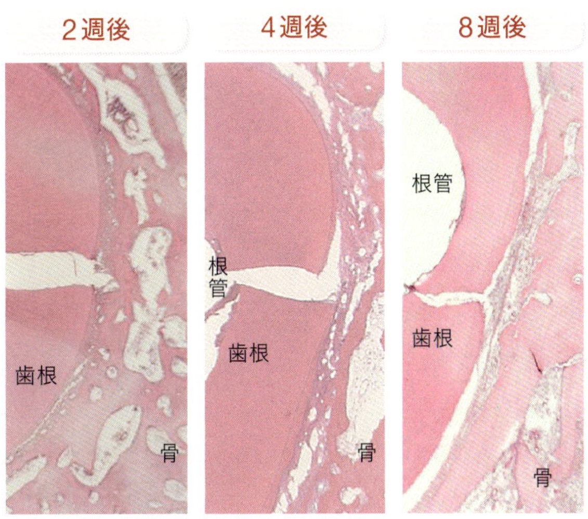

2週後　4週後　8週後

2 プロービング

　口腔内接着後にプロービングデプスが深くなった場合には、破折間隙の清掃や封鎖が不十分で炎症が拡大した可能性が高い。この場合、再植やフラップ手術で歯根表面側から破折線を形成、接着する再治療を行うことによって、炎症が改善してプロービングデプスが正常な状態に改善することが期待できる（第1部CHAPTER 5「口腔内接着後の再治療法」参照）。放置すると炎症が拡大し、歯周組織破壊の進行をまねく危険性がある[6, 10]（図4-18、19）。スケーラーでポケット内をデブライドメントしても、破折間隙内の細菌は除去できず、歯根膜を損傷するだけである。

　一方、口腔内接着時にプロービングデプスが深かった場合は、破折間隙を封鎖することで改善することはほとんどない。この場合は、歯根表面のセメント質に破折間隙から増殖した細菌がバイオフィルムを形成して付着していたり、歯根膜が喪失して歯周ポケットになり根面にプラークが付着していたりする可能性が高いためである。幅が狭く深い歯周ポケットにスケーラーを挿入してもこれらを取り除く効果は低く、周囲の歯根膜への損傷が大きいため、フラップ手術や再植などの外科処置を検討する。

3 エックス線写真と動揺度

　接着前に骨吸収が消失していれば、臨床症状とプロービングだけで評価してよい。接着前に骨吸収が残存していた場合には、1～3か月経過後に、再度エックス線写真を撮影して骨欠損の改善状態を確認する。症状はなくても骨欠損の改善が不十分であれば、根尖切除術やフラップ手術、再植を検討する。

図4-18　口腔内接着法後の歯周組織（失敗例）。
　イヌの歯根を破折させ口腔内接着法を行い2、4、8週後の組織像。口腔内接着法に失敗すると歯根膜、歯槽骨に炎症が拡大していく。

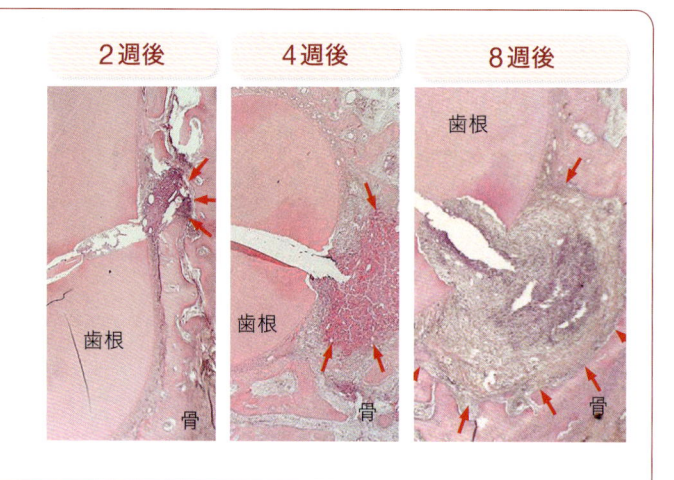

図4-19　口腔内接着法後の歯周組織計測結果。
　破折間隙の封鎖に失敗すると、接着しない場合（対照群）と同様にプロービングデプス、上皮の下方増殖、骨吸収が生じる。

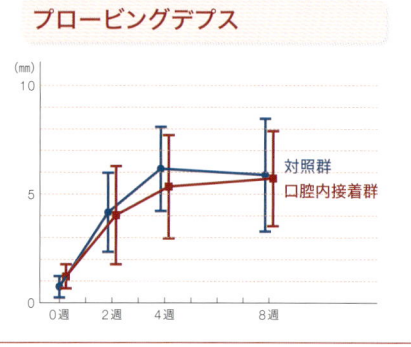

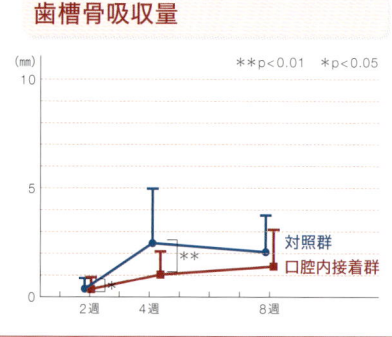

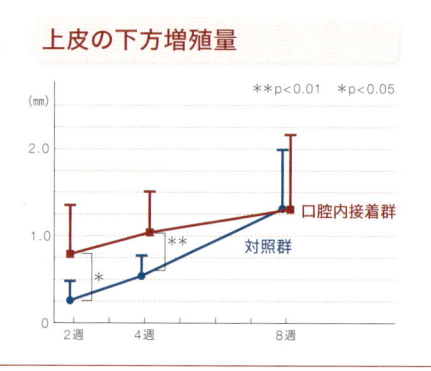

CHAPTER 5

口腔内接着後の再治療法

A 再植法

手順1 破折間隙の封鎖とポストの接着

　ポストを接着するところまでは口腔内接着法と同様である。破折間隙の形成と封鎖はポスト接着後に行うため不十分でもよいが、根管内に出血があって十分に乾燥できない状態でポストの接着を行うと、後日再破折を起こす危険性が高くなるため、根管内が確実に乾燥できない症例は適応外である。

　破折が一部に限局しており、ポストを接着しなくても抜歯時に破折させることがなければ、ポストを接着せずに再植を行ってもよい。しかし、再植後にポストを接着することに利点は少ない。

手順2 抜歯

　ポストを接着し、十分に硬化したら抜歯を行う。
　歯根膜をエレベーターや鉗子で損傷しないことも大切であるが、歯根を破折させると治療を断念しなければならないので、破折させずに抜歯することが最優先である。
　築造した支台部分を鉗子で把持すると歯根が破折しやすいため、歯肉縁上歯質がない症例では歯根膜が損傷しても、歯肉縁下に鉗子を挿入して歯質を確実に把持する。ポストが入っていれば、鉗子でつかんでも歯根が粉砕することはない。
　歯頸部付近の歯根膜損傷が著しくなって、根吸収が生じる危険性がある場合には、再植時に少し挺出させておき、歯根膜の損傷部位を歯肉縁上にする。
　歯根が湾曲していたり肥大したりしている症例では、歯頸部を鉗子でつかんで大きな力を加えると歯根を破折させ

図5-1　骨性癒着した症例。
　61歳女性。頬側歯頸部に破折線（矢印）が認められ、根面キャップにする予定だったため、ポストを接着せずにまず再植を行った。歯根膜の喪失範囲は広くはなかったが、再植2年後、エックス線写真で歯根膜腔が不鮮明となり（矢印）、生理的動揺はなく（ペリオテスト値 0以下）、骨性癒着が生じていると考えられた。その後、歯肉の退縮は見られるが根吸収は進行していない。

初診時

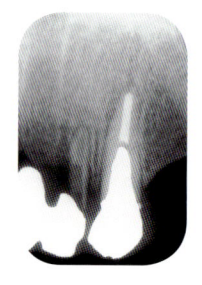

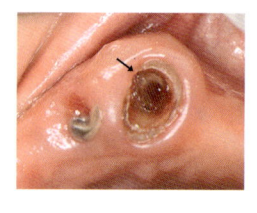

再植時

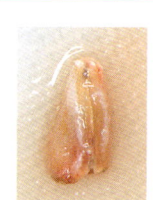

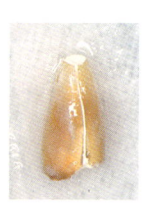

再植2年後

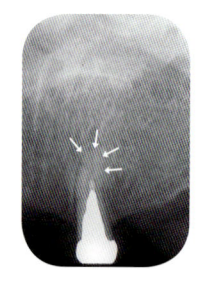

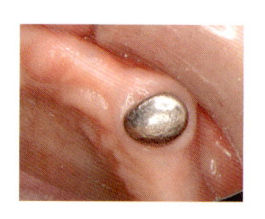

再植7年後

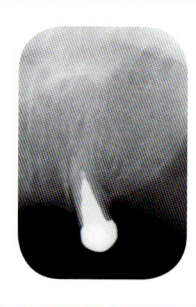

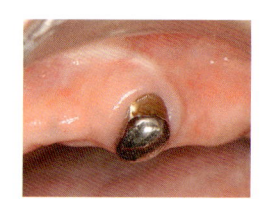

る危険性があるので、エレベーターを根尖方向へ進めて脱臼させる。

歯根膜は損傷範囲が狭ければ骨性癒着のリスクは小さく、骨性癒着が生じても、中高齢者であれば根吸収の速度はきわめて遅いので、機能的な障害は生涯にわたって生じない可能性が高い（**図5-1**）。垂直破折歯根を再植し、置換性根吸収が原因で抜歯に至った症例はない。

手順3　歯根の確認

1　歯質の欠損状態

歯根に修復不能な欠損がある場合には治療を断念しなければならないので、抜歯したらまず歯根形態を確認する。抜歯時に破折したり、大きな穿孔をともなっていたり、歯根の一部に剥離破折[11,12]や根吸収を併発している場合もある（**図5-2**）。とくに歯頸部付近で歯質の欠損があると、レジンの露出面積が大きくなって再植後にポケットが形成される原因となる。

図5-2　剥離性歯根破折を併発した症例。
74歳女性。頬側中央部に1か所のみプロービングデプスが深く、根尖部から遠心面に骨吸収（黒矢印）、根尖1/3付近の遠心根面に根の陥凹を疑わせる透過像（白矢印）が見られた。ポスト接着後に抜歯、破折線（黒矢印）を切削、歯根の陥凹部（白矢印）とともにスーパーボンドでシールして再植した。

初診時

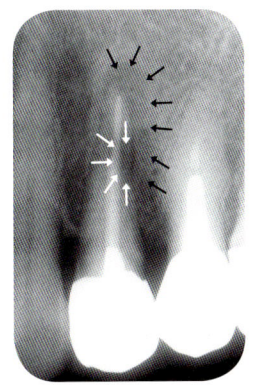

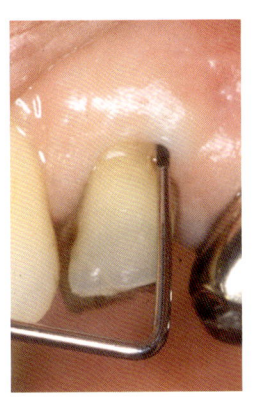

再植時 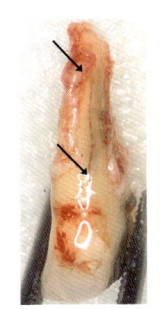　頬側 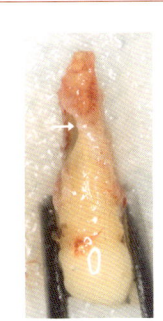　舌側

再植16か月後

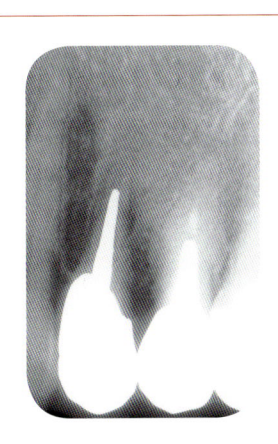

2 歯根膜の残存状態

　歯根膜の喪失範囲が大きい場合には、術後に歯根と骨の機能的結合が得られず、深いポケットが生じたり咬合支持力が不十分となったりするので（**図5-3**）、症例によっては治療を断念する。

　肉眼的に歯根膜が存在している部分は術後に良好な治癒が得られるが、肉眼で歯根膜が喪失しているように見える根面にも、歯根膜線維が残っていて、正常な歯根膜や歯槽骨が回復することがある。

　歯根膜の有無を確実に識別する方法はないが、歯根を乾燥してマイクロスコープで観察すると歯根膜の残存範囲を把握しやすい。根面に歯石様沈着物があればその周囲は歯根膜が存在しないため、十分に確認して参考にする。破折線周囲だけでなく、根尖孔周囲も根尖性歯周炎を併発して歯根膜が喪失していることがあるため、見逃さないように注意する。

　歯根膜が観察できるのは再植時のみであり、再植後の連結固定を決定するのに重要な情報となるので、十分に観察しておく。

図5-3　歯根膜の喪失が大きく骨欠損が残存した症例。
　50歳女性。５の頬側に破折線があり、プロービングデプスは6mmで、近遠心に骨吸収が拡大していることから、頬側の骨は近心面から遠心面まで消失していると考えられた。ポスト接着後に抜歯すると頬側面は広範囲に歯根膜が喪失していた。患者の強い要望により再植したが、骨欠損の改善はほとんど見られず、ポケットも深かったが歯冠を回復した。4年後、骨欠損はやや拡大し動揺も大きくなっている。

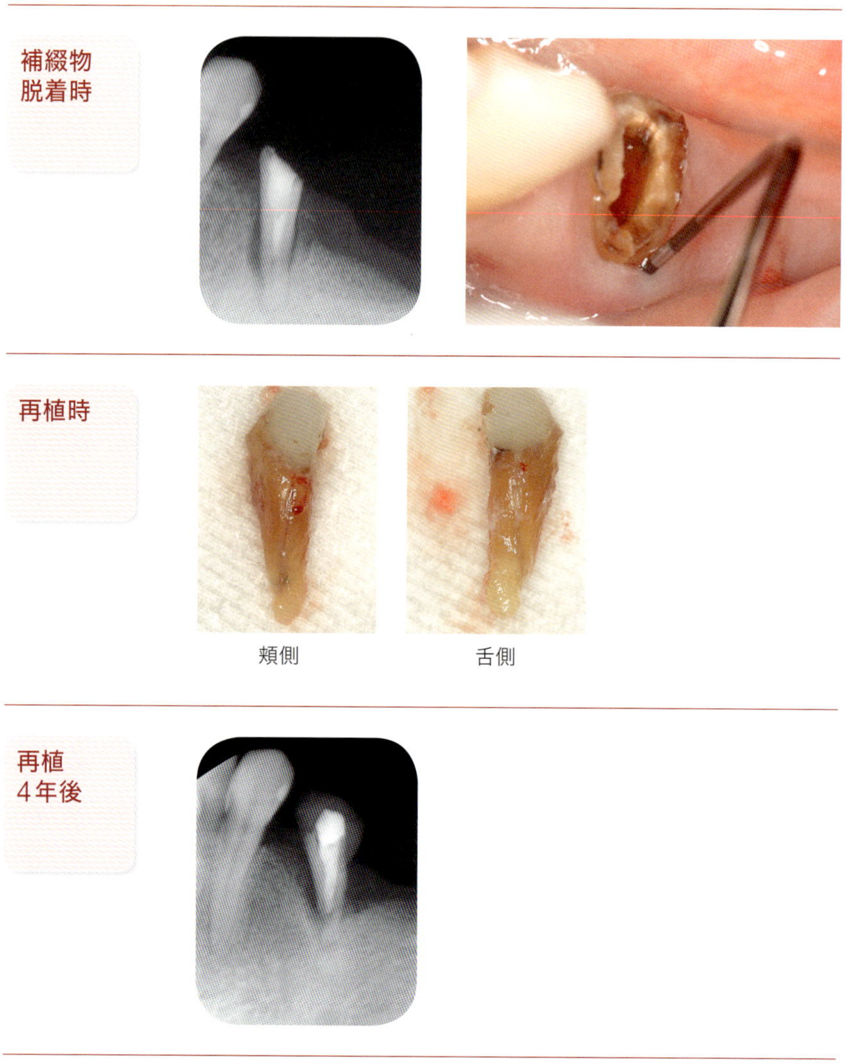

補綴物脱着時

再植時　　頬側　　舌側

再植4年後

3 破折間隙の幅と汚染状態

破折線は位置と汚染状態を確認する（**図5-4**）。破折間隙の離開がなく黒変もしていないと見落とすことがある。

肉眼で破折線が一部に限局しているように見える場合には、マイクロスコープで破折がさらに伸展していないかを確認したほうが安全である。

メチレンブルーなどの染色液で破折線を染色することは避けるべきである。根尖切除術では切除面の破折線や側枝の開口部をメチレンブルーで染色して診査することがあるが、再植時に行うと歯根膜細胞に直接色素が触れて傷害を与える危険性がある。

図5-4　汚染した破折線を再植法で再治療した症例。
　69歳女性。|5の近心に垂直性骨欠損が見られ、プロービングデプスは8mmであった。口腔内接着後もプロービングデプスの改善は見られず、抜歯すると汚染した破折線が確認できた。破折線を切削してスーパーボンドで接着し再植した。9年後やや歯根膜腔の拡大が見られるが良好に経過している。

治療前

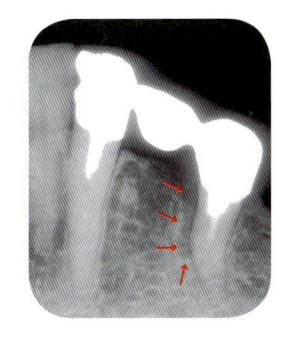

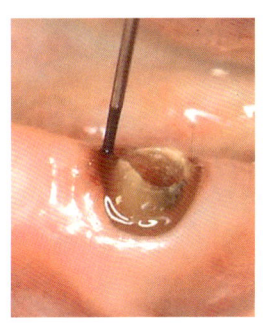

口腔内
接着
2週後

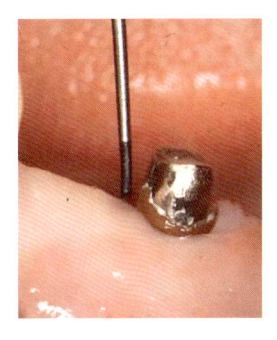

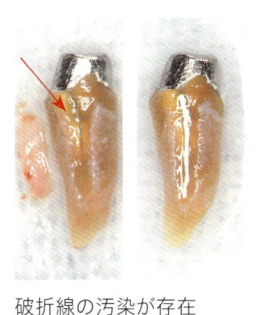

破折線の汚染が存在

再植
2か月後

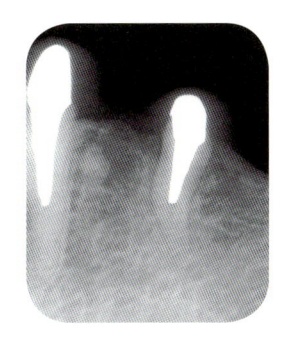

再植
9年後

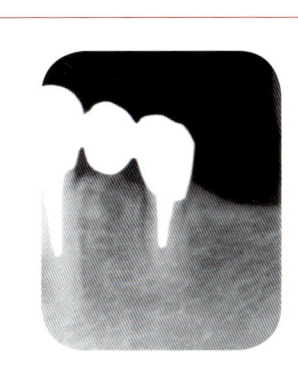

手順4　抜歯窩の観察と掻爬

　抜歯窩を掻爬する前に、抜歯窩内の組織を注意深く観察すると、破折線に相当する部位に歯肉から連続して上皮組織が見られることがある。

　炎症が強いと判別は困難だが、炎症がなければ歯肉の上皮と同様に角化した組織が肉眼で判別できる（図5-5）。歯周炎で骨吸収が大きい歯を抜歯すると、抜歯窩内が広範囲に上皮化していることがあるが、これと同様の所見である。抜歯窩に上皮が増殖していれば、その部位に対応する根面には歯根膜は存在せず、プラークで汚染されていることになり、ルートプレーニングが必要と判断できる。

　抜歯窩の肉芽組織は骨面が露出するまで掻爬する。抜歯窩内の肉芽組織の残存は骨の再生を阻害する可能性があり、抜歯窩の骨壁に残存する歯根膜は骨性癒着の阻止には役に立たないため、歯根膜の損傷を危惧する必要はない。しかし、頬側に裂開状に骨欠損がある場合は、歯肉の厚みが薄くなると歯肉退縮を生じやすくなるので、過剰に掻爬しないように注意する。

図5-5　抜歯窩に上皮の増殖がみられた症例。

47歳女性。舌側に深いポケットと骨欠損（←）があり、口腔内接着法を行ったが骨欠損の悪化が見られたため再植を行った。抜歯窩の舌側には歯肉から連続した上皮組織と思われる軟組織が見られた。摘出すると、根面側は角化した上皮と思われた。上皮が相対する舌側根面部分には歯根膜がないと考えて、歯冠側1/2のみをルートプレーニングした。再植1年後、歯根膜がないと思われた歯冠側1/2は骨の改善がなく、骨欠損は初診時と比べて大きな変化はない。

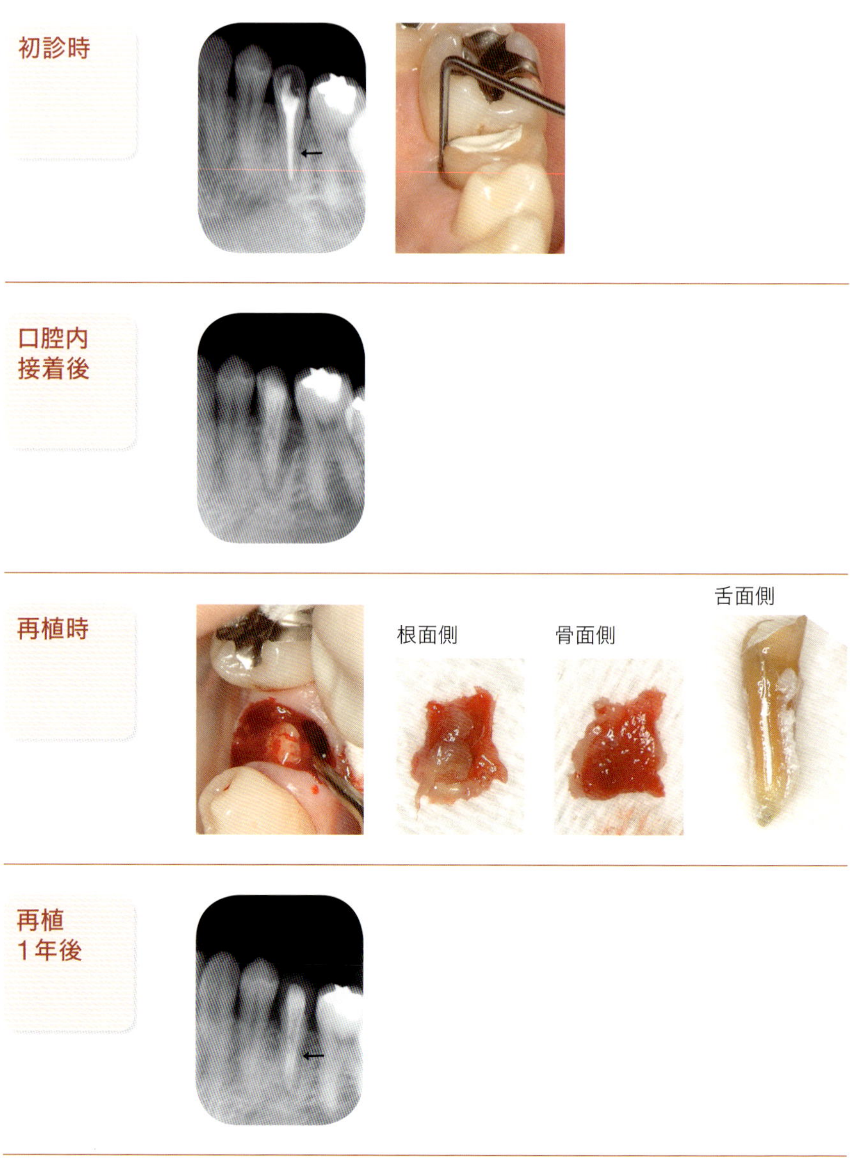

初診時

口腔内接着後

再植時　　根面側　骨面側　舌面側

再植1年後

手順5　破折線の形成

　スーパーボンドで封鎖されていなかったり、汚染が残存していたりする破折線は、超音波エンドファイル（**図③参照、P61**）で切削して汚染歯質を削除し、スーパーボンドの流入スペースを形成する。歯根膜に水道水が触れると細胞が壊死するため、超音波スケーラーの注水スイッチはOFFにして、乾燥状態で切削を行う。

　未切削の破折線はすべて切削することが必要で、破折間隙の離開や汚染がない場合には肉眼では見逃すことがあるので、マイクロスコープ下で確認しながら行ったほうがよい。

　形成の深さはポストに達するまで行うのが理想であるが、深さ1mm程度あれば、深部に細菌が残存していても接着により漏洩を阻止できると考えている。形成した破折面に汚染した歯質が残存していると、十分な接着が得られないので、黒く汚染している歯質は破折間隙が広くなってもすべて除去する。

　破折線の形成が終了したら、削片を生理食塩水で十分に洗浄する。シリンジでの洗浄だけでは削片が十分に除去できない場合には、生理食塩水を滴下しながら超音波エンドファイルを用いて超音波洗浄を行う。生理食塩水より歯の保存液ティースキーパーネオを用いたほうが、歯根膜細胞へのダメージはより少なく接着にも良いが（**図⑫参照、P91**）、置換性根吸収の抑制や歯の寿命にどの程度有効かは未確認である。洗浄後、エアブローして乾燥し、マイクロスコープで清掃状態を確認する。

　なお、ダイヤモンドポイントで破折線を形成すると、必要以上に破折間隙の幅が広くなって術後に歯周ポケットが深くなりやすい（**第2部CHAPTER11 B「成功のための第2条件：接着材料の生体親和性」**参照）。

手順6 根尖切除

　破折が斜めに生じていて、破折線が根尖孔を通っていない症例では、根尖部を切除して切除面をシールする。

　根管が汚染されたまま、再植すると、術後に根尖病変が生じる可能性がある。術前から根尖部に骨吸収があって歯根膜が喪失している部分があれば、その範囲を切除する。病変がない場合には根尖孔を封鎖できればよいので、根尖孔の周囲1mm程度を削って象牙質面を露出させる。

　根尖部の切除面はスーパーボンドで接着して封鎖する[13-19]（root-end sealing）ため、逆根管充填材を保持するための窩洞形成は不要である。逆根管充填窩洞を形成して充填すると、重合収縮で窩壁から剥がれて間隙ができる可能性が高くなるが、平坦な切除面に塗布すれば重合収縮は一方向に進んでギャップが生じにくくなる。封鎖性を高めるためには窩洞はないほうがよいが、完全に平坦だとスーパーボンドを塗布しにくいため、やや陥凹した皿状とするとよい。

　さらに逆根管充填では、主根管や側枝は封鎖できたとしても、象牙細管の封鎖は不可能である。再植時に汚染した象牙細管が露出すると炎症性根吸収が生じるとされており、感染根管では象牙細管への細菌侵入が高頻度に生じているとされていることから、root-end sealingにより切除面をすべて被覆し、象牙細管まですべて封鎖したほうがよいと考えている（図5-6）。

　破折線が根尖孔を通っている場合には、破折間隙を形成して封鎖することで根管も封鎖されるため、根尖部を切除する必要はない。

図5-6　接着性レジンによる切除面の封鎖（root-end sealing）。

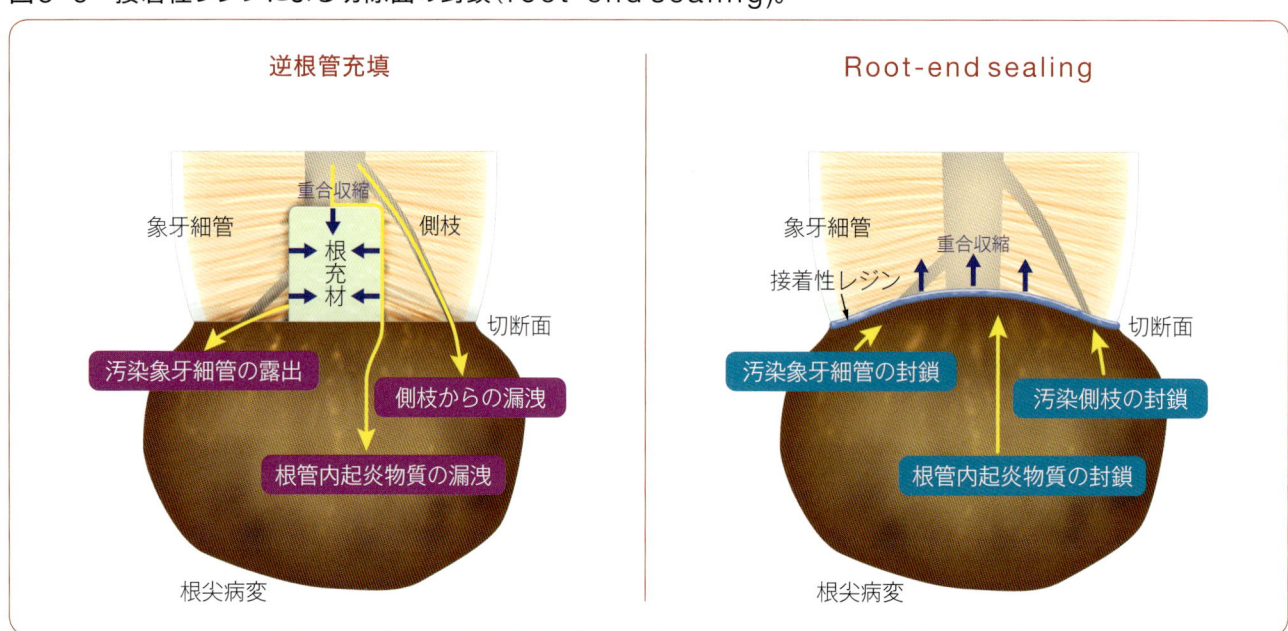

根尖切除面を接着性レジンで全面封鎖するroot-end sealingでは、主根管や側枝だけでなく、汚染している可能性がある象牙細管もすべて封鎖できる。

手順7　歯面処理と水洗・乾燥

　破折間隙と根尖切除面を表面処理材グリーンで5〜10秒処理する。表面処理材グリーンは歯根膜に触れても障害はほとんどないと考えてよいので、十分に塗付する。とくに破折間隙では気泡が入って処理が不十分にならないようにするため、スポンジではなく筆を用いて破折線を擦るように塗布するとよい。

　水洗には生理食塩水を用い、十分な量で洗浄する。歯の保存液（ティースキーパーネオ）を使用すると歯根膜へのダメージも少なく、接着にもよい（図⑫参照、P91）。

　コストは高くなっても歯根膜へのダメージと接着強さをわずかでも向上させたい場合には、ティースキーパーネオを使用したほうがよい。

　スーパーボンドは濡れている歯面には接着せず、歯根膜は数分の乾燥ではほとんど障害されないので、十分に乾燥させる。

手順8　破折間隙と根尖切除面の封鎖（root-end sealing）

　破折間隙と根尖切除面を接着して封鎖するために使用するスーパーボンドのポリマー粉末は、混和ラジオペークがよい。通常の粉液比で混和し、細い筆で破折間隙と根尖切除面に塗布する。

　破折間隙のスーパーボンドによる封鎖は、筆積法で行ってもよいが、粉液比を適切にコントロールすることは熟練者でも難しい。ポリマー粉末を多く筆に取りすぎて流れが悪いと、気泡が入って破折間隙に死腔ができる。モノマー液が多すぎると、破折間隙からモノマー液が溢れて歯根膜に付着し、炎症を誘発する危険性が高くなるうえに、モノマー液の揮発や重合収縮量の増加で、硬化後の破折間隙の陥凹が大きくなる。さらに、筆積法は硬化時間にもばらつきが出やすいので、十分硬化したように見えても、硬化が不十分な部分が残っていることがある。

　モノマー液とキャタリストを混和した活性化液を先に破折間隙に塗布すると、流れがよくなって筆積法でもうまく行えるが、活性化液が歯根膜に付着すると炎症や根吸収を誘発する危険性があるので、活性化液を塗布することは推奨できない。

　筆積法でも混和法でも使用するスーパーボンドの総量は同じなので、筆積法より確実な処置が行える混和法で行ったほうがよい。適切な粉液比で混和したスーパーボンドは流動性に優れているので、破折間隙の1か所に塗布すると破折間隙全体に流れていき、過不足なく封鎖することができる。しかし、硬化にともなう重合収縮でやや陥凹してしまうので、塗布後少し時間が経過してスーパーボンドの流動性が低下するのを待って、わずかに凸に盛り上げる。

　破折間隙と根尖切除面をスーパーボンドで封鎖したら、乾燥状態で硬化を待つ必要はなく、生理食塩水中で硬化させる。スーパーボンドは水分があっても重合し、象牙質との間に水が浸入して間隙が生じることはないため、歯根膜を不必要に乾燥させないためにも、生理食塩水中で硬化させる。

手順9　余剰レジンの除去

　硬化時間を過ぎたら、探針などでスーパーボンドが十分に硬くなっていることを確認する。余剰レジンを研削する際、切削粉が歯根膜に付着すると洗浄してもなかなか取り切れないため、生理食塩水を注水しながら行う。スーパーボンドはコンポジットではないので低速回転のスチールバーでも研削可能である。

　余剰レジンの除去は、通常のレジン充填とは異なりレジンの端から破折線に向かって削るのではなく、まず破折線の中心を狙って削り、破折線の両脇にスーパーボンドを分離させて残すようにする（**図5-7**）。

　余剰のスーパーボンドを端から削っていくと、歯根膜の上に載っているスーパーボンドを削るときに、歯根膜も同時に削り取ってしまう危険性が高い。中心部から研削すれば、歯根膜とスーパーボンドは接着しないので、破折線のすぐ近傍まで歯根膜が残存している場合には、破折線の両側の歯質が露出した時点でスーパーボンドが歯面から剥がれる。スーパーボンドが歯面から剥がれず接着している場合には、破折線側から外側に向かってさらに除去していく。歯根膜が残存している部分に達するとスーパーボンドが剥がれるため、歯根膜の機械的な損傷を最小限にできる。

　余剰レジンの除去が終了したら、マイクロスコープ下で確認し、微細な残存はハンドスケーラーを用いてルートプレーニングの要領で除去する。レジンの幅が広いほどポケット上皮が下方増殖しやすいので、破折間隙からはみ出したレジンはできるだけ取り除いておく（**第2部CHAPTER11 B「成功のための第2条件：接着材料の生体親和性」参照**）。

図5-7　余剰レジンの除去方法。

レジンの端から削るとレジン下に歯根膜がある場合は損傷が避けられない（上段↓部）。破折線中央部の両側にレジンを残存させると、歯根膜上のレジンは容易に剥離する（中段↑部）ので、破折線の中央を狙って研削する（下段）。

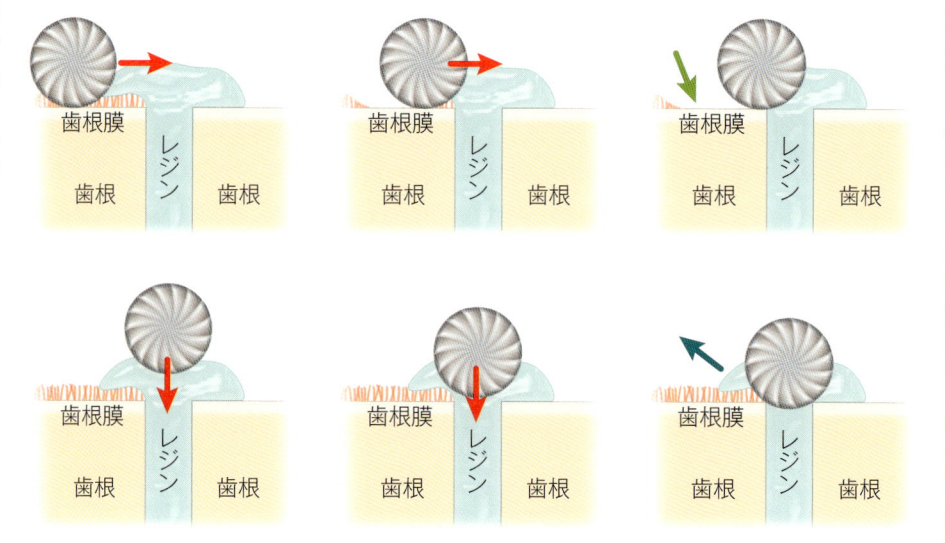

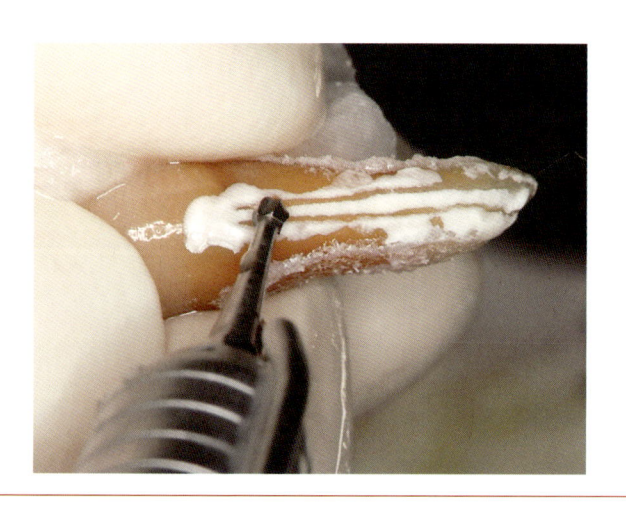

手順10 ルートプレーニング

根面に歯石様沈着物が見られたり、セメント質が変性したりしている場合には、余剰レジンの除去とともにルートプレーニングする。肉眼的に歯根膜が失われているように見えても根面には線維が残存して細菌が付着していないことも多いため、マイクロスコープ下で確認しながら行ったほうがよい。

歯根膜の範囲を見分けるためには、骨の残存状態や術前のプロービングも参考にする。骨吸収がない部位の根面には歯根膜も存在しているので、抜歯窩を掻爬する際に骨欠損部位を把握しておく。さらに、骨がなくても歯根膜は存在することがあるので、術前のプロービングを慎重に行って、アタッチメントレベルを把握しておくことが大切である（第1部CHAPTER 3「治療法針の決定」参照）。歯根膜がある根面をルートプレーニングすることは、人工的にポケットを形成したり骨性癒着や置換性根吸収の危険性を増加させる。

手順11 再植および暫間固定

抜歯窩への再植を行う場合、歯肉縁上歯質が存在しない場合には、やや挺出した位置で固定する。元の向きでなく捻転して再植することもある（第1部CHAPTER 7「再植を成功させるための重要事項」参照）。隣接歯がある場合は、エナメル質を表面処理材レッド（65％リン酸）または高粘度レッド（20％リン酸）で30秒処理して水洗、乾燥、またはティースプライマーで20秒処理して乾燥し、スーパーボンドを隣接面に塗布して暫間固定する。水洗や乾燥を行うときに、再植した歯を吸引したり、エアブローで血液を飛散させたりしないように注意しなければならない。再植前に隣接歯を歯面処理してスーパーボンドを一層塗布しておくと、歯面処理が不要になるので暫間固定は容易かつ短時間になる。

スーパーボンドが再植歯のマージンに流れても治癒には影響しない。血液中にスーパーボンドが浸透していくことはなく、再植した歯根と血液との界面にスーパーボンドが浸入することもない。したがって、再植した歯根全体を被覆するようにスーパーボンドを塗布しても、治癒を障害することはない（図5-8）。

再植歯と隣接歯の間に距離があり、多量のスーパーボンドを歯間部に塗布しなければならない場合は、筆積法でなく混和法で、ポリマー粉末をやや多めにして流動性を下げて、大きめの筆で一気に流すとよい。隣接歯が欠損している場合は、再植歯をワイヤーでもっとも近くの残存歯に接着して固定したり、歯肉にクロスマットレス縫合したりする。歯肉への縫合のみで固定する場合は付着歯肉が必要で、歯槽粘膜に縫合しても粘膜ごと動揺して固定効果は低い。

歯根膜と歯肉結合組織が再付着するには1～2週が必要である。この間に固定が壊れると、歯が動揺して歯根膜と歯肉の再付着が疎外され、内部の歯根膜と歯槽骨との再結合も障害を受けて、支持機能を著しく低下させたり深いポケットが形成されたりする。したがって暫間固定は強固に行い、対合歯と咬合接触しないようにクリアランスを十分に確保しておくことが大切である。さらに、噛まないように患者に十分な注意を与えておく。

口腔内接着法を行ってTekを仮着していた症例では、再植後にTekを仮着してTekを隣接歯に固定してもよい。この場合、咬合接触しないように調整しておく。連結TekやブリッジTekでは、再植歯の仮着は弱く、他の支台は強固に仮着しておくと、万一Tekが脱離しても再植歯が脱臼しなくて済むこともあり、固定期間終了後にTekを外す場合にも再植歯を脱臼させる心配がない。

図5-8　スーパーボンドによる暫間固定。

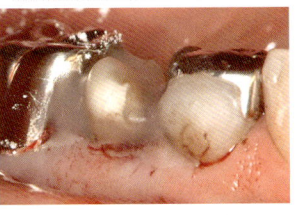

再植直後　　　1週後

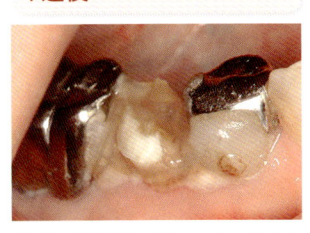

スーパーボンドが歯間部を埋めて歯肉辺縁部まで覆っても、歯肉と歯根の間に血液があればスーパーボンドが抜歯窩内に浸入することはない。1週後、歯肉に炎症は生じていない。

手順12 暫間固定の除去と再評価

　再植後、1週間程度で歯肉の治癒状態と固定の損傷状態をチェックし、プラークを取り除く。歯肉の治癒状態がよければブラッシングを開始する。スーパーボンドの暫間固定がブラッシングの障害となっている場合には、タービンや倍速コントラで形態修正を行う。再植後2週間は歯肉辺縁部の炎症が歯肉と歯根膜の再付着に影響するため、歯肉と歯根膜の治癒を機械的に損傷しないようにスケーラーなどでプラークを注意深く取り除くことが良好な治癒につながる。

　破折線周囲に歯根膜が存在すれば、2週程度で歯根膜と歯肉が再付着し、骨欠損も4週程度で大きな改善が認められる[10]（**図5-9、10**）。したがって、骨欠損がなく歯根と抜歯窩の適合性がよい症例では2週程度で暫間固定を除去する。骨欠損が大きい症例や挺出させて固定した場合は、歯根と抜歯窩の適合性が低下しているので2か月程度固定を行う。固定を除去したら動揺度を確認し、打診痛を調べ、軽圧でプロービングして歯肉と歯根との付着を確認する。連結冠形態のTekを仮着して固定している場合には、Tek除去時に脱臼させないように注意し、患者が痛みを訴えたらTekを壊して除去する。

　固定を除去しても打診痛がなく、動揺度が1度以下ならTekを作製する。動揺が大きく、脱臼の危険がある場合は再度固定し直す。歯根膜の喪失が大きい場合や歯根が短い症例など、固定しても動揺の改善が期待できない場合は、Tekを仮着して隣接歯に暫間固定を行い、永久固定の必要性と範囲を検討する。固定期間が長くなると骨性癒着を生じやすいという考えもあるが、成人では固定期間が長くなったために置換性歯根吸収が生じたと思われる症例は経験がない。

　咬合に違和感を訴える場合には咬合接触を弱くしたり隣接歯に固定を行って、経過を見ながら徐々に通常の咬合を与える。一般の歯周炎では、動揺度は固定の必要性に大きな判断材料となるが、垂直破折では動揺度だけでなく歯根膜の残存量も加味して判断することが大切である。近遠心は骨があり、頬舌側に裂開状の骨欠損が根尖まであるような症例では、エックス線写真で骨レベルは正常に見え、動揺も示さないことがあるが、頬側あるいは舌側からの側方力にはきわめて弱く、突然脱臼することがある（**CAPTER7「再植を成功させるための重要事項」参照**）。

　エックス線写真は歯根と抜歯窩との適合性を確認するため、再植直後か1週間後に撮影し、適合性が悪い場合には2か月程度でもう一度撮影して、骨の修復状態を確認する。

図5-9　口腔内接着後に再治療し4週後の歯周組織。

イヌの歯を垂直破折して口腔内接着法を行い、4週後にプロービングデプスが4mm以上の歯を抜歯、破折線を形成して接着封鎖、再植を行うと(悪化再植群)、炎症はほとんど見られず、再治療しない場合に(悪化未処置群)比べて骨欠損は大きく改善し、口腔内接着法が成功した場合(良好未処置群)と同程度の骨欠損に改善した。

悪化再植群　　　悪化未処置群　　　良好未処置群

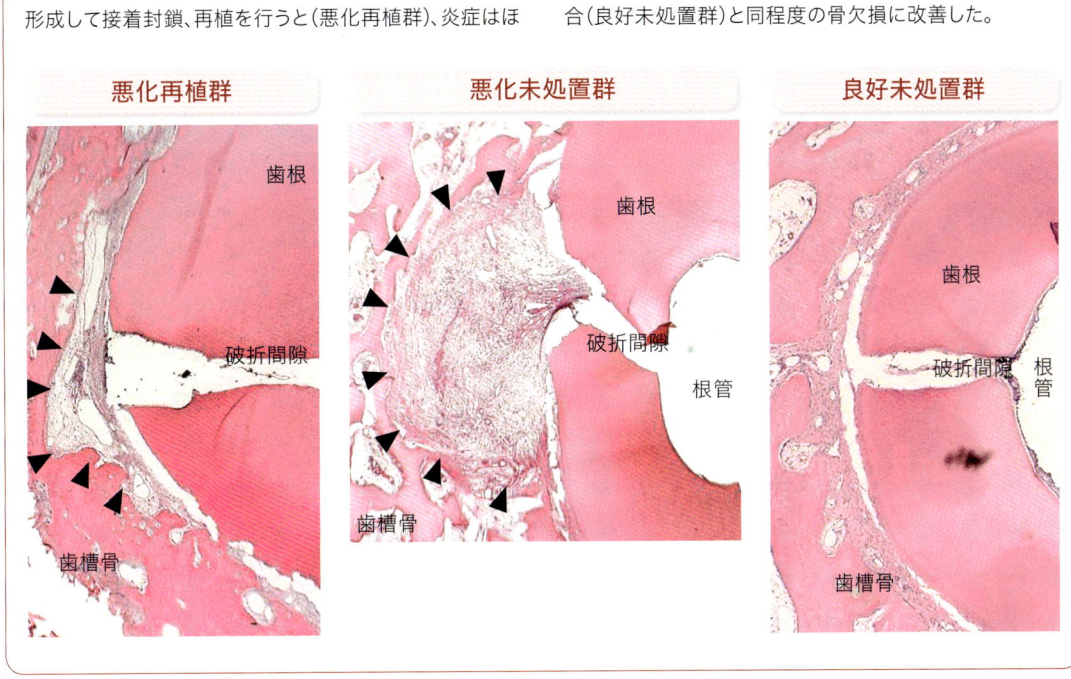

図5-10　口腔内接着後に再治療した場合のプロービングデプスと歯槽骨吸収量。

口腔内接着後に悪化した歯を再治療する(悪化再植群)とプロービングデプスと骨吸収が大きく改善した。

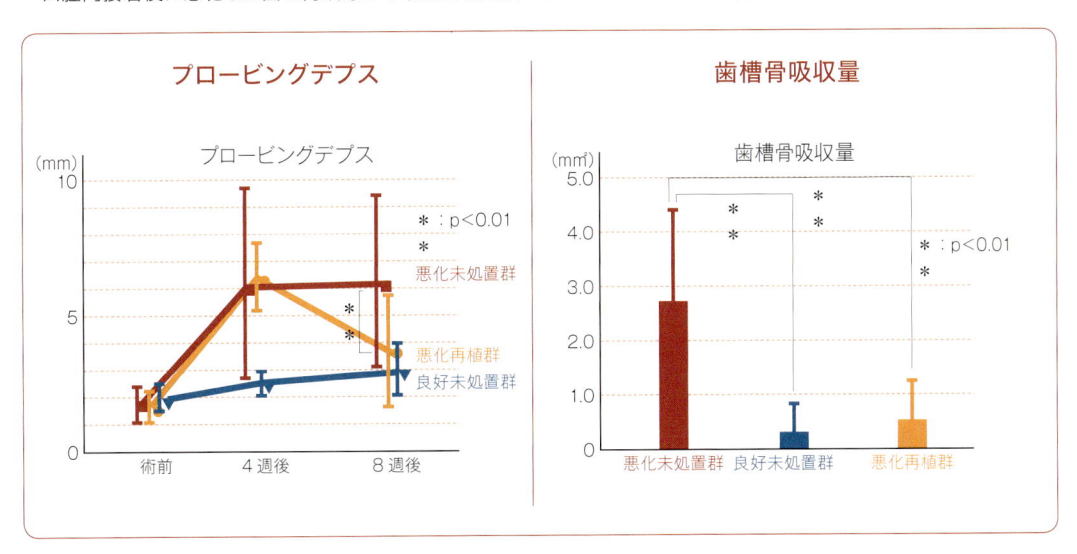

B フラップ手術

手順1 破折間隙の封鎖とポストの接着

再植する場合と同様、口腔内接着法でポストを根管壁に確実に接着する。

手順2 Bone sounding

フラップ手術で破折線を切削し接着して封鎖するためには、手術野が確保されることが必要である。幅の狭い垂直性骨欠損が生じて骨縁下に破折線が及んでいる場合には、フラップを開いても破折線が確認できず、止血も難しいため接着が不完全になりやすい。

術前に骨欠損形態を詳細に確認するためには、CTを撮影するか浸潤麻酔後に針を骨面にあたるまで数か所刺して、bone soundingを行う。破折線に沿って裂開状の骨欠損が生じていて、フラップを開くことで術野が確保できると判断したらフラップ手術を行うが、幅の狭い垂直性骨欠損が生じている場合は再植法で行ったほうが確実である。

手順3 歯肉弁の切開、剥離、肉芽組織の掻爬

歯周炎における通常のオープンフラップ手術と同様、切開は歯肉溝から骨頂部に向かって加え、歯肉弁を剥離して骨を数ミリメートル露出させる。

頬側に裂開状の骨欠損が生じている場合、歯肉弁を薄くしすぎると術後に歯肉退縮しやすくなるため注意する。歯肉弁を剥離したら、骨欠損部の肉芽組織内面（根面側）を注意深く観察しながら除去し、外縁上皮から連続する上皮組織、すなわちポケット上皮が存在するかを判断する。上皮が存在したらその部位に面する根面はルートプレーニングが必要となる。肉芽組織が残存すると止血が難しくなるのでていねいに除去する。

手順4　歯根の確認

再植法で再治療する場合と同様、破折間隙の幅や汚染状態、歯質の欠損状態、歯根膜の残存状態を観察する。

手順5　破折線の形成

スーパーボンドで封鎖されていない破折間隙を超音波エンドファイルで形成する（図5-11）。超音波スケーラーの注水スイッチはOFFにして、乾燥状態で切削を行ったほうが切削効率は高い。歯周炎でのフラップ手術と異なり、露出している根面にも歯根膜が残存している可能性があるため、洗浄には生理食塩水を用いたほうがよい。破折線の切削はルーペやマイクロスコープ下で行うと精度が高く、とくに破折間隙が離開しておらず、破折線が汚染していない場合には、肉眼では見落とすことがあるので注意深く診査する。

垂直性骨欠損内に破折線が及んでいて、十分に形成できない場合は骨を整形する。大量に骨を整形しないと処置できない症例は、骨を失うことのデメリットが大きくなるので再植法に切り替える。

図5-11　フラップ手術で再治療した症例。

75歳女性。③遠心頬側に7mmのプロービングデプスが認められた。エックス線写真で骨欠損は見えないが、補綴物を除去すると破折線が確認できた。口腔内接着後もプロービングデプスが改善せず、ポケットに挿入したガッタパーチャのエックス線写真から頬側には裂開状骨欠損があると考えられた。フラップを開くと破折線（↑）が確認でき、破折線を超音波エンドファイルで形成、スーパーボンド（クリア）でシールした。他の歯が抜歯になったため根面キャップとしたが、プロービングデプスは3mmに改善、エックス線写真で骨欠損はない。

初診時

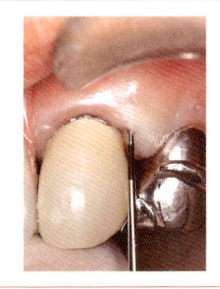

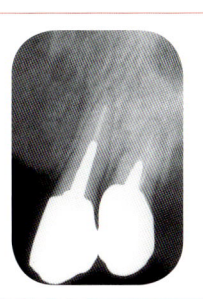

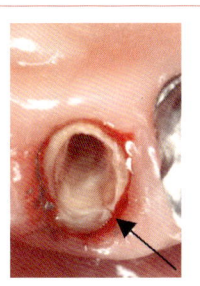

口腔内接着後

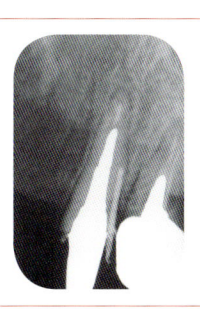

1か月後

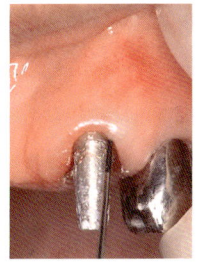

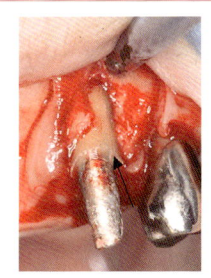

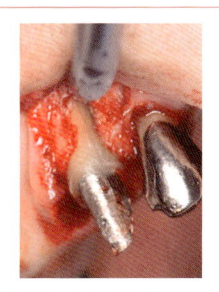

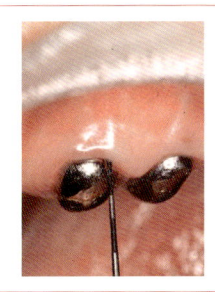

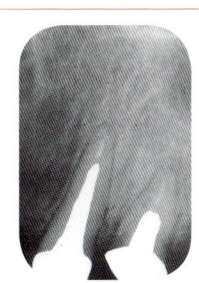

1年後

手順6　歯面処理と水洗・乾燥

　歯面処理を行う前に、止血状態を確認する。水洗、エアドライ後、30秒程度は被着面に血液が浸潤しないことが必要である。止血が不十分な場合にはエピネフリン含有の局所麻酔薬を出血部位に注射すると、ほとんどの症例では止血可能である。テルプラグやサージセルなどの止血材で出血部位を圧迫することは、水洗、吸引、乾燥などの過程で止血材が脱落するので、あまり有効ではない。十分な止血が困難な場合には、再植法に切り替える。

　破折間隙を表面処理材グリーンで5〜10秒処理する。歯根膜や歯肉弁、骨面に触れても障害はほとんどないので、破折間隙を確実に処理することを優先し、水洗、乾燥は十分に行う。

手順7　破折間隙の接着

　再治療法を再植で行うのと同様に、スーパーボンドを破折間隙に流して接着、封鎖する。破折間隙が歯面処理後に血液で汚染された場合には、歯面処理からもう一度やり直す（**第2部CHAPTER12A「表面処理材の重要ポイント」参照**）。スーパーボンドは歯周組織に付着しても障害はほとんどないので、周囲の歯根膜や骨面、歯肉弁に付着しないように注意するより、短時間で破折間隙にスーパーボンドを流入させることを優先する。そのためには混和ラジオペークやオペークアイボリーを混和法で用いたほうが良い。レジンが硬化するまで止血状態を維持しておく必要はなく、歯肉弁で被覆して硬化を待つ（**第2部CHAPTER11B「成功のための第2条件：接着材料の生体親和性」参照**）。

手順8　余剰レジンの除去

　硬化時間を過ぎたら、スーパーボンドに触れて十分に硬くなっていることを確認し、生理食塩水で血餅を洗い流し、再植法で行うのと同様に余剰レジンを研削して除去する。基本的な除去方法は再植で行う場合と同様である。

手順9　ルートプレーニング

　根面に歯石様沈着物が見られたりセメント質の変性が確認できた場合はルートプレーニングを行う。術前のプロービングでポケットプローブが入らなかった根面には歯根膜が存在すると考えられるので、ルートプレーニングは行わない。

手順10 歯肉弁の縫合

通常のフラップ手術の縫合と同様に縫合を行う。再植法と異なり、Tekはそのまま装着できるので、審美性や咬合の確保に重要な役割を果たしている歯では、フラップ手術で再治療できると利点は多い。

手順11 再評価

1週程度で抜糸し、歯肉と歯根膜との付着を損傷しないように、歯肉縁上プラークをスケーラーなどで取り除く。歯肉の治癒状態がよければブラッシングを開始する。

破折線のすぐ近くまで歯根膜が存在していた症例、すなわち術前のプロービングデプスが浅い場合や、炎症のためにポケットプローブが歯根膜を穿通していただけであれば、破折間隙を清掃して封鎖することで炎症は消失し、歯根膜と歯肉結合組織が再付着して、プロービングデプスは2週程度でほぼ正常となる。歯根膜が根面から喪失していた場合は、歯周炎における治癒と同様で、1か月程度経過してからポケットを確認、歯冠修復、メインテナンスへ移行する。頬側に幅の広い裂開状骨欠損がある場合は歯肉退縮が生じることがあるので、補綴物のマージンが歯肉縁上に露出するのを避けたい場合には、歯肉辺縁の位置が安定するまで3か月程度待ってから歯冠修復したほうが安全である。

術後にポケットから排膿が見られたりフィステルが生じたりしたら、破折間隙の清掃と封鎖に失敗したと考えられるので、再植法で治療し直すか抜歯を選択する。

ここでこの器具を活かせ！
生理食塩水と歯の保存液

- 再植では抜歯した歯根の洗浄に生理食塩水を用いる。水道水は浸透圧と残留塩素の問題で歯根膜の細胞が死滅してしまう。

- 生理食塩水より歯の保存液ティースキーパーネオ（ネオ製薬工業）（図⑪）を使用したほうが、歯根膜細胞へのダメージが少なく、スーパーボンドの接着にもよい。

- 歯面処理後の洗浄に生理食塩水を用いると、水道水や蒸留水で洗浄した場合より、スーパーボンドと象牙質の引張り接着強さが10％程度低下するが（図⑫）、ティースキーパーネオではやや向上する。

- 引張り接着強さの10％程度の低下であれば、臨床的に十分な接着は確保できていると考えられるので、生理食塩水で洗浄することが多いが、わずかでも歯根膜へのダメージを減少させ、接着強さを向上させたい場合には、保存液を使用したほうがよい。

図⑪　ティースキーパーネオ。

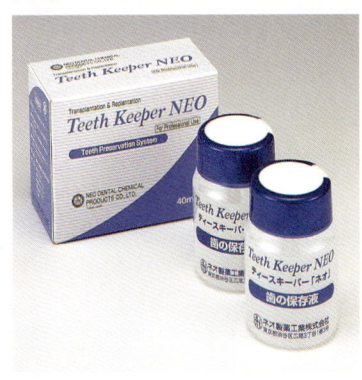

図⑫　生理食塩水と保存液（ティースキーパーネオ）の象牙質に対する接着への影響。

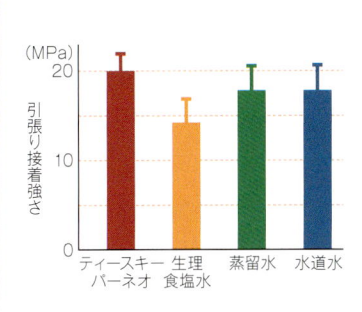

CHAPTER 6

口腔外接着再植法

抜歯して接着後に再植する方法

手順1 抜歯

　通常の方法で浸潤麻酔を行い、仮封を除去、根管貼薬剤を十分に洗浄してから抜歯する。抜歯時には、歯根を破折させないことが最優先であり、ポストが入っていない歯根を鉗子でつかむと粉砕してしまうので、エレベーターで完全に脱臼させる。骨欠損が大きいと抜歯は容易であるが、骨欠損がなかったり歯根が湾曲したりしている場合には慎重に行う。

手順2 歯根の確認

　「再治療」(第1部CHAPTER5A「再植法」参照)で述べたのと同様、抜歯したら歯根の損傷状態と歯根膜の残存状態、破折間隙の汚染状態を観察する。とくに歯根が抜歯時に破折して修復不能になっていないか、歯根が2片でなく3片や4片に割れて、小さい破折片が失われていないか、破折片を合わせて適合状態を確認する。破折片の一部が失われて空隙が広い場合には治療を断念する。

手順3 抜歯窩の観察と掻爬

　口腔内接着後の再治療法(第1部CHAPTER5A「再植法」参照)と同様である。

手順4　根管と破折面の切削と清掃

　軟化象牙質や根管充填材の除去は抜歯前に行っておくべきであるが、出血や肉芽組織が侵入していて十分に行えないこともあるので、根管壁や破折面は十分に確認する。汚染歯質や根管充填材はダイヤモンドポイントやスチールバーを使用して、削片が歯根膜に付着しないように生理食塩水の注水下で削除する（**図6-1**）。破折が根尖孔を通らずに未処置の根管が根尖部に残っている場合には、根尖部根管も十分に切削しておく。

　切削時に歯根を飛ばさないためにはしっかり把持できる鉗子を用いる。通常の止血鉗子は変形して使用できなくなるので、鉗子型咬合紙バサミを使用するとよい。歯根膜を損傷しないように、鉗子での把持は歯頸部のみとし、汚染面の切削は歯根を飛ばさないようフェザータッチで行う。生理食塩水を注水しながら切削するため、水受け用のバットが必要になる（**図⑭参照、P97**）。

図6-1　口腔外接着再植法の症例。

　38歳男性。4⎤の頬側と舌側に破折線が見られ、歯根全周に垂直性骨欠損が生じていた。破折面の汚染を除去し、被着面の歯面処理、水洗、乾燥後、スーパーボンドの混和泥を被着面に塗布する。破折片を接着したらスーパーボンドが硬化する前に、ポスト形成のガイドとなるガッタパーチャポイント（矢印）を挿入しておく。根尖部の歯根表面には歯石様沈着物（青矢印）が認められ、未封鎖の根管があるため根尖部を切除してroot-end sealing（赤矢印）を行った。歯根表面を傷つけないように注意しながら肉芽組織を切除して再植を行った。12年後、プロービングデプスは3mmで骨欠損も生じることはなく経過は良好である。

初診時

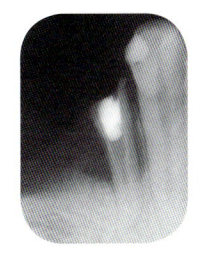

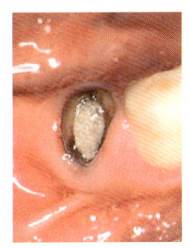

再植時

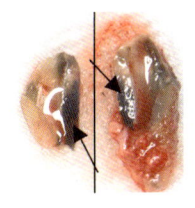

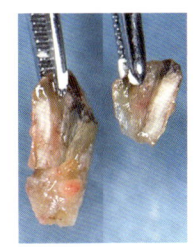

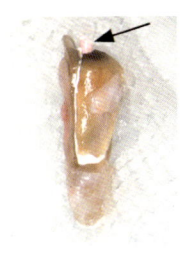

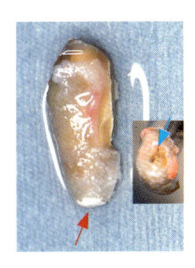

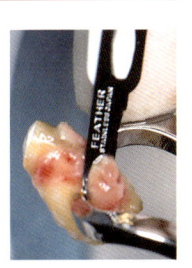

12年後

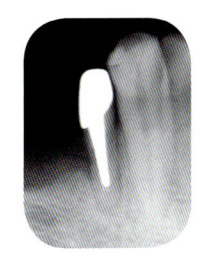

手順5　ポストガイドの準備

　根管と破折面の清掃が終了したら、もう一度適合状態を確認する。とくに破折面の汚染が著しく、切削量が多くなると適合性が低下するので、適合状態を十分に確認しておく。

　つぎにポストに挿入するガッタパーチャポイントを試適する。これは、ポスト内がスーパーボンドで満たされると、術後にポストを形成することができなくなるので、ポスト形成時にガイドとするものである。ガッタパーチャポイント先端の位置が術後のポスト先端になるので、根尖部まで入るもっとも太いサイズを選択する。根管の断面がほぼ円形であれば、ファイバーポストを挿入してもスーパーボンドの厚みが極端に厚くならないので、ガッタパーチャポイントでなくファイバーポストを用いてもよい。根管のテーパーが強い場合にはスリーブを併用し、根管が扁平な場合には複数のファイバーを用いる。ファイバーポストを用いると再植後にポスト形成の必要がなくなるが、スーパーボンドの使用可能時間内にスリーブを併用しファイバーポストを多数挿入するには、熟練が必要である。

手順6　破折片の接着

　表面処理材グリーンを、破折面と根管壁に塗布する。歯根膜に触れてもほとんど傷害はないので、十分に塗布する。5〜10秒で水洗するが、水道水は使用してはならず、生理食塩水または歯の保存液を用いる（第1部CHAPTER5A「再植法」参照）。水洗後はエアドライを十分に行う。

　冷却したダッペンディッシュ内でスーパーボンドのモノマー液、キャタリスト、ポリマー粉末を混和し、根管壁と破折面に塗布する。スーパーボンドの流動性が高すぎると周囲に流れてしまい、破折間隙の広い部位では死腔が生じるので、オペークアイボリー粉末1カップ、モノマー4滴、キャタリスト1滴の粉液比で混和する。スーパーボンドが歯根膜に付着しても傷害はないので、死腔ができないように破折歯根の両方に十分な量を塗布する。破折歯根を適合させて位置を確認し、生理食塩水を浸漬したガーゼに挟んで軽く圧接する。

　レジンが硬化する前に、準備しておいたガッタパーチャポイントまたはファイバーポストを、破折片を分離させないように注意しながら挿入する。スーパーボンドの流動性が低下したら生理食塩水中に浸漬して硬化を待つ。

ここでこの器具を活かせ！

把持鉗子

- 破折歯根を抜去して接着する場合には、まず根管と破折面の汚染歯質を除去しなくてはならない。

- 汚染歯質の除去はダイヤモンドポイントやスチールバーなどで行うが、切削時に歯根を飛ばさないようにしっかり把持することが重要である。そのためには鉗子で破折歯根の歯冠側端をしっかりつかむ。

- 通常の止血鉗子で厚みのある歯をつかむと、変形して先端が閉じなくなり止血鉗子として使用できなくなるので、筆者はヒンジから先端までの長さがある鉗子型の咬合紙バサミ（YDM）を使用している。先端部の幅が広く細い歯根には使いにくいので、カーボランダムポイントなどで少し削って幅を狭くして用いている。

図⑬　破折歯根を把持する鉗子。

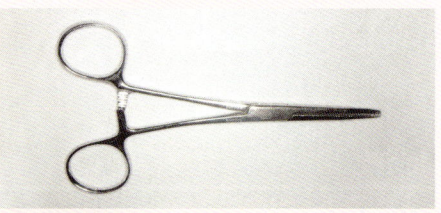

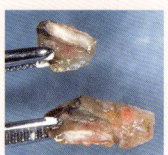

手順7 | 抜歯窩の掻爬と余剰レジンの除去

抜歯窩の掻爬と余剰レジンの除去は口腔内接着後の再治療法と同様である。

手順8 | 根尖切除と切除面の封鎖（root-end sealing）

　破折間隙の余剰レジンを除去したら、根尖部を切除して切除面にスーパーボンドを塗布する（第1部CHAPTER5A「再植法」参照）。根尖切除面に過不足なくスーパーボンドを塗布できれば、硬化を待たずに流動性が少し低下した時点で再植してよい。根尖切除面への塗布が過剰な場合には、硬化後に余剰レジンを除去してから再植する。

手順9 | ルートプレーニング、再植、暫間固定

「口腔内接着後の再治療法」と同様である。

ここでこの器具を活かせ！

バット

- 根管や破折面の切削は、生理食塩水を注水しながら行うため、水受け用のバットが必要となる。

- 処置中に破折歯根を落としても、バット内に落ちればそのまま処置を継続できるので、バットは滅菌可能な材質でオートクレーブに入る最大の大きさがよい。

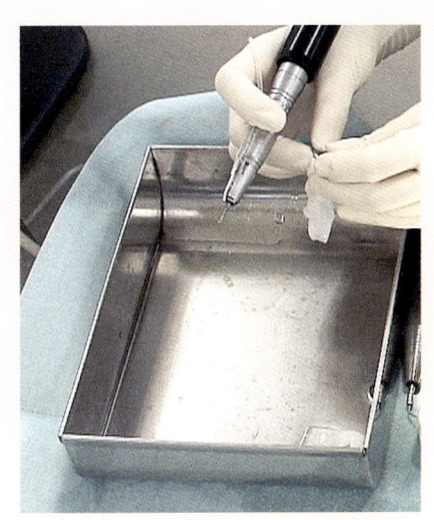

図⑭　水受け用バット。
　滅菌可能でオートクレーブに入る最大の大きさがよい。

手順10 暫間固定の除去と再評価

　暫間固定の除去と再評価は「口腔内接着後の再治療法」と同じである。歯根膜が存在する症例では再植後2週程度で歯根膜と歯肉が再付着する。破折間隙を封鎖したスーパーボンドに接する歯根膜には炎症は生じない[6]（**図6-2**）。術前よりプロービングデプスが深くなったり骨欠損が拡大したりすることはない（**図6-3**）。

　骨と歯根の適合が良い場合は2週、歯根膜の喪失範囲が広い症例や再植時に挺出した場合は、2か月程度暫間固定しておく。暫間固定を除去し、動揺が1度程度にまで改善していて、打診痛がなければポストを形成する。

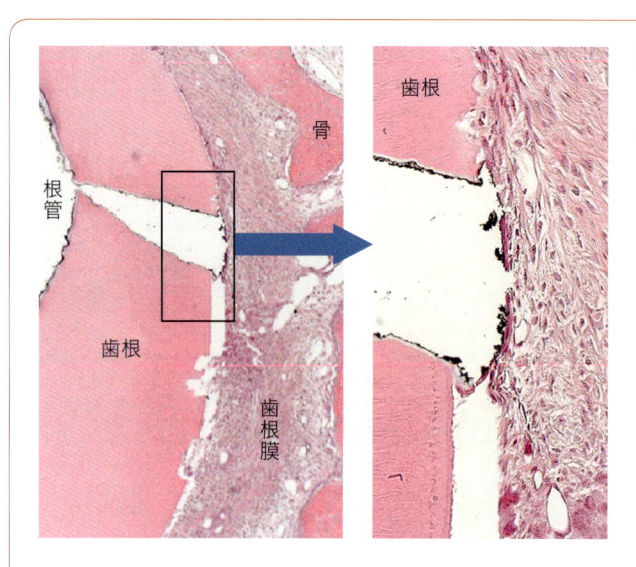

図6-2　口腔外接着再植の歯周組織。
　イヌの歯根を垂直破折し、口腔外接着再植法を行った。2週後、スーパーボンドが接している歯根膜に炎症はない。

図6-3　口腔外接着再植後の歯周組織計測結果。
　垂直破折して治療しなかった対照群では、プロービングデプスが深化しポケット上皮が根尖側移動を生じて歯槽骨吸収が拡大した。それに対して口腔外接着再植法を行うと、歯周組織破壊は生じなかった。

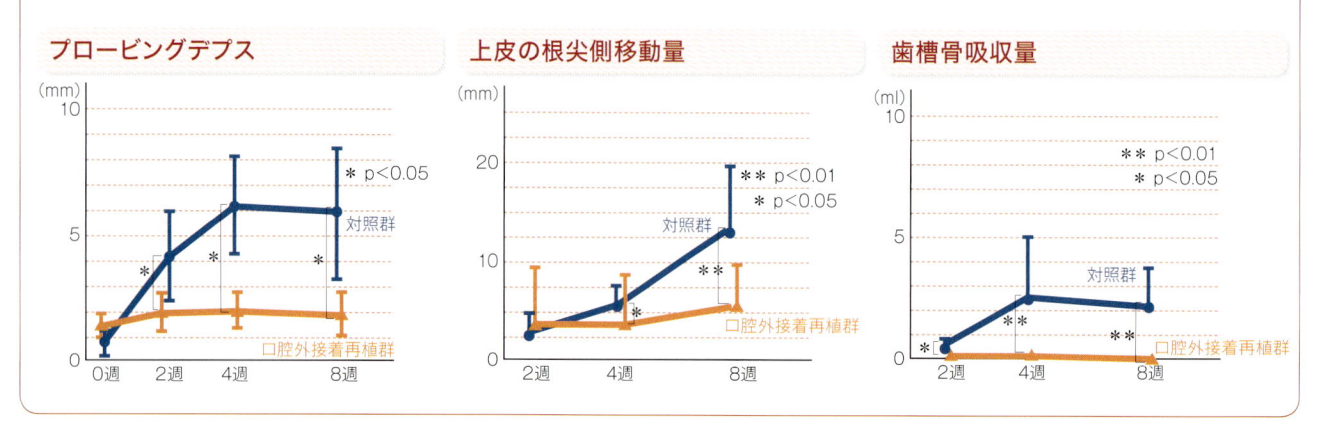

手順11　ポストの形成と接着

　ポストの形成は、まず再植時に挿入したガッタパーチャポイントを根尖部まで穿通させないように注意しながら、ピーソーリーマーやゲイツグリッデンドリルなどですべて除去する。

　ガッタパーチャポイントが除去できたら、つぎに根管壁が露出するまでスーパーボンドを除去してポスト径を拡大する。根管側壁に穿孔しないようにルーペやマイクロスコープで確認しながら行うと安全である。破折歯根を接着した時のスーパーボンドは、重合収縮で根管壁との接着が壊れている可能性があるため、いったんすべて取り除いてポストを接着し直したほうが確実である。とくにスーパーボンドの厚みが大きいところほど、根管壁とスーパーボンドとの接着が不完全になっている危険性が高い。

　ポストを接着する際には、すでに破折線が封鎖されているためレジンの生体親和性を考慮する必要はない。すなわち、ポスト形成時に穿孔などを生じていなければ、根管壁との接着力のみでレジンを選択してよく、通常の支台築造と同様に直接法で行える症例も多い。垂直歯根破折歯の支台築造は直接法と間接法、金属とファイバーのいずれがよいかについて明確な指針はないのが現状であるが（**第1部 CHAPTER4A「［手順5］ポストの作製」参照**）、ポストが長いので根尖部までプライミングやボンディング、光照射などが確実に行えるシステムを選択することが大切である。長いポストを直接法で接着させるには、光ファイバーで根尖部まで確実に光照射できるi-TFCシステム（サンメディカル）が有効と思われる。ポストを接着したらTekを作製し、口腔内接着後の再治療と同様に、打診痛やポケット、動揺度などを確認して補綴する。

CHAPTER 7

再植を成功させるための重要事項

第1部　垂直歯根破折歯の接着治療の実際

A　捻転再植

1　方法

　口腔内接着後の再植法による再治療や口腔外接着再植法で、再植する場合に元の向きではなく、90〜180°捻転して再植する方法である（**図7-1**）。

図7-1　捻転再植法。

歯周組織破壊が限局的で深い場合、歯根膜の存在する根面を歯周組織欠損側に向けて再植する。歯根膜と歯肉結合組織が再付着するのでポケットが生じにくいが、歯根膜のない根面と歯槽骨が近接すると骨性癒着や結合組織による被包化が生じる。

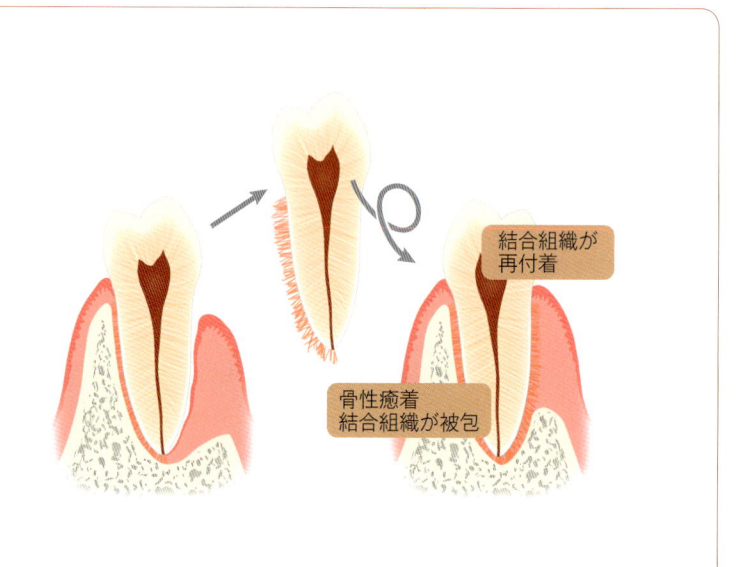

結合組織が再付着

骨性癒着
結合組織が被包

2　利点

　骨や歯根膜の喪失が限局的に深い場合、たとえば近心面は破折線に沿って歯根膜や歯槽骨が根尖近くまで失われ、他の3面にはほぼ正常な歯周組織が残存している症例では、元の向きに再植すると同じ部位に深いポケットができたり歯肉退縮が生じたりしやすい。しかし、捻転して再植すると、骨欠損部では歯肉結合組織と歯根膜が付着して上皮の下方増殖を防ぎ、ポケット形成や歯肉退縮が抑制される。さらに歯根膜が存在することによって歯槽骨が再生しやすくなる[20]（**図7-2**）。

　さらに、歯根は抜歯窩との適合が悪くなるため元の深さまで入らず、挺出した位置で固定されることになり、歯肉縁上歯質の露出量が多くなって、歯冠修復後の破折抵抗性の向上にも有効である。

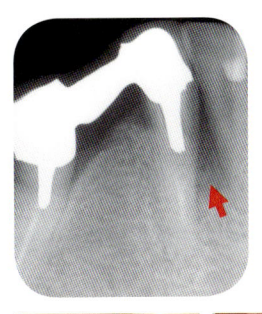

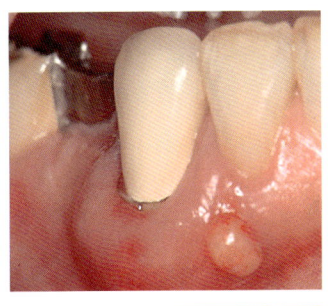

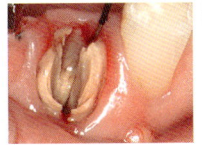

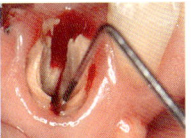

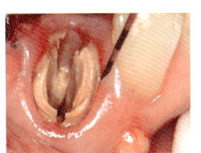

図7-2 捻転再植で骨が再生した症例。

51歳女性。頬舌側に破折線があり、すでに離開している。プロービングデプスは近心中央部のみ浅く、抜歯した歯根を見ると近心面にわずかな歯根膜の残存（矢印）が認められた。孤立したわずかな歯根膜の残存では付着を回復するには不十分で、近心面には深いポケットと骨欠損が残存すると予想され、180°捻転して再植した。歯根膜のある近心面は骨が再生したが、歯根膜のない遠心面はわずかに垂直性骨欠損が生じている。

初診時

再植時

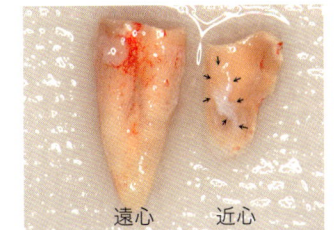

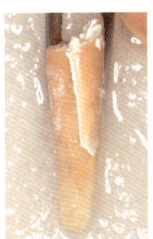

再植4か月後

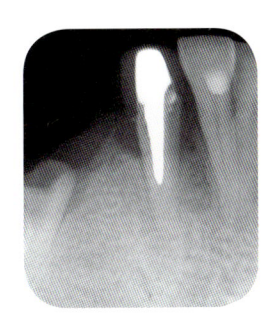

再植1年5か月後

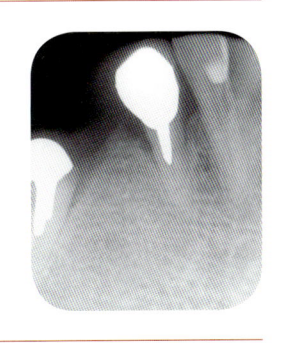

3 欠点

歯槽骨と歯根膜との付着量が減少して、支持力が大きく失われる場合がある。

捻転して再植し、歯根膜が喪失している根面が歯槽骨に近接すると、骨性癒着や線維が根面に平行に走行して被包する。一般には骨性癒着が生じると考えられているが、イヌによる実験では骨性癒着より結合組織の被包化のほうが多かった[10]（図7-3）。したがって、頬側面の歯根膜と歯槽骨が失われている症例で180°捻転して再植した場合、骨が再生しなければ、術前に近遠心舌側面にあった歯根膜と歯槽骨の付着は、術後に近遠心面のみとなる（図7-4）。舌側は骨があるが歯根膜はないので、骨性癒着しなければ歯根と骨とは機能的に結合しないことになり、頬側は歯根膜と歯肉結合組織は結合していても骨がなければ咬合力の支持には役立たない（図7-5）。極端な場合、歯根の1/2の範囲で歯根膜が喪失している症例を180°捻転して再植すると、歯根と歯槽骨の機能的結合は完全に喪失することになる。

また、捻転すると抜歯窩と歯根との適合が著しく悪くなる場合には、骨に埋入される歯根の長さが短くなりすぎて支持力が低下する。さらに、抜歯窩と歯根との間隙が広くなると、上皮が骨縁下に増殖して歯周ポケット形成の危険性が高まる。

第1部　垂直歯根破折歯の接着治療の実際

図7-3　捻転再植後の治癒形態。

イヌの歯根を垂直破折し、頰側面の骨と歯根膜を削除して抜歯、口腔外で接着して180°捻転して再植した。4週後、頰側面は歯根膜と歯肉が再付着しているが、舌側の歯根膜が喪失している根面は骨性癒着より歯根に平行な線維で被包化している部分のほうが多かった。

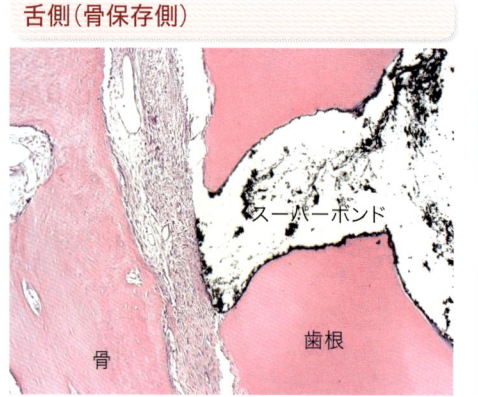

舌側（骨保存側）

歯根に平行な線維。

頰側（骨欠損側）

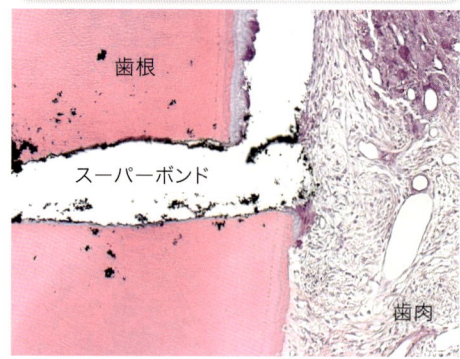

ほぼ正常な歯根膜。

図7-4　捻転再植後の歯周組織。

頰側面の歯根膜と歯槽骨が失われている場合、180°捻転再植して舌側面が骨性癒着せず頰側面に骨が再生しなければ、咬合力を支持できるのは近遠心面のみとなり術前より支持力が減少する。

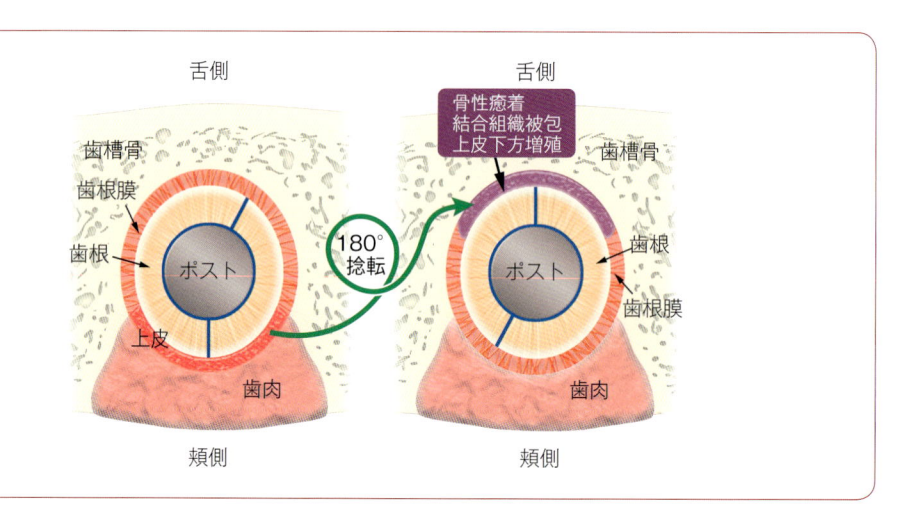

図7-5　捻転再植後に脱臼した症例。

65歳女性。3̲の根尖部にアブセスを形成して来院した。骨欠損は見られないがプロービングデプスは10mmであった。口腔内接着後に再植法で破折間隙と根尖部をシールして再植した。唇側は歯根膜が喪失し一部歯質が欠損してスーパーボンドの露出面積が大きかったため、歯肉退縮を避けるため180°捻転して再植した。骨欠損は見られずプロービングデプスは頰舌側とも浅く経過は良好であったが、2年後硬いものを噛んで動揺したと来院（写真は咬合調整後）。炎症はないが口蓋側のプロービングデプスは深く、動揺は2度、エックス線写真で歯根膜腔は著しく拡大しており亜脱臼と診断した。

初診時

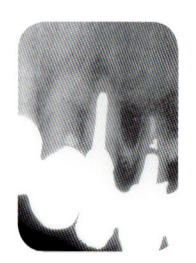

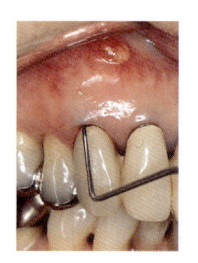

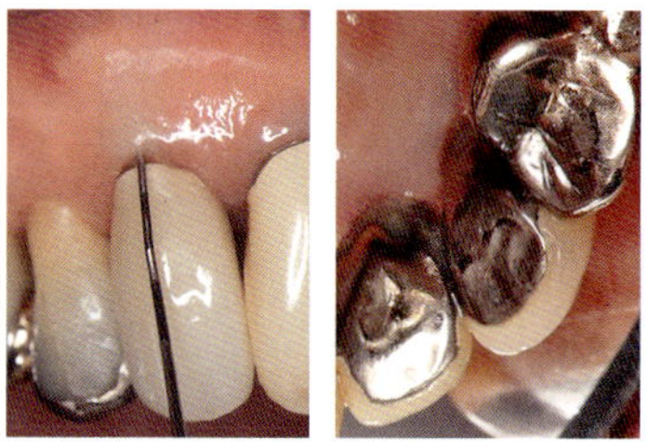

2か月後

再植1年後

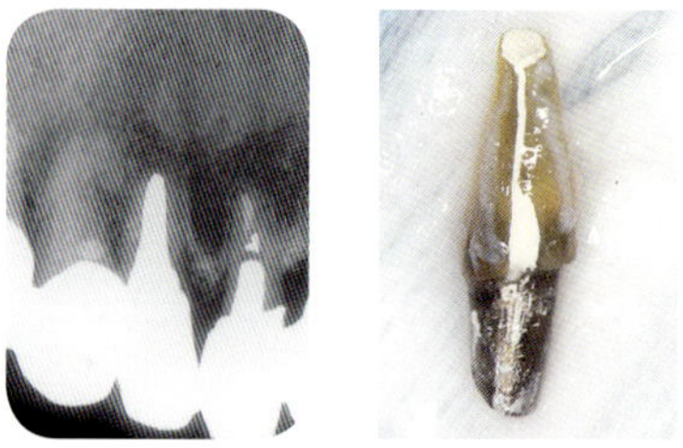

再植2年後

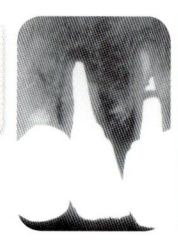

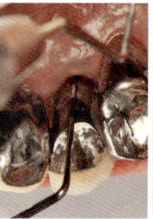

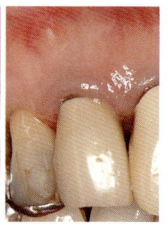

B 歯周組織再生療法

1 GTR法（組織再生誘導法）

　歯根膜が広範囲に喪失している場合には、再生療法の併用が考えられる。GTR法は歯周組織再生療法の代表的な方法の1つであるが、再植と同時にGTR法を行うことは難しい。固定されていない歯にGTR膜を縫合糸で縛るのはきわめて困難であり、暫間固定を行ってからGTR膜を縛るのは、固定のレジンやワイヤが障害となる。また、GTR法を併用すると通常の再植より感染の危険性が高くなり、GTR膜に細菌感染が生じると、歯根膜と歯槽骨の間に感染が拡大して歯根膜と歯槽骨の結合が得られず歯周組織を大きくロスする危険性がある。

　再植が必要な症例にGTR法を行うのであれば、再植後に一定の治癒が得られてから行ったほうが安全である。また口腔内接着法にGTR法を併用してもよいが、大きな骨欠損や深いポケットに対して、十分な量の再生は得られないことが多い[21]（図7-6）。

図7-6　口腔内接着法にGTRを併用した症例。
　43歳男性。近心に垂直性骨欠損が見られ破折線に沿ってプロービングデプスは6mmあった。口腔内接着後もプロービングデプスは8mmあり、フラップ手術で破折線を切削、封鎖し直し、GTRを行った。術後プロービングデプスは4mm程度になったが、骨欠損は改善が不十分である。

初診時

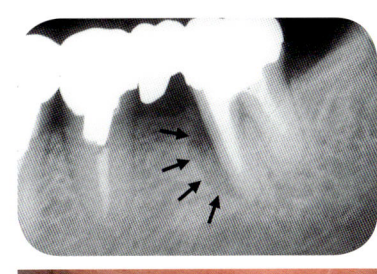

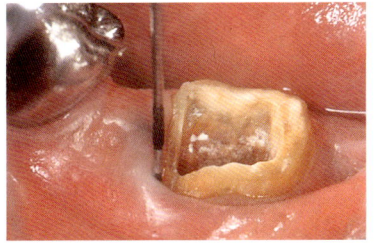

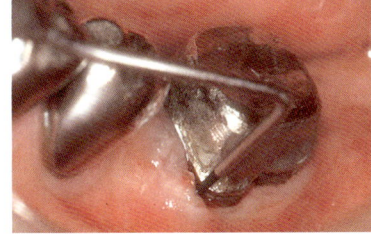

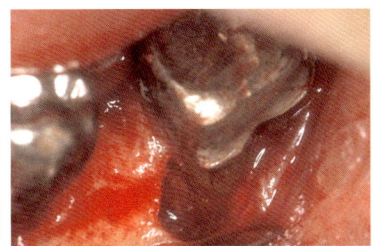

1年後

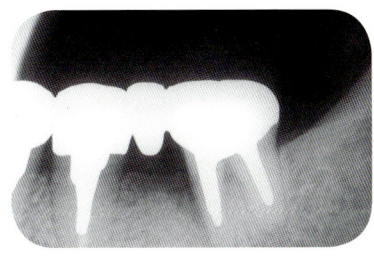

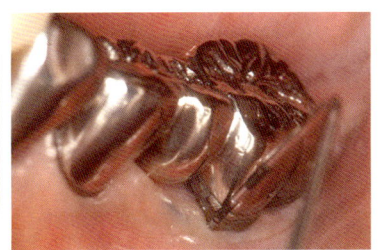

2 エナメルマトリックスデリバティブ（エムドゲイン）

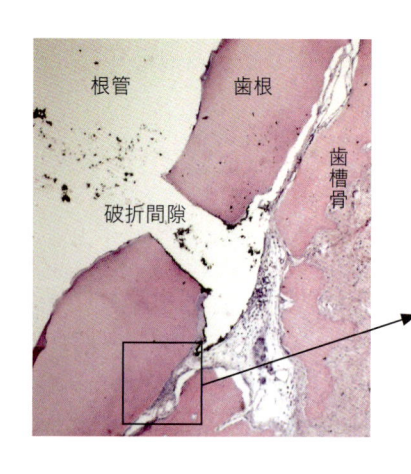

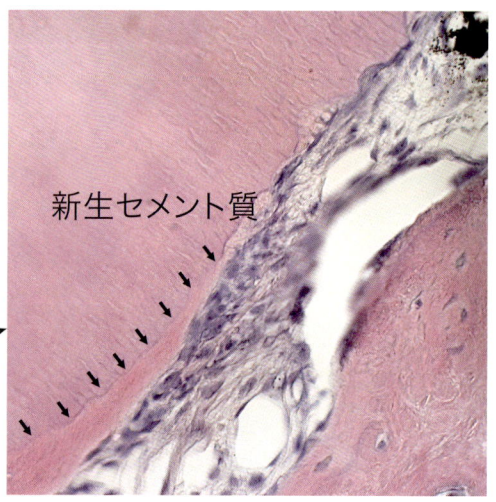

　エムドゲインは根面に塗布するのみであり、術式は簡単で短時間で行える。エムドゲインを塗布して再植することは、治癒を促進する可能性があり、歯根膜の喪失が疑われる症例には、すべてエムドゲインを塗布して再植を行うのも1つの方法である（図7-7）。しかし、動物実験の結果ではエムドゲインを塗布しない場合に比べると効果は大きかったが（図7-8、9）、セメント質の実質的な再生量は1mm以下であり、十分に満足できるレベルではなかった[22]。臨床的にも再生が実感できない症例は多く（図7-10）、過剰な期待はしないほうがよいと考えられる。

図7-7　エムドゲインを併用して再生した症例。

　74歳男性。└5口蓋側に7mmとプロービングデプス、根尖から近心面に大きな骨欠損が認められた。再植時、近心面の歯根膜（↑部）は肉眼的にはわずかであり、破折歯根を接着後、エムドゲインを塗布して再植した。骨は再生しプロービングデプスは2mmとなった。

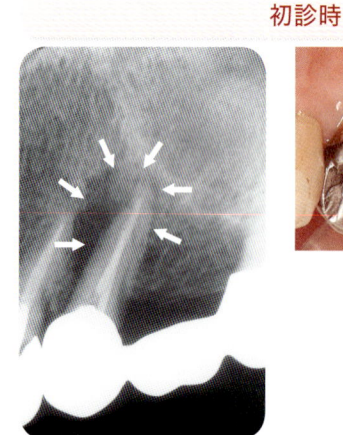

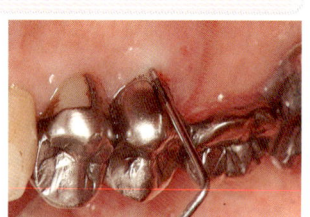

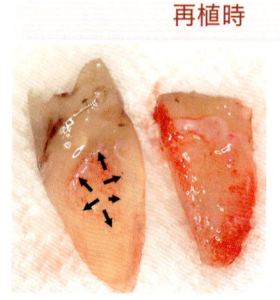

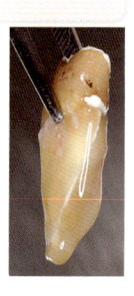

初診時　　再植時　　3年後

図7-8　接着再植時にエムドゲインを併用した場合の病理組織学的評価（8週後）。

　イヌの歯を垂直破折させ、抜歯して破折歯根を接着、歯槽骨と歯根膜を除去して、エムドゲインを塗布して再植した。8週後セメント質を除去した根面にセメント質の新生が認められた。

根管　歯根　歯槽骨　破折間隙　新生セメント質

図7-9 エムドゲインによるセメント質再生率。

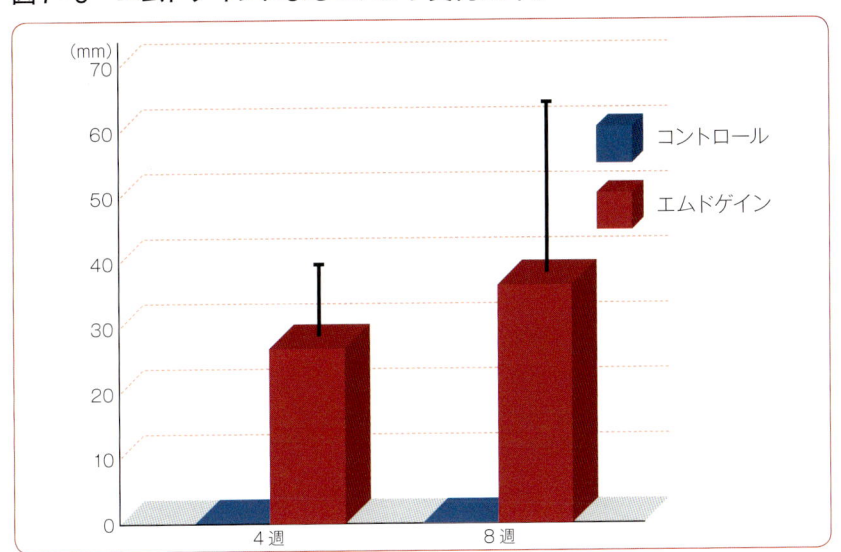

エムドゲインを塗布しないコントロールはセメント質再生率0%、エムドゲインを塗布するとセメント質が約40%再生した。

図7-10 エムドゲインを併用して再生が得られなかった症例。

57歳男性。5が頰舌的に破折しており、プロービングデプスは6mm、遠心に垂直性骨欠損が認められた。ポスト接着後に抜歯、歯根膜の喪失面積は大きく、エムドゲインを塗布して再植を行ったが、8か月後、骨形態に著変なく、プロービングデプスも改善は不十分であった。5年後、骨欠損の幅は狭くなったものの深さはやや悪化しており、歯根膜は再生されていないと考えられる。

初診時

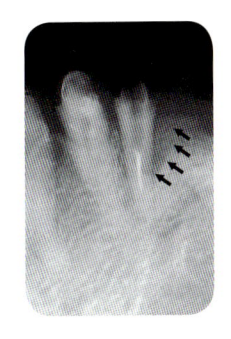

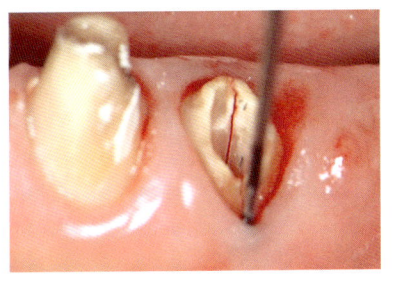

再植時

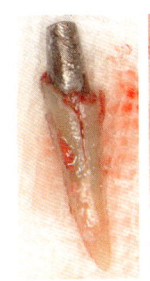

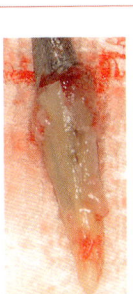

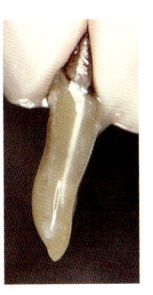

再植8か月後

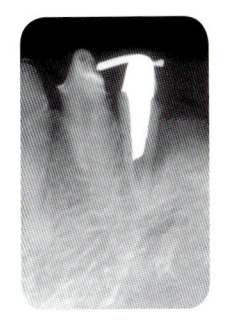

5年後

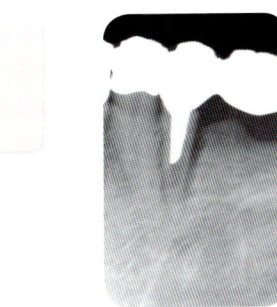

CHAPTER
8
垂直歯根破折歯の歯冠修復

1 歯冠修復法の使い分け

垂直歯根破折した歯の歯冠修復は、再破折への対策が重要である。再破折しないためには、全部鋳造冠など外側性の歯冠補綴を行って帯環効果を得るだけではなく、ポストを根管壁に接着して一体化し、歯根が離開することを根管内部からも防止することで、破折強度を高めることが大切と考えている（第1部CHAPTER4A「[手順5] ポストの作製」参照）。

健全歯が破折した場合など、歯質の残存量が多い場合には多量の歯質を切削して外側性歯冠修復を行うことを躊躇するが、とくに大きな咬合力が慢性的に負荷される場合には、外側性に被覆したほうが安全である。一方、根尖部からの限局的な破折が歯頸部まで及んでいない場合、外側性の歯冠修復の効果は低く、根尖部から髄腔まで内側性に接着するだけでよいと思われる（図3-24参照）。

2 フェルールの確保

外側性歯冠修復で帯環効果を得る場合には、歯頸部の歯質（フェルール）が必要である（図8-1）。歯肉縁上歯質が少なくとも1mm以上ないと帯環効果は得られないとされており、とくに舌側にあることが重要とされている。

残根状態の症例で外科処置を行う機会があれば、積極的にフェルールを確保すべきである。再植を行う症例では少し挺出した位置で固定したり、フラップ手術を行う症例では歯冠長延長術（Crown lengthening）を併用して歯頸部の歯槽骨を整形し、歯肉辺縁の位置を根尖側に移動し、歯肉縁上に歯質を露出させる。

外科処置が難しい症例では、形成時にフィニッシュラインを歯肉縁下深めに設定することで、補綴物で被覆する歯質を確保する。ただし、歯頸部付近の根管壁が菲薄になっている場合は、フィニッシュラインを根尖側に設定してもフェルールの高さや厚みは増加しない（図8-1の②）。また、歯質の厚みが支台築造後にエックス線写真で把握できるのは近遠心のみであり、頬舌側部では不可能となることから、初診時に感染象牙質を除去した時点で、フェルールが確保でき、再破折への抵抗が得られそうかを判断しておかなければならない。

補綴物を支台歯に接着することにより破折強度が大きくなるので、確実な接着が大切である。

図8-1 歯頸部歯質の厚みとフェルールの確保。

歯頸部歯質に厚みがあればフィニッシングラインを根尖側（❶）に設定するとフェルールの高さが確保できる。しかし歯質が、菲薄な場合は根尖側に設定しても（❷）フェルールの高さは増加しない。

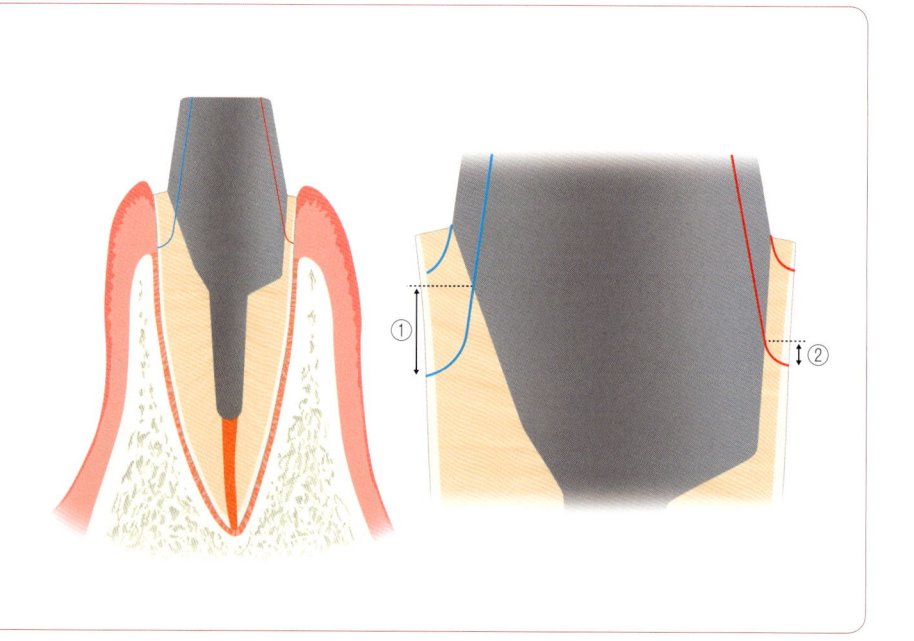

3 咬合負担能力の評価

①歯周組織の負担能力

患歯周囲や対合歯の状態などから、患歯に加わる咬合力を推測し、患者の咬合負担能力に応じて、単冠、連結冠、根面キャップなど、修復方法を決定するのは通常と同じである（図8-2）。咬合負担能力は、一般に骨レベルや歯根の長さによって評価するが、破折線が頬舌側にあって歯槽骨が裂開状に喪失している場合、エックス線写真では骨欠損状態が読み取れないため、骨レベルは咬合支持力の指標としては不確かとなる。再植時の歯根膜や歯槽骨の残存状態、プロービングによる付着レベルを参考にすることが大切である。

歯根膜の喪失が大きい場合には、咬合力が加わると歯根膜腔が拡大して動揺が増加することがあるため、このような可能性がある場合には、Tekで一度咬合を負荷して動揺の変化を見る。このことは歯周病で広く行われているのと同様であるが、歯根破折ではTekの仮着期間は不必要に長くならないように注意する。Tekの仮着では歯頸部を外側から締める帯冠効果は期待できず、とくに歯頸部から破折したことが疑われる症例では再破折のリスクを高めることになりかねない。よって、咬合痛や違和感がなく動揺が大きくならなければ歯冠修復を早期に進めたほうが利点は多いと思われる。補綴物を仮着して経過を見ることも、仮着材は強度が低いため帯冠効果が十分に得られない可能性があり、安易に長期間仮着することは避けるべきと考えている。

図8-2 隣接歯の喪失により修復方法を変更した症例。

67歳女性。5を口腔内接着1か月後に再植法で再治療した。歯根が短く4との連結冠を予定していたが、4がポストごと脱離、近心面に垂直破折と大きな穿孔を併発していたため抜歯した。それにともない5は根面キャップに変更した。

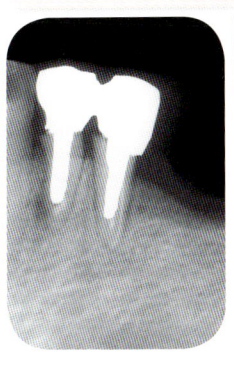

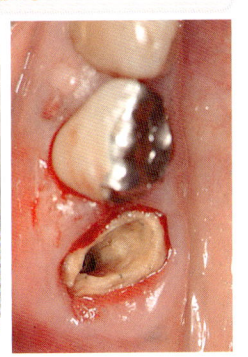

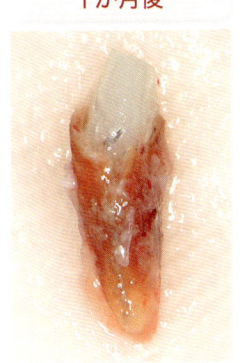

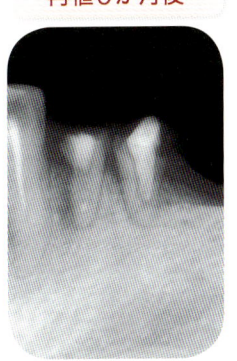

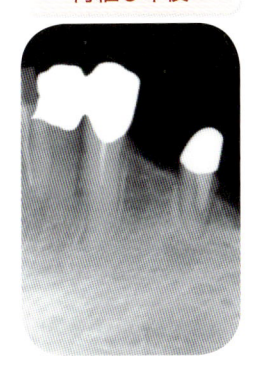

初診時　　　1か月後　　　再植5か月後　　　再植3年後

②咬合力の方向とポストの装着強さ

垂直歯根破折歯の咬合負担能力は、咬合力の方向と接着強さも考慮する必要がある。とくに帯冠効果が期待できない残根状態に側方力が加わる場合には、再破折への抵抗力は根管壁とポストとの接着に大きく依存することになる（**図8-3**）。歯根膜は圧縮に対して大きな弾性を示すが牽引には伸展しにくいため、舌側から唇側への側方力は、舌側面の歯根膜が歯根を牽引することで咬合力に対抗する。この時、ポストには根管壁から唇側方向に引き剥がす力が働くことになり、ポストと根管壁との接着力は再破折への抵抗にきわめて大きな役割を果たすことになる。

傾斜した歯では、垂直方向に加わった咬合力も側方力として働くため、まっすぐ根尖方向に咬合力が加わった場合に比べて、再破折への抵抗性は低下すると思われる（**図8-4**）。

咬合力に対してポストの接着力が不十分と予想される場合も、隣接歯との連結固定を行って1歯に加わる力を分散することは、再破折対策としても効果があると考えている。しかし、今のところ再破折症例数が少ないため、その有効性を示すデータはない。

図8-3 側方力による再破折。

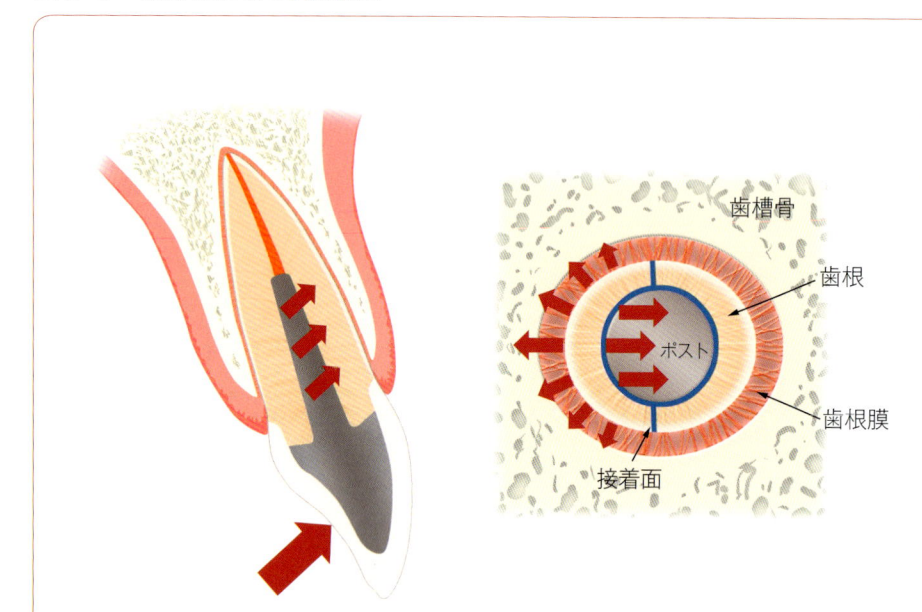

フェルールのない歯に舌側から側方力が加わると、舌側歯根膜が歯根を舌側方向に引っ張り、ポストを根管の舌側壁から引きはがす力が発生する。ポストと根管壁の接着が破断すると再破綻の危険性が一気に高まる。

図8-4 近心傾斜歯に過重な負荷を与えたため再破折した症例。

初診時

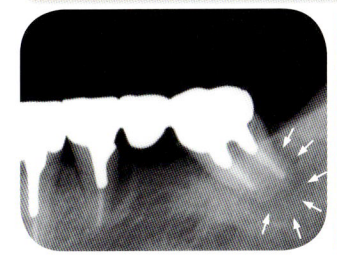

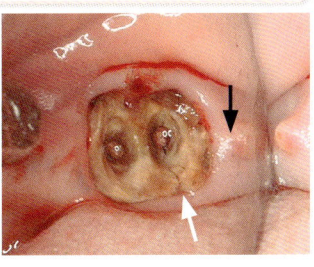

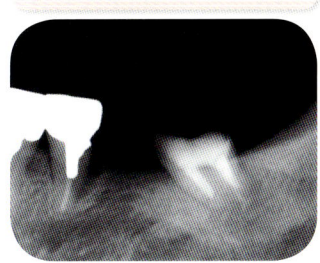

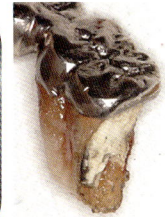

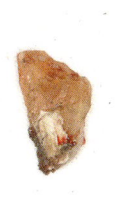

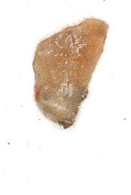

3か月後

7か月後

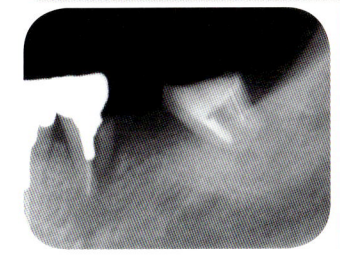

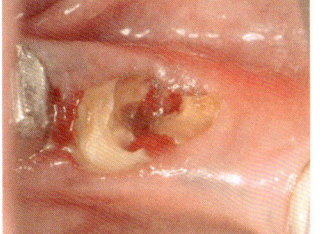

3年後

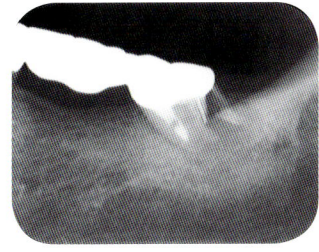

図8-4 59歳女性。7遠心にアブセス(黒↓)を形成して来院。補綴物を除去すると遠心根舌側に歯根破折(白↑)が確認できた。破折間隙を形成して貼薬し、3か月後には病変の改善が見られ、7か月後にはほぼ消失したことから、遠心根にiTFCファイバーとスーパーボンドで口腔内接着法を行った。近心根にもファイバーポストを接着して築造したところ、5が歯根破折した。破折片は大きく分離していたことから口腔外接着再植法の適応となるが、遠心側の破折片が小さく接着が難しいこと、長期間骨吸収があったことから歯根膜の喪失も大きいと考え、保存を断念して抜歯した。④567Brの予定が④5 6⑦となり、咬合負荷が過重になる可能性が高かったがBrを作製した。3年後、7が再破折した。接着力に対して咬合力が過剰であったと考えられる。

③歯根膜の喪失状態や歯根形態と再破折リスク

破折線周囲の歯根膜が限局的に喪失している場合、再破折の危険性が高まる可能性がある(図8-5)。歯根全周に歯根膜が存在する場合に比べ、根尖方向への咬合力は破折線に直交する方向に歯根を引っ張ることになる。しかも歯根膜量が減少した分、同じ咬合力に対して残存歯根膜には大きな牽引力が負荷される。

歯周組織量が少なく動揺がある場合には隣接歯との固定を検討するのはもちろんのことであるが、再植時に歯根膜の喪失が大きいことを確認できた症例は、動揺が少なくても連結固定を行っておいたほうが安全と思われる。

一方、歯根全周に歯根膜が残存する場合でも、歯根断面形態が円形であればポストと根管壁の間には全方向に力が分散されるが、扁平な歯根で長径方向に破折している場合には、再破折させる方向に大きく力が働くことになる(図8-6)。歯根の断面形態も術後の再破折リスクとして考慮しておいたほうがよいと思われる。

第1部　垂直歯根破折歯の接着治療の実際

図8-5　歯根膜の喪失と再破折。

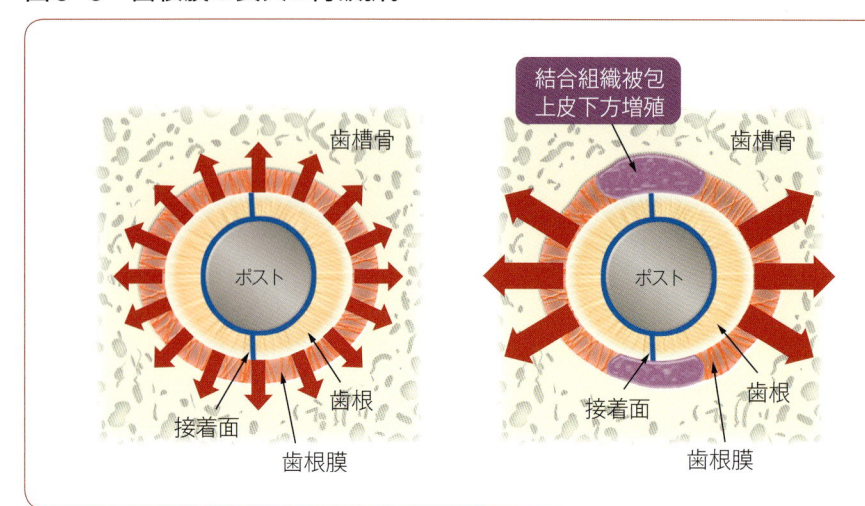

歯根は根尖方向の咬合力により歯根膜に引っ張られるため、全周に歯根膜が存在する場合（左）に比べて、破折線周囲の歯根膜が喪失している場合は、再破折させる方向に大きく働くことになる（右）。

図8-6　歯根形態と再破折。

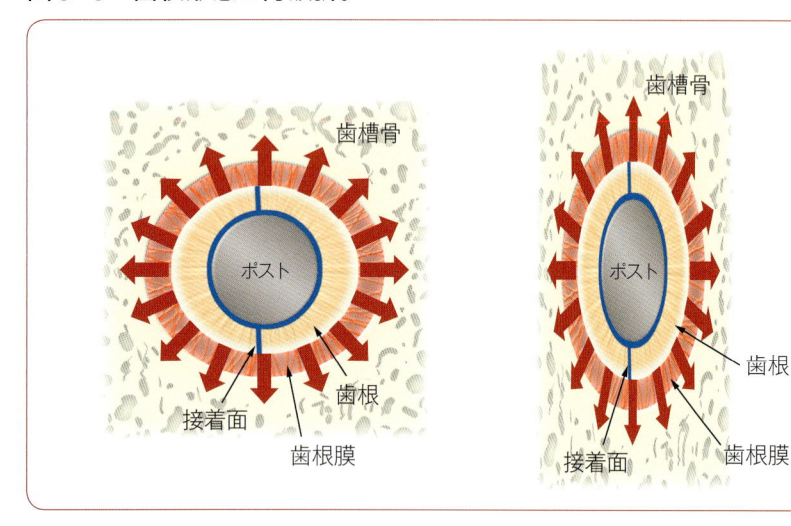

全周に歯根膜が存在しても、歯根断面形態が円形な場合（左）に比べて、扁平な形態で長径方向に破折が生じた場合のほう（右）が、再破折させる方向に力が働きやすくなる。

4 残存ポケットのメインテナンスを考慮した歯冠形態

　垂直歯根破折では、破折線に沿って幅が狭く深いポケットが残存することがある。このようなポケットは、毛先の細いブラシでバス法を行ってもポケット内のプラークをすべて除去するのは不可能で、歯科医師や歯科衛生士が定期的にポケット内に増殖したプラークを除去することが、ポケット内の炎症を抑制するための基本となる。そのためには、プラークを除去するための器具、すなわちスケーラーが十分にポケット底部まで到達することが重要となる。これには歯冠形態が大きく関与する場合がある。

　歯冠部の豊隆が大きかったり歯冠の角度が歯根の角度と異なったりすると、スケーラーが歯冠部に当たってポケット底部への挿入を障害することがある。最後方大臼歯遠心で、歯根が開いている場合には、豊隆をなくして歯冠の近遠心幅をできるだけ少なくすると、遠心面の狭いポケットでもスケーラーやポケットプローブが挿入しやすくなって、メインテナンスが容易になる（図8-7）。この場合、遠心歯質の切削量が増加するので、フェルールの高さや厚みが減少して再破折の危険性が高くなることがあるので注意が必要である。

　隣接歯を同時に歯冠修復をする場合には、ポケットの存在する歯の近遠心幅を狭くして、隣接歯の豊隆を大きくして、接触点の位置を近遠心的に変位させ、ポケットへの器具の挿入方向をできるだけ確保する（図8-8）。接触点の位置もできるだけ歯冠側に設定したほうが、ポケットへの器具の挿入は容易となる。

　前歯部が唇側に強く傾斜している場合に、補綴的に歯冠の方向を変えることがあるが、このような場合も舌側基底結節部の豊隆がポケットへのスケーラーの挿入を障害することになる。この場合には舌側部の豊隆をできるだけ小さくしておく（図8-9）。

図8-7　最後方臼歯の歯根の角度と遠心面の豊隆。

とくに最後方臼歯で歯根が開いている場合には、豊隆を極端に小さくするとポケット内に器具が入りやすくなる

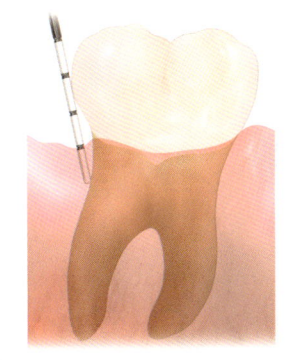

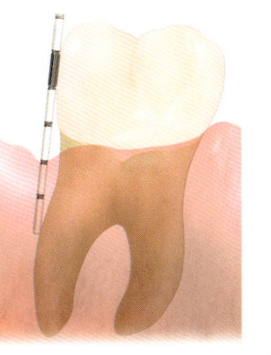

図8-8　接触点の位置と豊隆。

隣接面にポケットが残存し、通常の形態ではスケーラーが入りにくい場合（左）、接触点を近遠心的に変位させて歯頸部の豊隆をなくすと改善できる場合がある（右）。

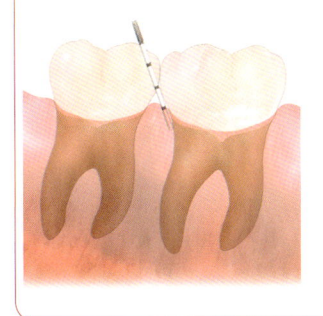

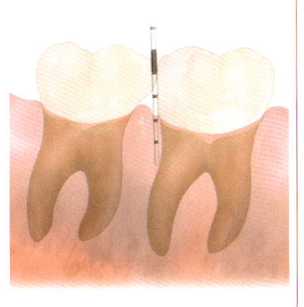

図8-9　補綴的歯冠軸修正と歯肉縁下への器具挿入。

歯冠軸を補綴的に変更する場合は舌側の豊隆を小さくすることでポケット内への器具の到達性を向上させる。

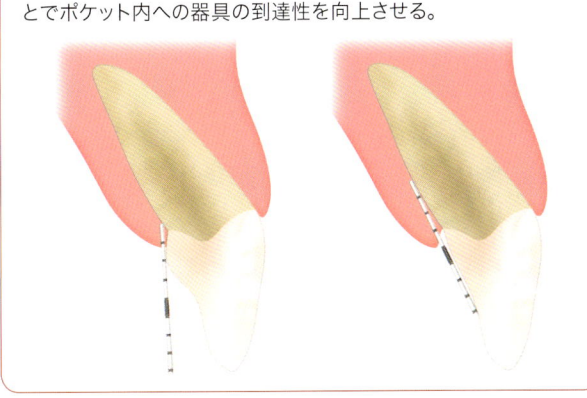

CHAPTER 9

メインテナンス

A 咬合管理とポケットのメインテナンス

1 咬合の診査と調整

　歯根膜の喪失が大きい場合、単冠で修復すると歯の位置が移動しやすいため、メインテナンス時にフレミタス（機能時の動揺）の有無を確認し、必要に応じて調整を行う。これは歯周炎の場合と同様である。さらに、垂直歯根破折では、過度の咬合力は接着が破壊して再破折を生じることがある（第1部CHAPTER8（3）「咬合負担能力の評価」参照）。このため動揺がなく関節や筋に問題がなくても、干渉が生じていないかを十分に診査して、適宜咬合調整を行い、歯に加わる力の分散を図ることが大切である。

　ブラキシズムが強い患者では、歯根破折を多数歯に繰り返すことがあり、バイトプレートなどブラキシズムの対策を行っておくこともきわめて重要である。

2 垂直破折におけるプロービングの意味

　歯根膜の喪失面積が大きく深い歯周ポケットが残っている場合には、通常の歯周炎患者と同様のメインテナンスが必要である。さらに、臨床的にポケットが浅い場合でも、スーパーボンド上には長い上皮性付着が生じている可能性があり、根尖方向へのプラークの侵入や炎症の拡大が急速に生じる危険性を考えて、慎重なメインテナンスを行うべきである。

　破折間隙を封鎖したスーパーボンド表面は、象牙質面よりポケット上皮が下方増殖しやすい。さらに、破折間隙が狭くスーパーボンドの幅が狭い場合には、ポケット上皮の下方増殖は少なくなるが、ポケットプローブが上皮の最根尖側まで入らなくなるため、プロービングでポケット上皮の最根尖側の位置を捉えることは困難になる（第2部CHAPTER11B（3）「スーパーボンドと歯周組織」参照）。プロービングデプスが浅いからと言って、プローブ先端まで正常な歯周組織があると安心しないことが大切である。

3 歯周ポケットのメインテナンス法

　破折線に沿って生じているポケットは、歯周炎で生じているポケットのメインテナンスと基本的には同じで、歯肉縁上の口腔清掃状態を維持するとともに、定期的にポケット内のプラークを機械的に除去することである。しかし、垂直歯根破折では幅の狭いポケットが残ることが多く、ハンドスケーラーを挿入することは難しいので超音波スケーラーを用いることになる。超音波スケーラーチップはポケットの位置と深さに応じて適切なものを選択し、周囲歯周組織を損傷しないように低出力でプラークを除去する（図9-1）。

図9-1　ポケットのメインテナンスに使用する超音波スケーラーチップ。

幅の狭いポケットでは、チップの挿入方向が破折線に沿った方向に限局されるため、とくに隣接面では接触点が障害となることがある（a）：ルートプレーニングチップ（モリタ）。このような場合には全長の短いチップを使用する必要がある（b）：ペリオチップ（モリタ）。

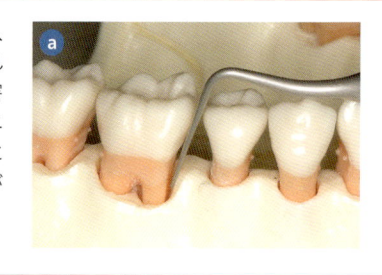

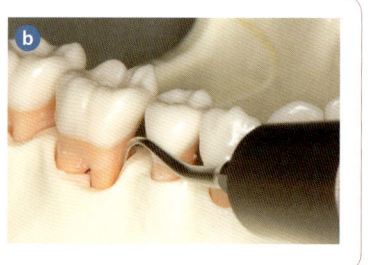

B メインテナンス中のトラブルへの対応

1 根尖部の病変

術後に根尖部のみに限局した病変が生じている場合として、汚染している根尖部の根管や側枝、根尖部に限局した再破折、剥離性歯根破折などが考えられる。いずれの場合も、根尖部に原因が限局していれば根尖切除術で原因を取り除くことができる（図9-2）。

再破折が根尖部に限局せず歯冠側方向に進行している場合には、予後は期待できないので、根尖切除術時に切除面をマイクロスコープで十分に観察するとともに、破折線に沿って狭い骨欠損が歯冠側方向に生じていないかを注意深く探ることが大切である。

図9-2　根吸収を発生し根尖切除術を行った症例。

37歳男性。補綴物を除去したところ|2 に歯根破折が発見され来院。舌側のプロービングデプスは8mm、近心に骨欠損が見られたが根尖部に病変はなかった。抜歯すると破折線周囲の歯根膜は一部失われているように見えたが、根尖部は正常な歯根膜が存在するように見えたため、破折線を切削、封鎖して再植した。根尖部根管は処置せずに築造、1年後根尖部にわずかに病変が疑われたが、2年後も拡大する傾向は見られず症状もないため補綴した。7年後フィステルを形成して来院、炎症性根吸収が見られ、根尖切除術を行った。フィステルは消失し、根吸収の進行は一応停止したように見える。

初診時

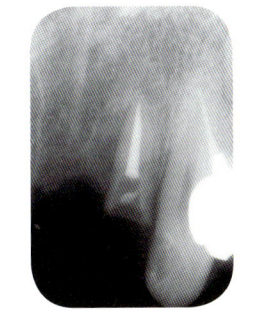

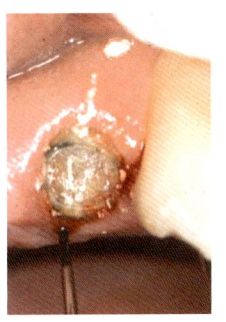

再植時

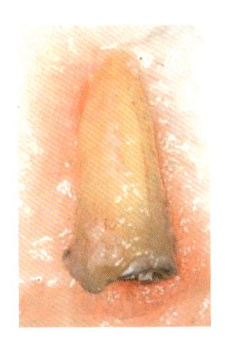

2年後　　　7年後　　　9年後

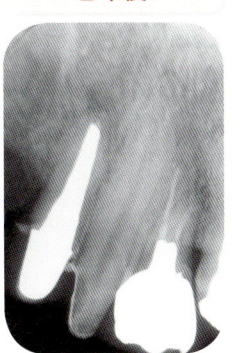

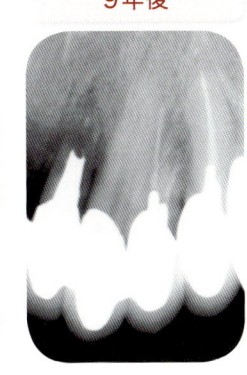

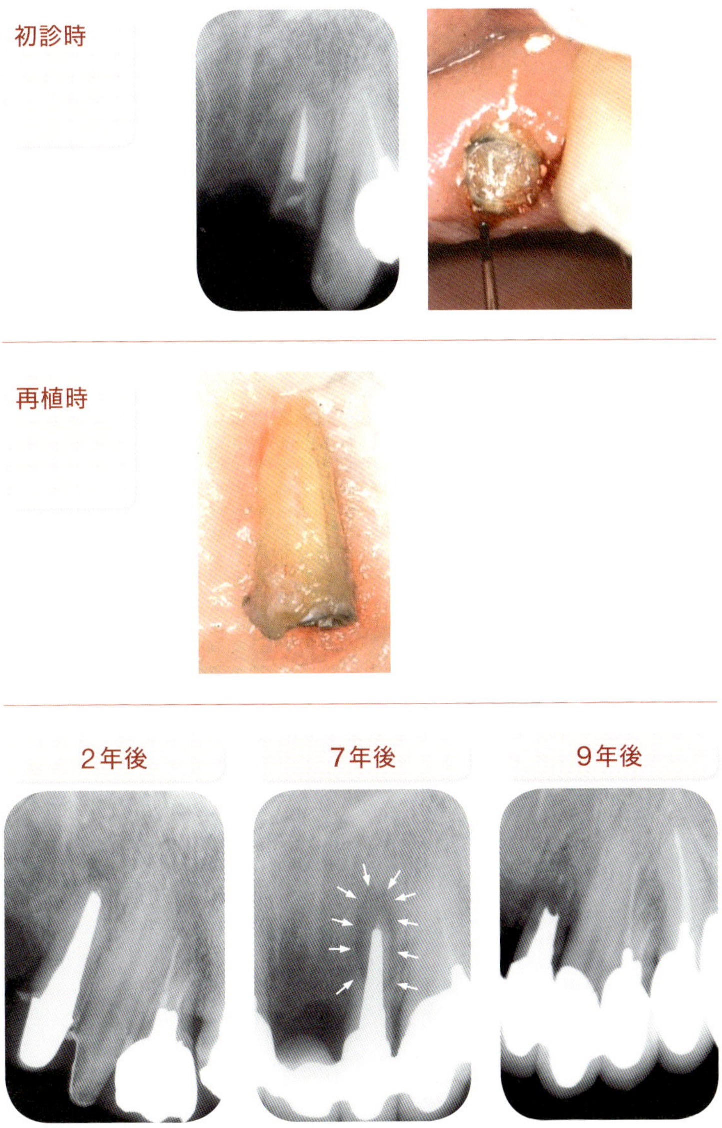

2 ポケットの深化や排膿

　炎症が軽度なのにプロービングデプスが急速に深くなった場合、アタッチメントロスが急速に生じたと考えるよりは、ポケットプローブの穿通量が増加したと考えたほうがよい。垂直歯根破折では、ポケット内のプラークによる炎症だけでなく、咬合性外傷で歯根膜のコラーゲン量が減少することでプローブの穿通が生じる可能性もあるので[23,24]、安易にルートプレーニングせずに咬合状態を確認する必要があると考えている。

　ポケットの幅が狭くても排膿などがあり、機械的なポケット内のプラーク除去で炎症が改善しない場合、抗生剤の局所投与が効果的なことがある。また、口腔内接着法でメインテナンスしていた症例で、破折間隙の清掃と接着が不完全で炎症が生じている場合には、フラップ手術や再植法で破折間隙を歯根表面側から接着することで解決できる（図9-3）ことも多い（**第1部CHAPTER 5「口腔内接着後の再治療法」参照**）。

　歯根膜が広範囲に喪失していた部位にポケットがあり、排膿や出血が生じた場合は、通常の歯周炎と同様に、SRPや抗生剤の局所投与、フラップ手術で対応することになる（図9-4）。

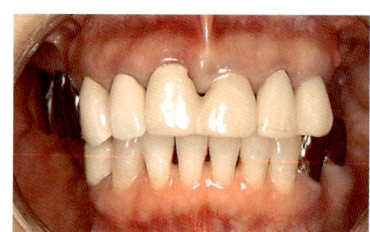

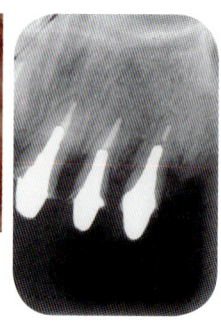

図9-3　メインテナンス中にフラップ手術で破折線を再治療した症例。

56歳女性。|3遠心面にプロービングデプスが深い部位が1か所のみあり、ポストを除去すると歯根破折（↑）が確認された。口腔内接着法で良好な経過をたどっていたが、3年後プロービングデプスが深くなり、フラップ手術を行った。未切削の汚染した破折線を超音波エンドファイルで形成してスーパーボンドでシール、その後はプロービングデプスが深くなることなく維持されている。

初診時

ポスト除去時

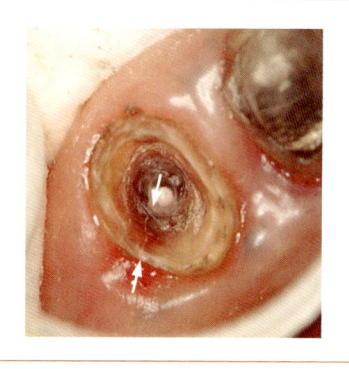

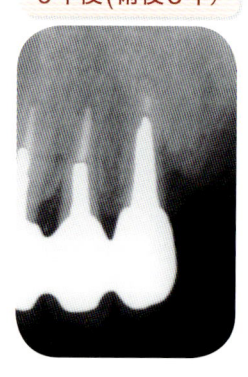

3年後　　4年後（術後1年）　6年後（術後3年）

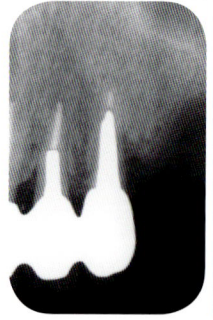

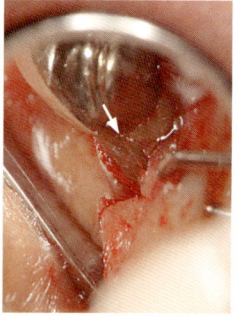

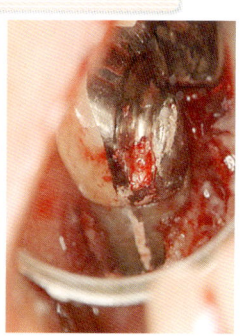

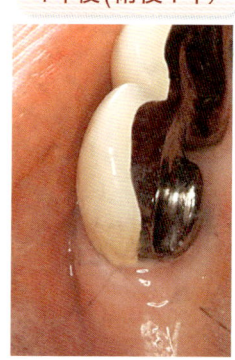

図9-4 歯根膜の喪失が大きく深いポケットをメインテナンスしている症例。

67歳女性。|5|の補綴物が脱離し歯根破折が発見された。近心面は骨欠損が大きく、プロービングデプスは近心舌側から遠心頬側まで深く、抜歯を勧めたが、患者の強い希望により口腔外接着再植法を行った。再植後骨欠損の改善は不十分でプロービングデプスは3〜5mmで経過していたが、5年後7mmとなり、フラップ手術を行ってさらにメインテナンスを続けている。

初診時

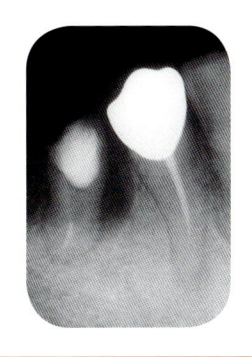

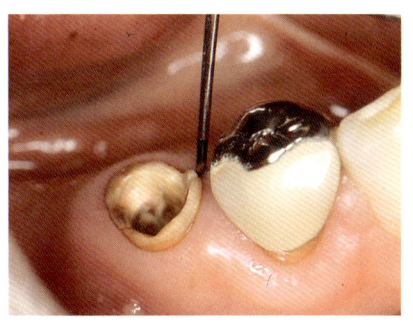

口腔外接着再植後18か月

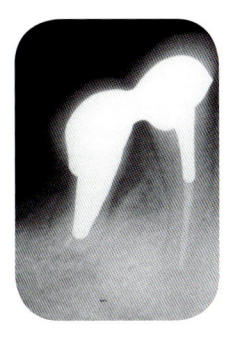

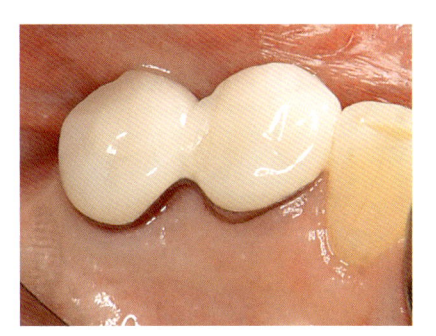

5年後

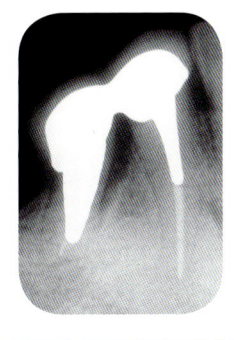

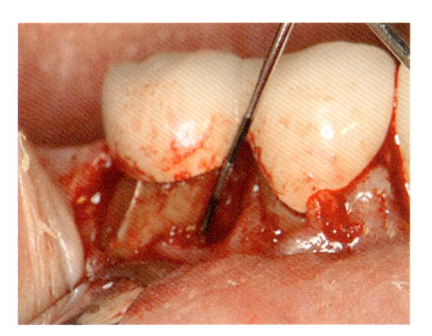

6年後

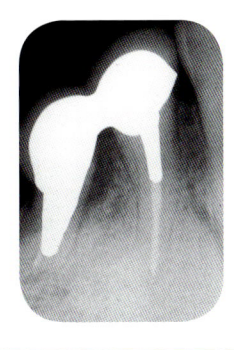

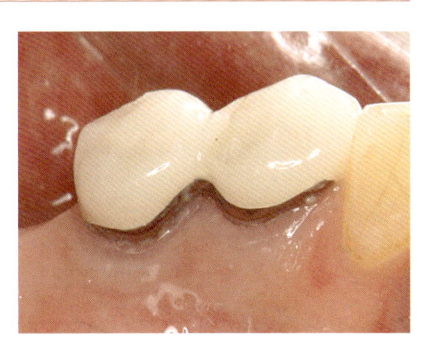

3 再破折

　大きく腫脹してアブセスを形成したり、強い自発痛や咬合痛が生じた場合や、エックス線写真で骨吸収が急速に拡大した場合は再破折の可能性が高い（**図9-5**）。再破折した場合、すでにポストと根管壁が接着していないので、再植やフラップ手術を行って、開いた破折間隙をスーパーボンドで封鎖しても、咬合力に抵抗して破折間隙の離開を阻止することは不可能で、予後は悪い。

　再治療のためにはポストを完全に除去して接着し直す必要があるが、長いポストを先端まで削るのはきわめて困難である。したがって、再破折した症例の多くは抜歯を選択することになる。

図9-5　根尖部から再破折した症例。

　70歳男性。5┘頬側に腫脹があり、プロービングデプスは4㎜、エックス線写真で骨欠損は見られない。補綴物を除去すると根尖からの破折線（矢印）が確認できた。5┘は口腔内接着後3年間経過良好であった（6┘の近心頬側根は垂直破折した）が、4年後再破折（矢印）した。FMCを除去すると歯頸部歯質には未破折部分が残っており、根尖からの再破折と考えられた。ポストをすべて除去し、口腔外接着再植法を行った。再植1年後、炎症はないが頬側のプロービングデプスは6㎜あり、骨欠損の改善も不十分である。

初診時

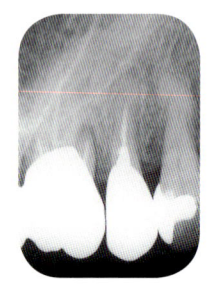

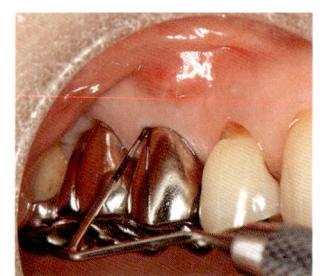

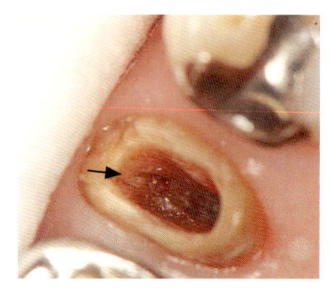

3年後

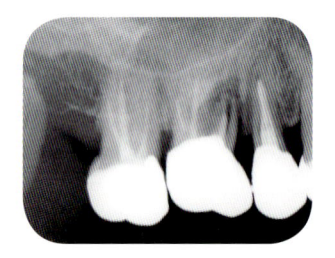

4年後

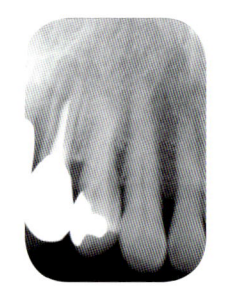

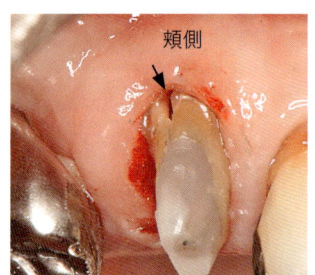

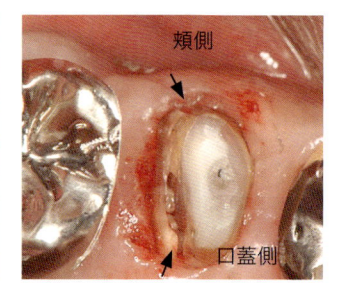

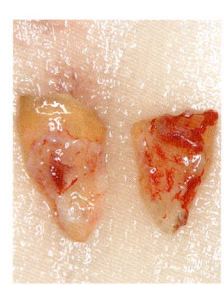

再植1年後

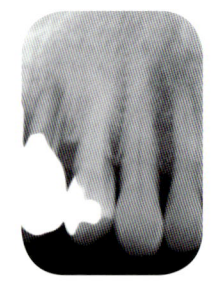

CHAPTER 10

臨床成績

臨床成績のエビデンスレベル

　垂直歯根破折は多くの要因が予後に影響するため、研究室での実験結果だけでは適切な治療法を明確にすることは難しく、臨床研究が重要な意義をもつ。しかし、現在は治療方法の発展途上にあることから、過去の臨床成績を現在の治療法の予後と直結できない部分も多い。また、予後に影響する要因が多岐にわたることからも、臨床研究の手法としては、症例報告や同様の症例をいくつか集めたケースシリーズ、処置前後の比較研究が主体となっており[25-28]、症例数も十分ではないため、高いエビデンスレベルの臨床研究には至っていないのが現状である。しかし、現在のエビデンスで治療上の注意点や予後など、診断、治療方針の決定に役立つ情報は多い。

術前状態と予後

1 調査対象と予後の概要

　北海道大学病院で歯根破折と診断された患者224名（平均55.4歳）の274本を後ろ向きに調査した。歯根の破折が歯冠側から生じるのか根尖側から起こるのかを知るために、これらの症例を破折部位で分類した。その結果、歯頸部に破折があり根尖部にはない症例が28.1％、歯根中間部に限局し歯頸部と根尖部は破折していない症例が1.1％、根尖部には破折があり歯頸部にない症例が32.2％、歯頸部から根尖部まで破折している症例が29.9％、記録が不十分で判別できなかった症例が7.7％であった。すなわち、歯冠側からの破折と根尖側からの破折は、同程度の頻度で生じていたことになる。

　垂直破折した274本のうち接着治療を行ったのは231本で、43本は抜歯やヘミセクションを行った。接着治療した歯の経過日数は19日〜18.7年（平均2.7年）で、39本（16.9％）が予後不良により抜歯やヘミセクションとなり、生存率は、5年後73.6％、10年後60.7％であった。また、どのような歯をどのように治療しているかで予後は大きく影響を受けることから、術前の歯周組織破壊程度で生存率を分析した。その結果、術前のプロービングデプスが4mm以上でエックス線写真で骨欠損が認められた症例は、5年後の生存率が64.6％であったのに対し、その他のプロービングデプスが3mm以下または骨欠損がみられなかった症例では82.6％であった（図10-1）。すなわち、歯周組織破壊が進行していなければ比較的良好な予後が得られると考えられた。また、破折の状態、行った治療法などで詳しく成績を分析をすると、つぎのようになる。

図10-1　歯周組織破壊程度と生存率。

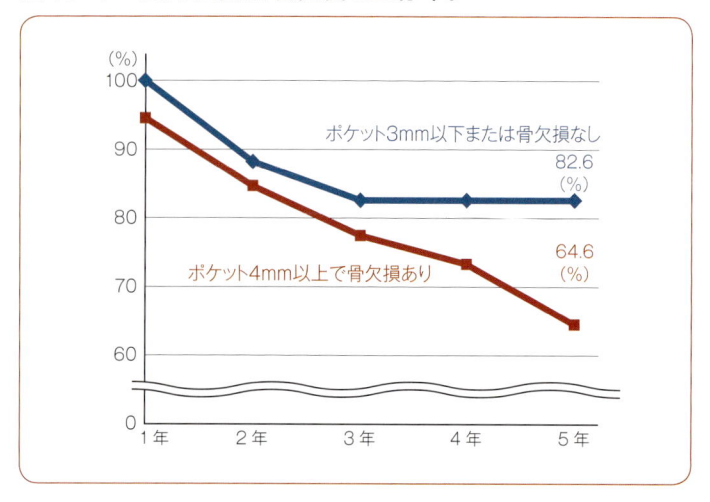

2 歯冠側からの破折

術前にエックス線写真で骨欠損が認められなかった症例は、プロービングデプスにかかわらず抜歯に至った例はなかった（図10-2）。術前に骨欠損が認められプロービングデプスが3mm以下だった症例は、8例中2例（25％）が抜歯になっている。術前に骨欠損が認められプロービングデプスが4mm以上の症例は、口腔外接着再植法や再治療法など外科処置を必要とすることが多くなり、さらに34例中7例（20.6％）が抜歯になっている。

各分類の症例数や経過日数が異なるので、単純に比較することは難しいが、骨欠損がなくポケットが浅い症例ほど予後は良く、プロービングデプスが深くなると口腔外接着再植法や再治療法などの外科処置を必要とする症例が増加し、予後も悪化してくると考えられる。

3 根尖側からの破折

術前のプロービングデプスが3mm以下で骨欠損が認められた症例は、抜歯に至ったのが30例中2例（6.7％）のみであった（図10-3）。プロービングデプスが4mm以上の症例では、骨欠損がなかった症例で16例中4例（25％）、骨欠損があった症例は29例中5例（17.2％）が抜歯になった。

根尖側からの破折では、骨欠損が生じていてもプロービングデプスが深くなっていなければ、外科処置を行わずに口腔内接着法で処置できた症例が多く、しかも比較的良好な予後が得られている。一方、プロービングデプスが深くなってしまうと、骨欠損の有無にかかわらず予後が悪くなる。

4 歯頸部から根尖部までの破折

術前に骨欠損がなくプロービングデプスが3mm以下の症例は少なく、多くの症例で骨欠損が生じてプロービングデプスが深くなっていた（図10-4）。これらの症例では、口腔外接着再植法や再治療法など外科処置を必要とすることが多かったが、予後不良で抜歯になる症例は52例中7例（13.5％）と、歯冠側からの破折や根尖側からの破折と同程度であった。

5 抜歯原因と抜歯までの期間

予後不良で抜歯した39本の抜歯原因は、再破折が35.9％でもっとも多く、ついで脱臼や動揺の増加が23.1％、ポケットの深化によるものが15.4％、腫脹や瘻孔、ポケットからの排膿など炎症によるものが7.7％であった（表10-1）。

原因別に抜歯までの期間をみると、再破折が3.4±2.9年、脱臼や動揺が2.9±1.9年、炎症0.8±0.5年、ポケットの深化4.4±4.3年であった。フィステルやアブセスなど臨床的に炎症症状が発現して抜歯に至るには、多くが1年以内であったが、他の原因で抜歯になるにはもう少し期間を要する場合が多かった。したがって、接着治療後数年を経過してから炎症が生じた場合には、破折間隙に感染が残っていたというより、再破折など他の原因を疑ったほうがよい。

抜歯原因を破折部位ごとにみると、歯冠側破折では抜歯原因の40％がポケットの深化であったのに対して、根尖側破折では45.5％が再破折、歯頸部から根尖部までの破折では再破折と脱臼・動揺がともに33.3％であった。すなわち、歯冠側破折ではポケットのメインテナンスが大切であり、根尖側破折では再破折への配慮が重要となる。

第1部　垂直歯根破折歯の接着治療の実際

図10-2　歯冠側からの破折に行った治療法と予後。

プロービングデプスが深くなると口腔外接着法や再治療法などの外科処置を必要とする症例が増加し、予後も低下する。

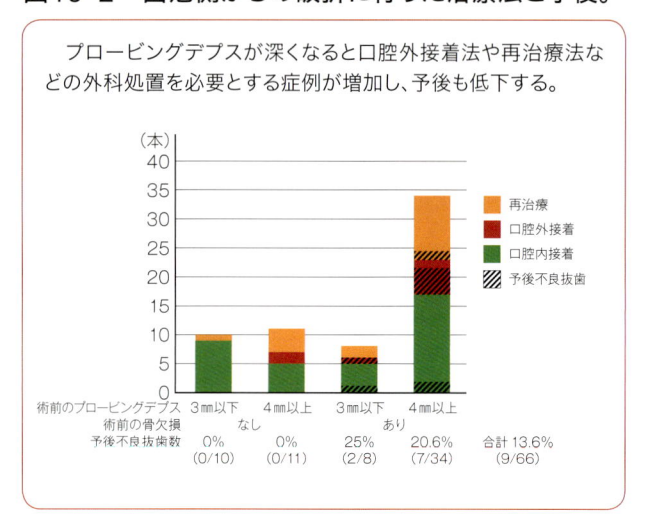

術前のプロービングデプス	3mm以下	4mm以上	3mm以下	4mm以上	
術前の骨欠損	なし	なし	あり	あり	
予後不良抜歯数	0%(0/10)	0%(0/11)	25%(2/8)	20.6%(7/34)	合計13.6%(9/66)

図10-3　根尖側からの破折に行った治療法と予後。

骨欠損があってもポケットが交通していない症例は、口腔内接着法で処置できる症例が多く予後も良い。

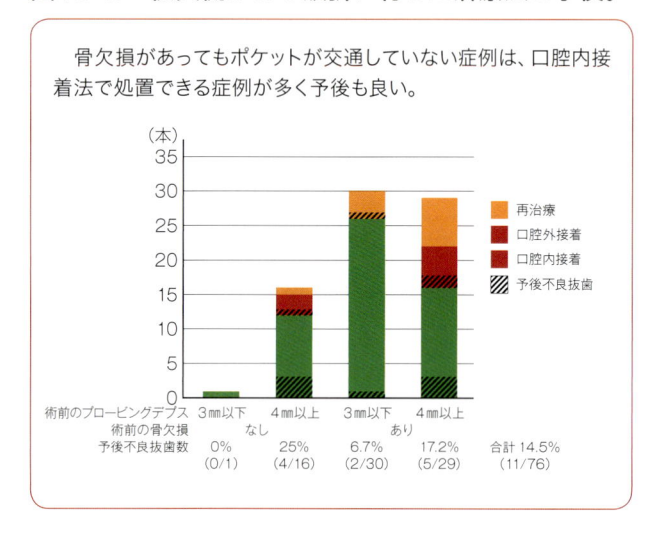

術前のプロービングデプス	3mm以下	4mm以上	3mm以下	4mm以上	
術前の骨欠損	なし	なし	あり	あり	
予後不良抜歯数	0%(0/1)	25%(4/16)	6.7%(2/30)	17.2%(5/29)	合計14.5%(11/76)

図10-4　歯頸部から根尖部までの破折に行った治療法と予後。

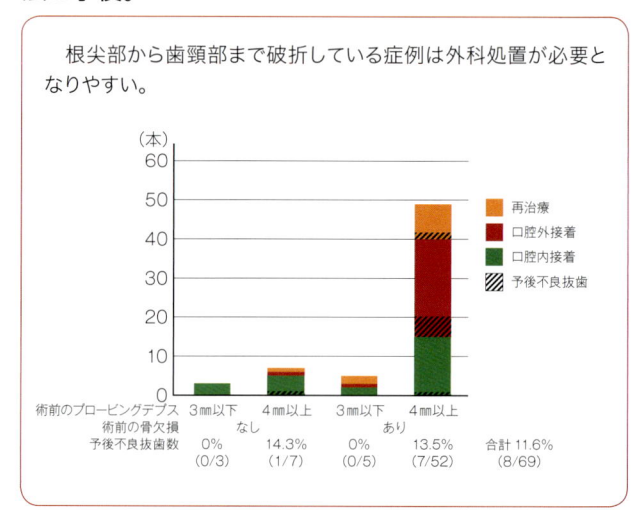

根尖部から歯頸部まで破折している症例は外科処置が必要となりやすい。

術前のプロービングデプス	3mm以下	4mm以上	3mm以下	4mm以上	
術前の骨欠損	なし	なし	あり	あり	
予後不良抜歯数	0%(0/3)	14.3%(1/7)	0%(0/5)	13.5%(7/52)	合計11.6%(8/69)

表10-1　破折部位と予後不良原因。

	再破折	脱臼・動揺	炎症	ポケット	その他	予後不良症例数／全症例数
歯冠側破折	2	1	1	4	1	10/66(15.2%)
根尖側破折	5	1	2	2	1	11/76(14.5%)
歯頸部から根尖部までの破折	4	4	0	0	4	12/69(17.4%)
不明	3	2	0	0	1	6/20(30.0%)
総数	14(35.9%)	9(23.1%)	3(7.7%)	6(15.4%)	7(17.9%)	39/231(16.9%)
抜歯までの期間	3.4±2.9年	2.9±1.9年	0.8±0.5年	4.4±4.3年	2.0±1.7年	3.1±2.8年

接着治療後に予後不良で抜歯となる原因は歯冠側からの破折ではポケットの深化、根尖側からの破折では再破折がもっとも多かった。

歯周組織の改善状態

1 プロービングデプス

　歯頸部破折では術前5.6mmが術後3.2mmに、根尖部破折では5.0mmが3.4mmに、歯頸部から根尖までの破折では6.7mmが3.2mmに改善していた（**表10-2**）。全症例の平均では術前5.3mmが術後3.3mmで、破折部位にかかわらず大きな改善が認められた。

　一方、プロービングデプスを3mm以下、4、5、6mm、7mm以上の群に分けて術前後の分布を比較すると、プロービングデプスが3mm以下の症例が26.5％から66.4％に増加し、6mm以上の症例は59.7％から14.2％に減少した（**図10-5**）。したがって、全体としては大きな改善は得られているが深いポケットが残っている症例も多数あり、これらの症例では深いポケットのメインテナンスが重要な課題となる。

2 骨欠損状態

　骨欠損状態の術前後の変化を調べると、破折部位が歯頸部でも根尖部でも同様の傾向を示し、術前に骨欠損がなければ術後に骨欠損が生じる症例はわずかで、87.5％で骨欠損の発生は見られなかった（**図10-6**）。一方、術前に骨欠損が生じている症例では、骨欠損が消失したのは約半数であった。とくに術前に骨欠損がありプロービングデプスが4mm以上だった症例では、骨欠損が消失したのは42.9％で、7.5％は改善がないか悪化していた。

　すなわち、術前に歯周組織破壊が進行して歯根膜や歯槽骨が喪失した症例では、これらが十分に再生せずに骨欠損が残存している症例が多いと考えられ、ポケットのメインテナンスとともに、失われた歯周組織量に応じた咬合力の負荷が重要となる。

表10-2　プロービングデプスの改善状態。

	術前	術後
歯冠側破折	5.6±2.3	3.2±1.5
根尖側破折	5.0±2.5	3.4±1.5
歯頸部から根尖部までの破折	6.7±2.4	3.2±1.4
全体	5.3±2.4	3.3±1.6

術後のプロービングデプスは平均3.3mmに改善した。

図10-5 プロービングデプスの分布。

全症例のプロービングデプスの分布を術前後で比較すると、術後は3mm以下が大きく増加しているが、6mm以上の深いポケットも14.2%あった。

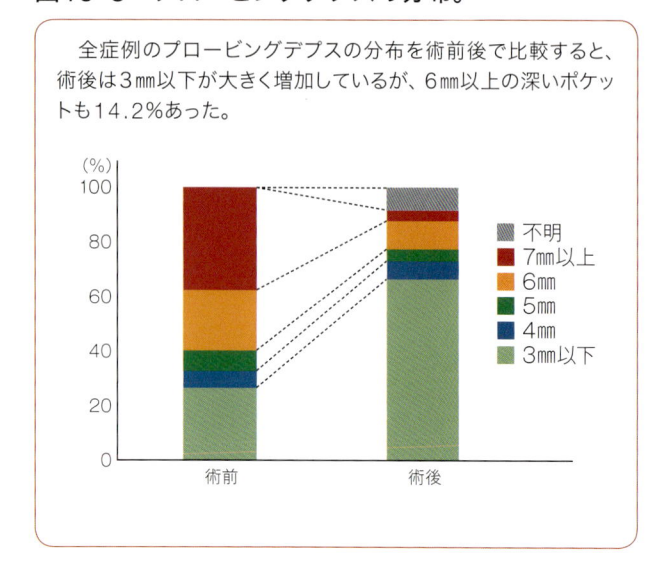

図10-6 プロービングデプスと骨欠損の変化。

術前に骨欠損がありプロービングデプスが4mm以上の症例では、骨欠損が残存しやすい。

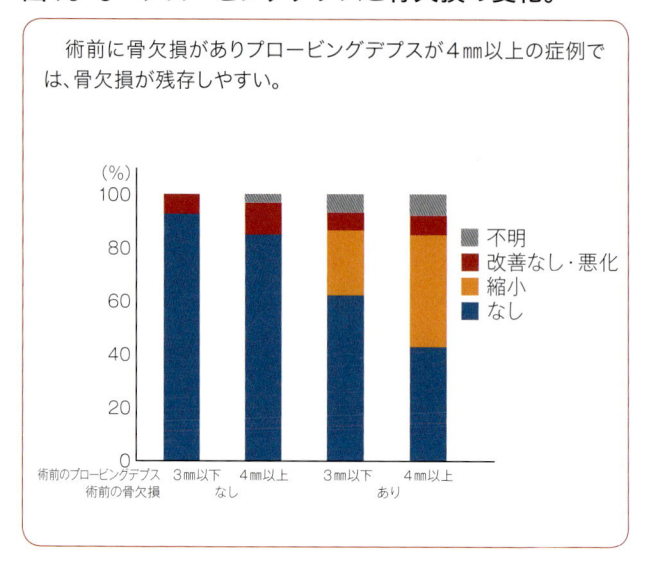

臨床成績のまとめ

　垂直歯根破折は、歯周組織破壊が少ない症例に対して治療法を誤らなければ、ある程度は予後が予測できるようになってきた。そのためには歯根破折を早期に発見して治療を開始すること、感染歯質の除去や接着に対する確実なテクニックが重要となる。

　一方、歯周組織破壊が進行した症例では、歯周組織の再生に限界があるため、深いポケットが残存し骨欠損が一部消失した状態となり、咬合力の負荷に対する配慮やポケットのメインテナンスが必要とされる。

　垂直破折歯根の治療では、これらの成績を参考にしながら症例ごとにさまざまな要因を加味して、歯科医師と患者が治療方針を決定することが大切である。

第2部

接着治療を成功に導くためのサイエンス

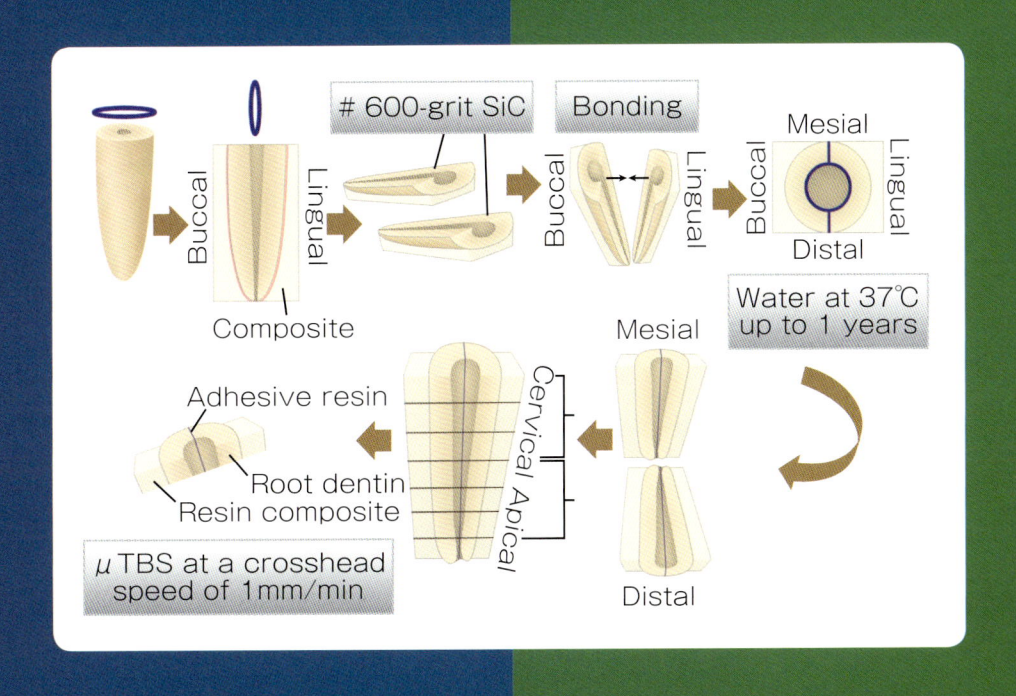

CHAPTER 11

最先端の接着技術を使いこなすためのサイエンス

● 垂直歯根破折の接着治療をめぐる学術的背景を知る

A 歯根象牙質への接着

1 歯根象牙質と歯冠象牙質で違いはあるか？

象牙質の形態は部位により異なり、経時的に変化する ➡ 接着材料の選択と、それをどのように活用するかが重要

1）象牙質の構成成分

象牙質は無機成分であるハイドロキシアパタイト、有機成分であるコラーゲン（Ⅰ型）、非コラーゲン性タンパク（フォスフォフォリンなど）、および水から構成されている。また、形態学的には象牙細管、管周象牙質、および管間象牙質から構成される（**図11-1**）。象牙質の形態は部位（歯根部と歯冠部、あるいは浅層部と深層部）により異なり、またう蝕や加齢などさまざまな影響を受けて経時的に変化する[1]。

2）歯根部象牙質の特徴

歯根部象牙質においては、象牙細管の走向は直線的であるが、象牙細管の密度は歯冠部に比べて疎である。象牙細管は歯髄側から外側に向かって放射状に走向しているため、単位面積あたりに占める細管の割合は歯髄側では密であり、外側に向かって疎になる。

一方、象牙細管周囲の管周象牙質の占める割合は歯髄側ほど多く、外側に向かって少なくなる。さらに加齢や咬合のストレスなどの影響を受けて、象牙細管内は石灰化が進み、歯髄側には修復象牙質が形成される。修復象牙質はその構造が不規則であり、象牙細管の走向も乱れている。歯根破折症例の接着の対象となるのは、歯髄側および破折面の歯根象牙質であるが、さまざまな変化を生じた象牙質であるため、実験室で得られた接着試験の結果がそのまま当てはまるとはかぎらない。さらに臨床においてはどのような接着材料を選択し、それをどのように活用するかが重要なポイントになる。

図11-1　歯冠部象牙質と歯根部象牙質との違い。

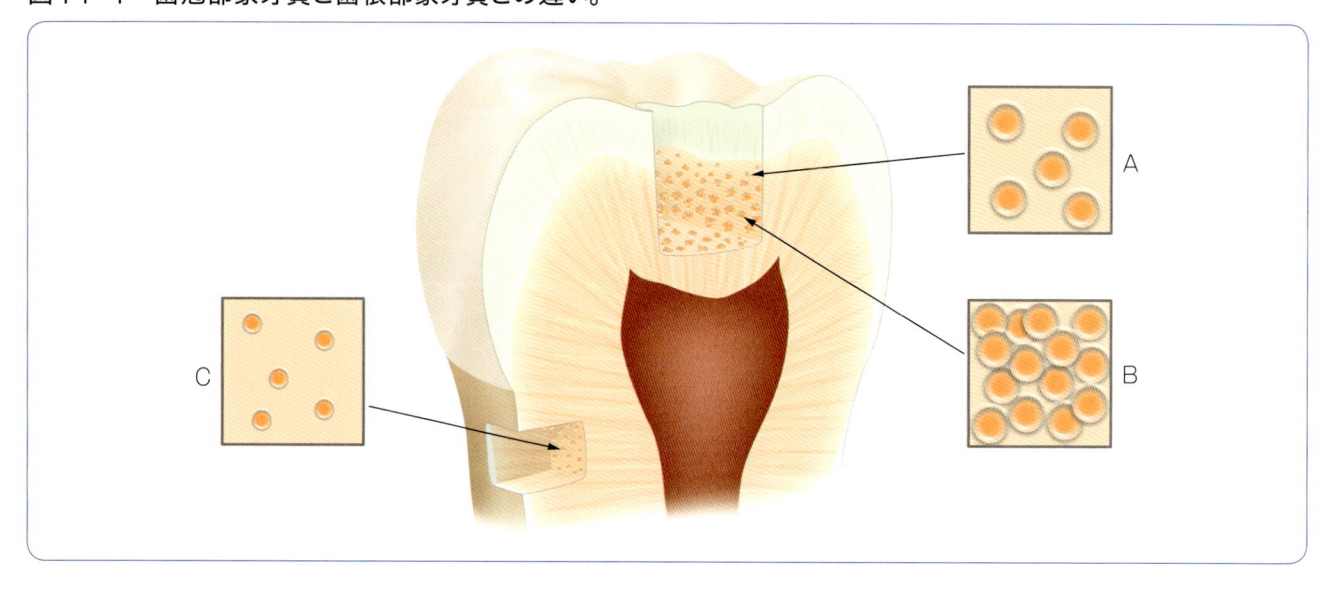

2　どのように接着材を選ぶか？

| 接着性能と、再植後の接着材料の歯周組織に対する生体親和性がポイント | → | スーパーボンドC&B®（サンメディカル）を選択 |

　接着再植に求められる接着材の要件としては、接着性能のほかに接着材料自体の歯周組織に対する生体親和性も重要となる。さらに最近の接着システムのほとんどがセルフエッチングプライマーを採用しているが、これらのレジンモノマーや有機溶材が歯根膜や歯周組織に付着することによって歯周組織の初期の治癒に及ぼす影響が懸念される。その点、スーパーボンドC&B®は象牙質の処理に処理材グリーンを使用し、水洗・乾燥するシステムであるため、歯周組織に対する影響が非常に少ない。さらに、湿潤環境においても重合が進行する触媒系を有しているのが特徴である。このようなさまざまな要件を総合的に勘案した結果、接着再植に適した接着材としてスーパーボンドC&B®（サンメディカル）を選択して使用している。

1）接着性能を比較検討

　Nurrohmanら[2]は垂直歯根破折に対する接着再植を想定し、MMA系レジンセメントであるスーパーボンドC&B®（サンメディカル）とマルチボンドⅡ®（トクヤマデンタル）の接着性能を比較検討した。ヒト抜去小臼歯の歯根を歯軸方向に半折して人工的に垂直歯根破折モデルを作製し、スーパーボンドC&B®またはマルチボンドⅡ®を用いて接着し、直後に水中保管して1年間の接着耐久性を評価した（図11-2a、b）。その結果、両レジンセメントともに、1年間の水中保管によって接着強さの低下は認められるものの、1年後でも安定した接着性能を示し、さらに歯根の部位による接着強さの違いは認められなかった。この結果から、両システムともに接着再植に十分使用できる接着材であることがわかった。

　一方、コンポジットレジンシステムに使用されているボンディングシステムが高い象牙質接着性能を示すことはよく知られているが、このようなボンディングシステムが接着再植にも応用可能かどうかについて検討した。Waidyasekeraら[3]は、ウシ歯根象牙質に対して垂直歯根破折モデルを作製し、3種のボンディングシステム、すなわちクリアフィル®メガボンド、クリアフィル®DCボンド（ともにクラレノリタケデンタル）、ボンドフォース®（トクヤマデンタル）を用いて接着し、コア用コンポジットレジンであるクリアフィル®DCコア（クラレノリタケデンタル）を用いて破折片を貼り合わせた後、水中に保管して1年間の接着耐久性を評価した。その結果、ボンディング材間で接着強さに違いがあり、クリアフィル®メガボンドで接着した試料においてもっとも高い接着耐久性を示した（図11-3）。この結果より、接着再植に使用する接着材として、ボンディングシステムとレジンコアシステムの組み合わせも十分に使用可能であることがわかった。

図11-2a　接着再植を想定した接着耐久性試験片の作製手順。

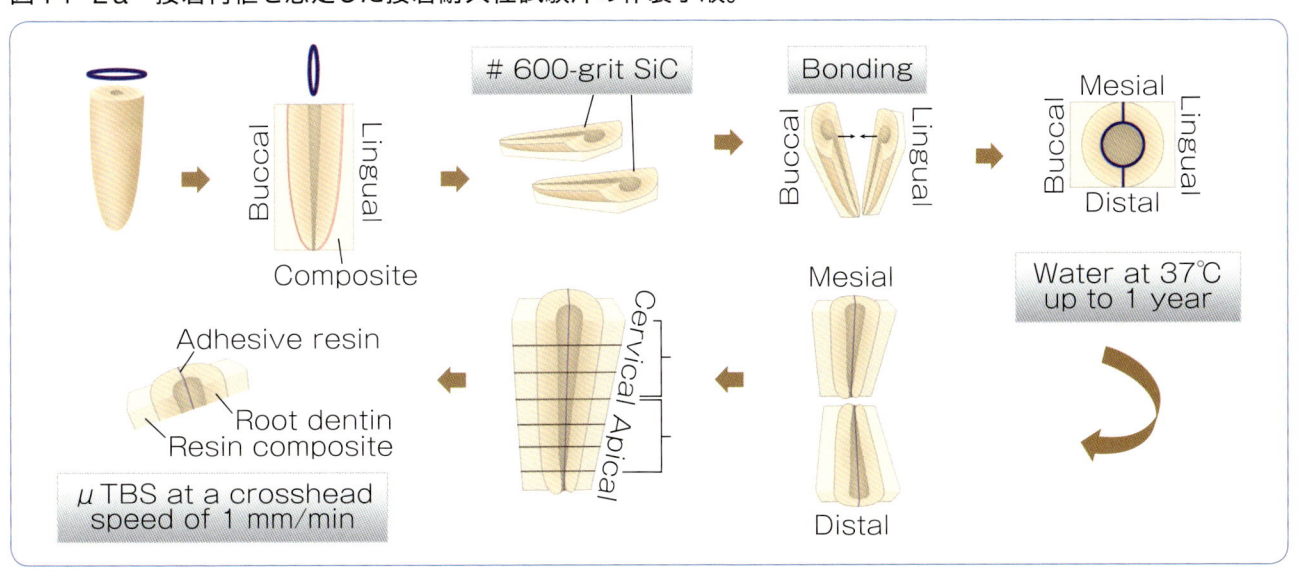

第2部　接着治療を成功に導くためのサイエンス

図11-2b　スーパーボンドC&B®（サンメディカル）、マルチボンドⅡ®（トクヤマデンタル）ともに1年間の水中保管期間中、安定した接着耐久性を示した。

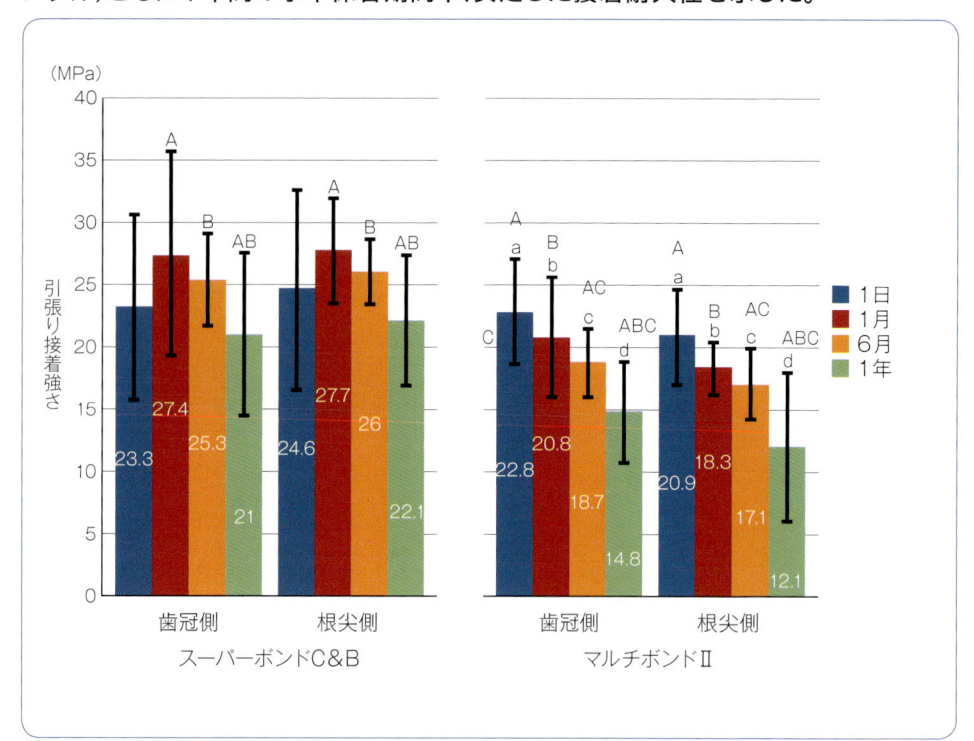

> ここに注目！
> スーパーボンドC&B®、マルチボンドⅡ®ともに接着再植に使用可能

図11-3　接着再植を想定したウシ歯根象牙質に対する3種のボンディングシステムの接着耐久性。ボンディング材：クリアフィル®メガボンド、クリアフィル®DCボンド（クラレノリタケデンタル）、ボンドフォース®（トクヤマデンタル）、コア用レジン：クリアフィル®DCコア（クラレノリタケデンタル）。

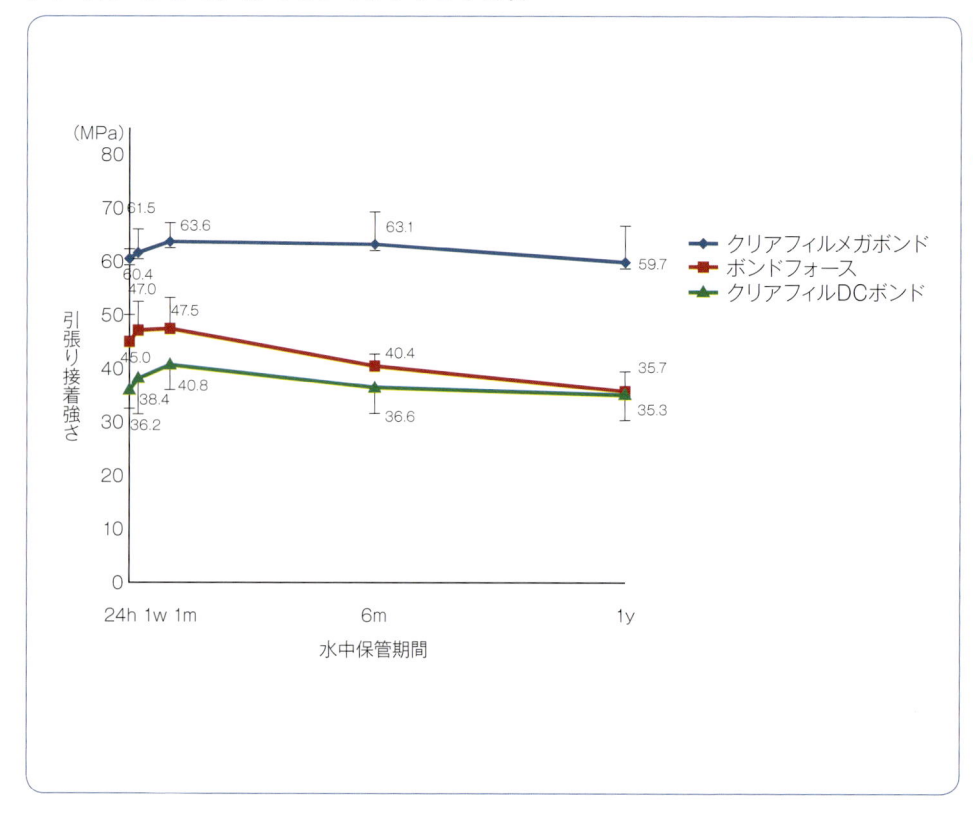

> ここに注目！
> クリアファイル®メガボンドがもっとも高い接着耐久性を示した

3 最新の象牙質接着メカニズム

| 接着によって強化された象牙質＝Super Dentinが重要 | → | セルフエッチングプライマーでのみで形成か確認 |

1) Super Dentin

スーパーボンドＣ＆Ｂの場合、上述したように接着再植においては歯周組織へのダメージを考慮して、10-3処理を採用するが、最近の象牙質に対する接着の研究から、接着界面の様相は10-3処理のような象牙質の酸エッチングと、セルフエッチングプライマーシステムとではまったく異なることがわかってきた。サンメディカル社より開発された象牙質処理材であるティースプライマーはセルフエッチングプライマーである（**図12-1**）。**図11-4**は、象牙質を10-3処理（左）またはティースプライマー処理（右）した後にスーパーボンドＣ＆Ｂで接着させ、さらに試料の接着界面に対して人工脱灰液（pH4.5）と次亜塩素酸ナトリウムで処理した後の走査電子顕微鏡（SEM）像である[5]。象牙質（D）の表面は人工脱灰液によって10μm程度脱灰されているのがわかる（OL）。10-3処理した試料（左）においては、接着界面にレジンが象牙質に浸透して硬化して形成された樹脂含浸層（H）が認められる。

一方、ティースプライマー処理した試料（右）でも、10-3処理に比べて非常に薄い（１μm以下）樹脂含浸層（H）の形成が認められる。さらに興味深いのは、ティースプライマー処理においては、樹脂含浸層（H）の下に酸―塩基処理に抵抗するもう１つの層（ABRZ）が形成されていることである。これまでの接着界面に関する一連の研究から、この層（ABRZ）はセルフエッチングプライマーを使用した場合にのみ観察され、酸エッチングシステムにおいては観察されないことが明らかになっている。さらにこの層（ABRZ）は、アパタイトを含み象牙質に類似した構造を有するが、象牙質に比べてう蝕抵抗性が高い層である。このように接着によって強化された象牙質を"Super Dentin"と呼び[6]、現在Super Dentin形成のメカニズムを探索中である。接着材料によって確実な歯質の強化ができれば、歯の破折を防ぐための積極的な予防的治療法として期待できる。

図11-4　酸―塩基処理後のスーパーボンドＣ＆Ｂと象牙質との接着界面の走査電子顕微鏡写真。

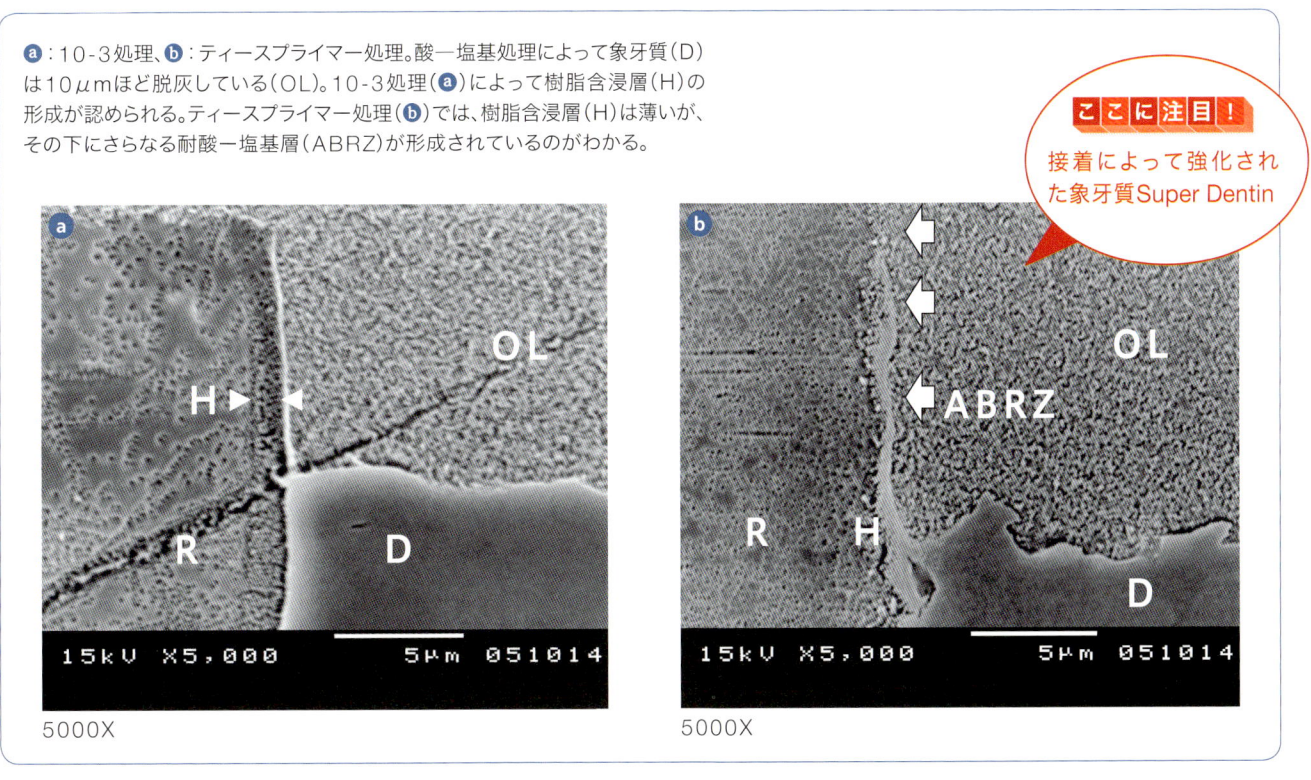

ⓐ：10-3処理、ⓑ：ティースプライマー処理。酸―塩基処理によって象牙質（D）は10μmほど脱灰している（OL）。10-3処理（ⓐ）によって樹脂含浸層（H）の形成が認められる。ティースプライマー処理（ⓑ）では、樹脂含浸層（H）は薄いが、その下にさらなる耐酸―塩基層（ABRZ）が形成されているのがわかる。

ここに注目！ 接着によって強化された象牙質Super Dentin

5000X

5000X

4 セメント質に対する歯面処理

スーパーボンドのセメント質への接着も必要 → **スーパーボンドはセメント質にも象牙質と同様のメカニズムで接着する**

1) セメント質の歯面処理と接着力

垂直破折歯根を接着する場合、スーパーボンドはセメント質にも接触するため、セメント質への接着力も必要となる。スーパーボンドがエナメル質や象牙質に高い接着力を有することは広く知られているが、セメント質への接着力については検討されていなかった。そこで、ウシ歯の歯根膜をスケーラーで除去してセメント質を露出させた試験片と、さらにセメント質も除去して象牙質を露出させた試験片を作製し、スーパーボンドを塗布して硬化後、微小引張り接着試験と色素漏洩試験およびSEM、TEM観察を行った[4]。

その結果、微小引張り接着強さは、セメント質では歯面処理時間が5秒で平均15.7MPa、30秒で17.3MPaで象牙質の微小引張り接着強さ13.8MPaと同等以上の成績であった（図11-5）。色素侵入率もセメント質と象牙質で有意差はなく、ほぼ同じ封鎖性を示した（図11-6）。また、SEMおよびTEMによる接着界面の観察では、スーパーボンドとセメント質との間にはハイブリッド層が観察され（図11-7）、スーパーボンドはセメント質にも象牙質と同様なメカニズムで接着すると考えられた。

この結果から、セメント質と象牙質が混在している歯面を処理する場合には、象牙質に準じて行えばセメント質にも接着が得られ、さらに歯面処理時間は5～30秒の間であれば同様に接着が得られることも明らかとなった。

図11-5　セメント質の歯面処理時間と微小引張り接着強さ。

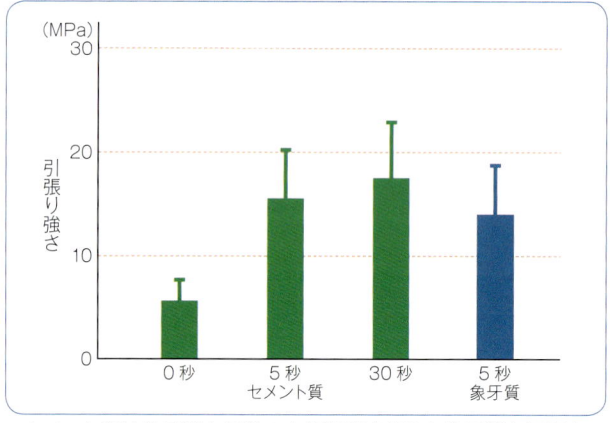

セメント質は象牙質と同様の表面処理を行うと象牙質と同程度の引張り強さが得られる。

図11-6　セメント質の歯面処理時間と色素侵入率。

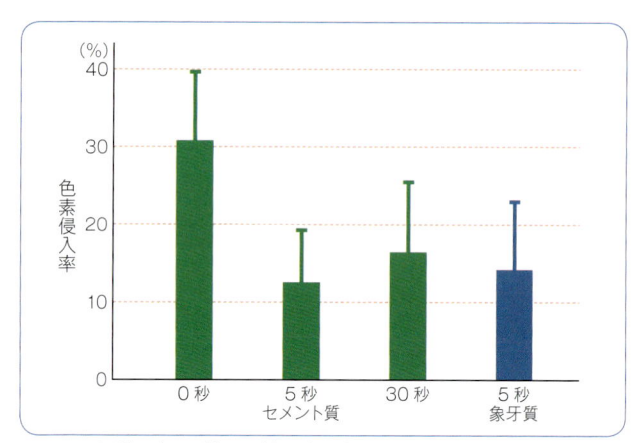

セメント質は象牙質と同様の表面処理を行うと象牙質と同程度の封鎖性が得られる。

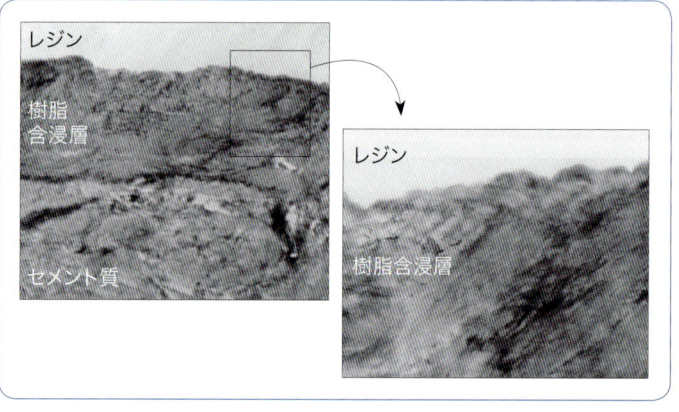

図11-7　スーパーボンドとセメント質との接着界面（TEM）。

5 接着阻害因子に気をつけよう

| 6つの阻害因子を頭にいれよう | → | 唾液、血液、プラーク、根管洗浄液、根管充填材、根管貼薬剤 |

1）象牙質表面の汚染

　垂直歯根破折症例において口腔内接着法、あるいは口腔外接着再植法を想定した場合に想定される、接着阻害因子を**表11-1**に列挙した。

　一般に象牙質表面の汚染は、接着にとってマイナスであり、つねに表面を汚染させないように心掛ける。口腔内接着法や口腔外接着再植法を行う場合、破折面は唾液や血液、プラークなどによって汚染されているため、まずはスチールバーなどを用いて象牙質表面を慎重に切削し、新鮮な象牙質表面を露出させる。これによって接着を阻害する汚染物質はかなり除去されるはずである。また、一度切削した表面は手で触れないように鉗子やピンセットなどで把持する（**図11-8**）。スーパーボンドC&B付属の10-3溶液（グリーン）で酸処理して水洗することには、歯面処理の効果とともに、表面に残った汚染物質の除去にも有効である。

2）血液汚染した被着面の歯面処理材による清掃
①象牙質面の血液汚染が接着に及ぼす影響

　垂直破折歯根の接着では、しばしば出血をともなうが、被着面が血液に汚染されると接着力が低下する可能性がある。そこで象牙質面の血液汚染が接着に及ぼす影響と適切な対応方法について検討した。

　ウシ歯根象牙質片を用い、歯面処理前または歯面処理後に、ヒト新鮮血による血液汚染を15秒間行って、スーパーボンドを接着した。さらに歯面処理後の血液汚染時間を2、5、15秒として、スーパーボンドの接着に及ぼす影響を検討した。

　その結果、象牙質面が血液で汚染されると、血球やフィブリンが被着面に付着し、エアブローではほとんど除去できず、水洗しても血液成分が残存する。しかし、水洗して歯面処理材グリーン（10％クエン酸、3％塩化第二鉄溶液）

表11-1　接着を阻害する因子。

しっかり接着するためのクリニカルポイント	
1. 唾液	
2. 血液	
3. プラーク	
4. 根管充填材	ガッタパーチャ、シーラーなど
5. 根管洗浄液	オキシフル、次亜塩素酸ナトリウム水溶液（ヒポクロ）など
6. 根管貼薬剤	水酸化カルシウム、FCなど

ここに注目！
6つの阻害因子を頭に入れよう

図11-8　破折歯を鉗子でしっかりと把持する。

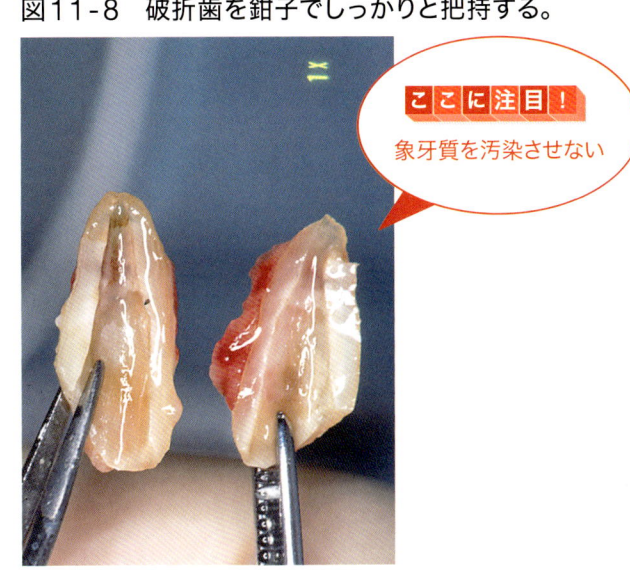

ここに注目！
象牙質を汚染させない

で通常と同じ5秒間処理を行うことによって、血液成分はほとんど除去された[7]（**図11-9**）。一方、歯面処理後に血液が象牙質面に付着した場合は、エアブローや水洗では十分に血液成分が除去されず、再度、歯面処理材グリーンで5秒間処理し直すことで効果的に除去できた（**図11-10**）。歯面処理後の血液汚染が2秒と短時間のうちに水洗した場合でも、引張り接着強さは低下していた（**図11-11**）。

すなわち、被着面に血液が付着した場合、歯面処理前なら水洗して通常の歯面処理、接着操作を行えば接着に影響しない。しかし、歯面処理後に血液汚染が生じた場合には、血液が付着した時間が数秒程度であっても、水洗するだけでは十分な接着が得られず、再度歯面処理を行って接着操作を行ったほうがよいことが明らかとなった。

図11-9　歯面処理前に血液汚染した場合。

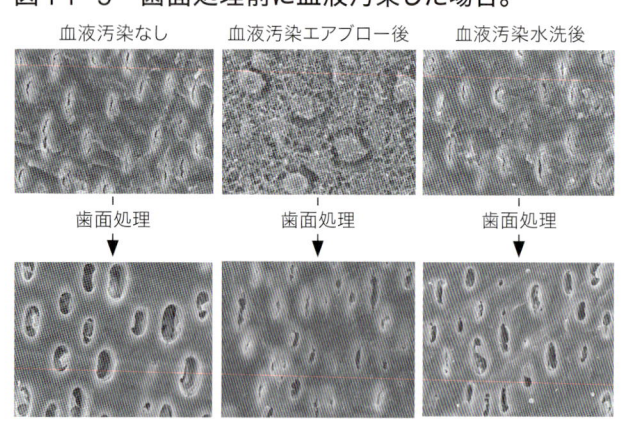

歯面処理前に血液で汚染された場合、エアブローではほとんど血液成分は除去できず、水洗しても血液成分が残存するが、歯面処理（グリーン）を行うと血液成分はほとんど除去される。

図11-10　歯面処理後に血液で汚染された場合。

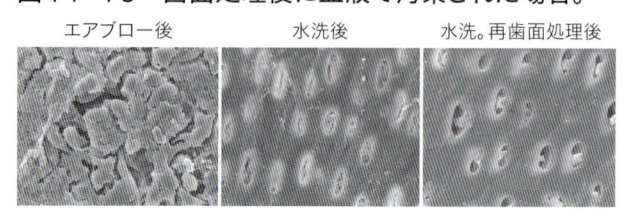

歯面処理後に血液汚染があると水洗だけでは血液成分が残存するため、再度歯面処理する。

図11-11　血液汚染時間と微小引張り接着強さ。

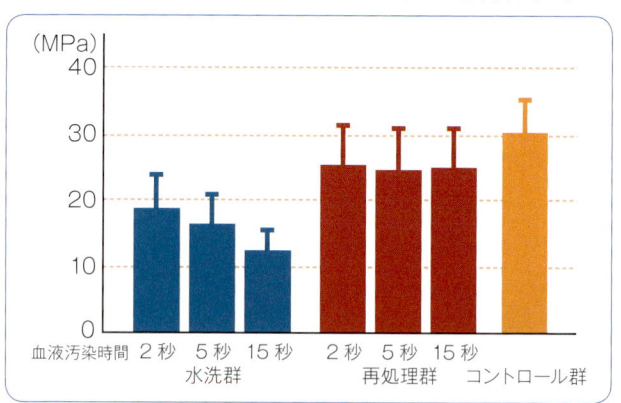

血液汚染時間が2秒でも水洗だけでは引張り強さは低下したため、再度歯面処理を行ったほうが確実である。

3）根管治療の際の汚染

さらに根管治療の際にはさまざまな薬剤が使用されるが、これらも接着に悪影響を及ぼすために注意が必要である。Sasafuchiら[8]は、根管治療の際に使用する根管洗浄液および根管貼薬剤がスーパーボンドC&Bの接着に及ぼす影響について検討している。使用したのは、根管洗浄液である次亜塩素酸ナトリウム（ヒポクロ）や過酸化水素水（オキシフル）、および根管貼薬剤である水酸化カルシウムとホルモクレゾール（FC）である。それぞれウシ歯根象牙質に60秒間作用させ、水洗、乾燥した後に象牙質処理材グリーンを用いて5秒間処理し、スーパーボンドC&Bを用いて接着した。その結果、根管治療に用いられるどの薬剤も象牙質の接着に悪影響を及ぼすことがわかった（**図11-12**）。各薬剤の影響には違いがあり、ヒポクロやオキシフルの影響は、スーパーボンドC&Bの重合阻害によるものと考えられる。最近では次亜塩素酸ナトリウムの酸化作用を中和するような還元作用のある薬剤（芳香族スルフィン酸塩）が開発され、アクセル液（サンメディカル）（**図11-13**）として市販され、これを塗布することによって象牙質に対する接着の低下を防ぐことができる。しかし、アクセル液が歯根膜などの歯周組織に対してどのような影響を及ぼすのかについての詳細は不明である。オキシフルは、術野の消毒にも一般的に使用される薬剤であるが、オキシフルが発泡すると酸素を発生させ、これが接着材の重合を阻害する。そのため接着を目的とした術野の消毒の際にもオキシフルの使用は避けるべきである。

根管貼薬剤の影響についてであるが、水酸化カルシウムは弱アルカリ性を示すために酸エッチングに影響を及ぼす可能性があるほか、水酸化カルシウム自体が表面に付着し、容易に除去できずにレジンの浸透を阻害すると考えられる。またFCの場合、象牙質コラーゲンの固定化によって象牙質の表面性状が変化し、接着に影響を及ぼしている可能性がある。いずれにせよ、薬剤の触れた象牙質に直接接着することによる影響は避けられない。したがって、薬剤の影響を回避するもっとも確実な方法は、象牙質表面をバーによって一層削除し、新鮮象牙質を露出させることである。

図11-12　各種根管貼薬剤がスーパーボンドC&Bの象牙質接着性に及ぼす影響。

ここに注目！
根管貼薬剤にも要注意!

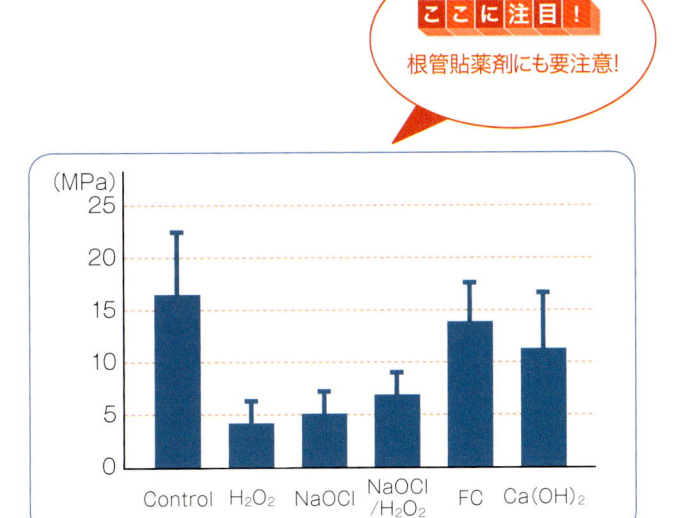

図11-13　アクセル液（サンメディカル）。
次亜塩素酸ナトリウムの作用を中和し、スーパーボンドC&Bの接着性を改善する効果がある。

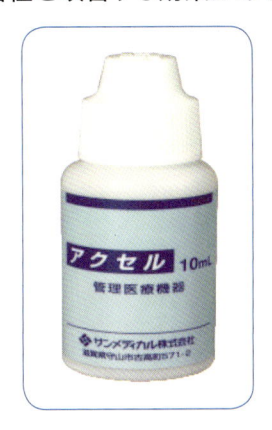

B 成功のための第2条件：接着材料の生体親和性

1 レジンセメントの親和性

歯周組織に親和性の高い
レジンセメントを選ぶことが重要 → 組織や炎症との関係で見る

1）生体親和性の重要性

垂直歯根破折の接着治療では、破折間隙を封鎖したレジンセメントが直接歯根膜や歯肉に接するため、レジンセメントの歯周組織に対する生体親和性がとくに重要である。

親和性の低いレジンセメントを垂直歯根破折の治療に用いると、歯肉や歯根膜に炎症が生じて、歯肉線維や歯根膜線維が消失し根吸収や骨吸収に発展したり、ポケット上皮の下方増殖が生じて、臨床的に歯肉の発赤、圧痛、違和感、咬合痛、深いポケットの形成、歯肉退縮などを起こす危険性がある。

破折歯根の治療では、いったん抜歯して口腔外で処置した後に再植を必要とする場合があるが、レジンセメントの親和性はとくに再植治療で重要となる。再植を行うと表面性根吸収、すなわち歯根膜がわずかに損傷を受けてセメント質に微小な吸収が生じるとされている[9]。通常の表面性吸収では、吸収窩にセメント質が新生して正常な組織に修復されるが、感染根管で象牙細管に汚染があると、セメント質の吸収により露出した象牙細管周囲に炎症が生じて、炎症性吸収が進行し歯根の喪失に発展する（図11-14）。

したがって、破折間隙を封鎖したレジンセメントが炎症を誘発すると、再植後に根吸収を誘発する危険性がある。

図11-14 表面性根吸収と炎症性根吸収。

再植するとセメント質に微小な吸収（表面性吸収）が生じる。通常はセメント質で修復されるが、象牙細管に汚染があると炎症が生じて根吸収（炎症性根吸収）が進行する。

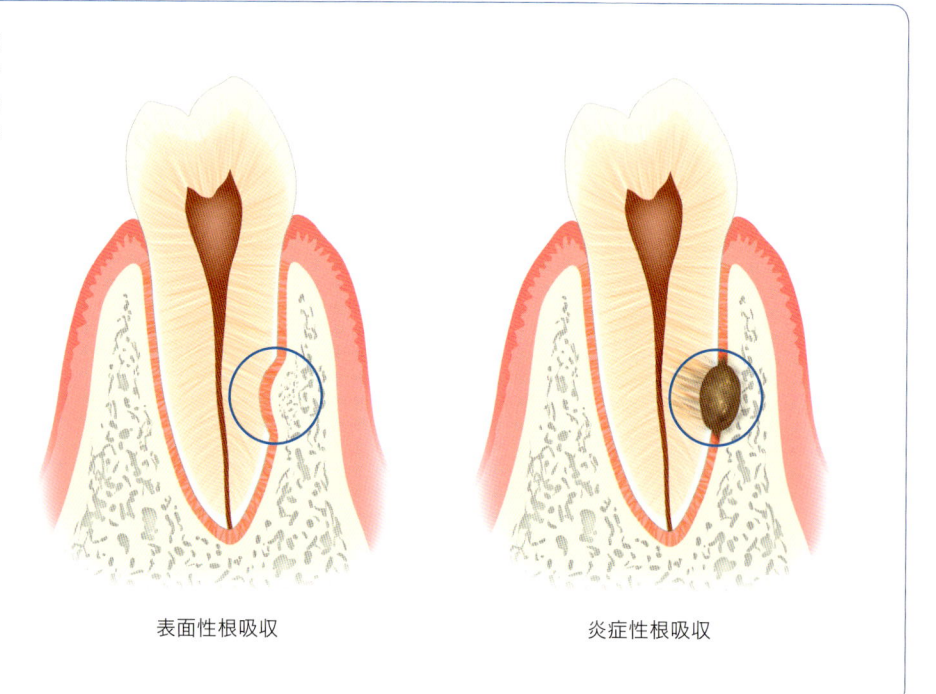

表面性根吸収　　　炎症性根吸収

2）レジンシステムの組成と生体親和性

レジンセメントにより炎症が生じる最大の原因は、未重合のレジンモノマーであるが、十分に硬化していれば、市販のレジンセメントはいずれも臨床的に許容できる親和性を有している。

しかし、重合率が低下すると硬化体からレジンモノマーが溶出して、細胞毒性を示す。このため、重合率が生体親和性の大きな鍵を握っている。

垂直破折歯根の治療では、レジンセメントは歯肉や歯根膜に触れた状態で重合しなければならないため、水が存在しても高い重合率が得られるレジンセメントを選択する必要がある。さらに、歯面処理材による歯根膜への化学的損傷も考慮する必要がある。

そこで垂直破折の接着治療の研究開始にあたっては、レジンセメントの歯周組織への傷害性の研究から開始した。1992年当時、垂直破折歯根の接着治療に応用できる可能性があり、接着性モノマー、マトリックスレジン、歯面処理材などが異なる4種のレジンセメント、スーパーボンド®（サンメディカル）、パナビア21®（クラレ）、インパーバデュアル®（松風）、ビスタイトレジンセメント®（トクソー）について検討を加えた各レジンセメントの主な成分と特性を表11-2にまとめた。

①歯根膜細胞への親和性が高いレジンセメントは何か

上記の4種類のレジンセメントを、メーカーの指示に従ってセルロイドストリップスで圧接しながら硬化させた後、表面にヒト歯根膜細胞を播種して培養を行い、各レジンセメント上に付着増殖した細胞数を計測した。その結果、スーパーボンド、インパーバデュアル、ビスタイトレジンセメントには細胞が付着して経時的に増殖したが、パナビア21上には細胞がまったく付着、増殖しなかった[10, 11]（図11-15、16）。

この実験結果から、スーパーボンド、ビスタイトレジンセメント、インパーバデュアルのレジンセメント硬化体は歯根膜細胞への親和性が高く、接着治療に使用できる可能性があると考えられた。

表11-2 各レジンセメントの組成。

	スーパーボンド	ビスタイトレジンセメント	インパーバデュアル	パナビア21
接着性モノマー	4META	MAC-10	4-MET	MDP
マトリックスレジン	PMMA	MEPP、NPDMA	UDMA、TEGDMA、HEMA	Bis-PEDMA
コンディショニング	クエン酸、塩化第二鉄	クエン酸		
プライミング		MAC-10、アルコール	4-MET、HEMA、カンファーキノン	MDP、HEMA、5-NMSA、アミン、スルフォン酸ナトリウム
重合形式	化学重合	デュアルキュア	デュアルキュア	化学重合
重合触媒	TBB	BPO、アミン、カンファーキノン	BPO、アミン、5-MSBA、カンファーキノン	BPO、アミン、スルフォン酸ナトリウム
その他				「オキシガードⅡ」ポリエチレングリコール、グリセリン、スルフォン酸ナトリウム

第2部　接着治療を成功に導くためのサイエンス

図11-15　レジンセメントへの歯根膜細胞の付着状態。

　スーパーボンド、ビスタイトレジンセメント、インパーバデュアルには歯根膜細胞が良好に付着した。

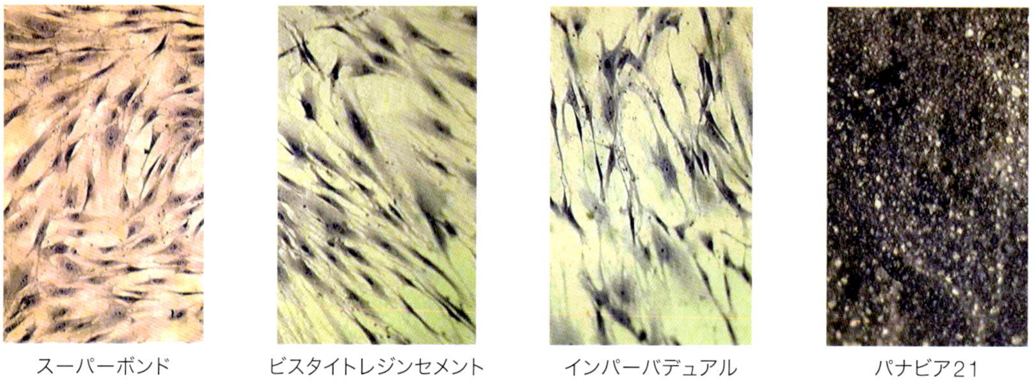

スーパーボンド　　　ビスタイトレジンセメント　　　インパーバデュアル　　　パナビア21

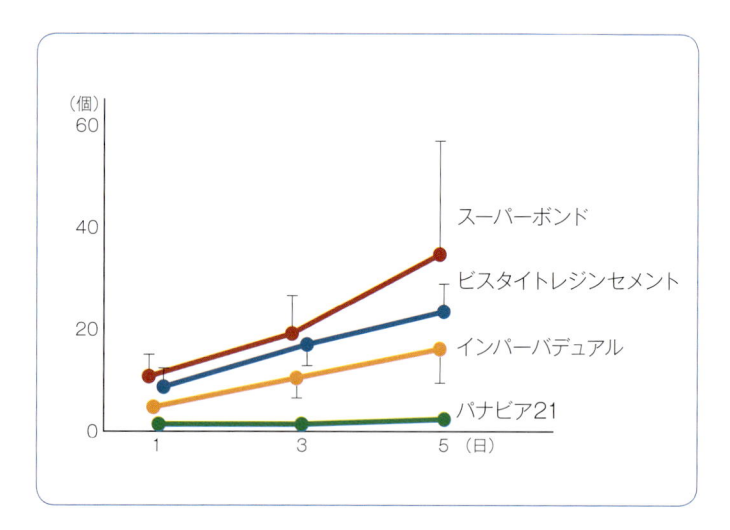

図11-16　レジンセメント上での歯根膜細胞増殖数。

　スーパーボンド、ビスタイトレジンセメント、インパーバデュアルには細胞が付着して経時的に増殖した。

②垂直破折歯根の接着・再植後の病理組織学的評価

垂直破折歯根の接着治療では、硬化したレジンセメントの影響だけでなく、歯面処理材やプライマーなどが歯根膜に化学的損傷を与えるほか、破折間隙に近接する歯根膜の水分が重合率を低下させるなど、多くの要因が影響すると考えられる。そこで破折歯根を接着して再植し、病理組織学的に評価を行った。

ネコの歯冠を切除、抜髄し、近遠心根を分割した後、抜歯した。抜歯した歯根をマイセルとマレットで垂直破折させ、前記の4つのレジンセメントを用い、メーカー指示に従って破折面の歯面処理を行ってレジンセメントを塗布、破折片を接着した。硬化後、余剰セメントを除去し、生理食塩水で十分に洗浄して再植、暫間固定を行った。抜歯から再植までの時間はいずれも10分程度であった。

4週後に未脱灰研磨標本を作製して、病理組織学的に観察した(**図11-17**)。その結果、スーパーボンドで接着した歯根は骨吸収や歯根吸収が少なく、治癒状態は垂直破折せずに再植のみを行ったコントロールと有意差がなかった。一方、インパーバデュアルとビスタイトレジンセメントで接着した歯根は、炎症による骨吸収と骨性癒着が多く認められ、パナビア21では骨吸収と根吸収が著しかった[11,12](**図11-18**)。

培養細胞の実験と異なり、インパーバデュアル、ビスタイトレジンセメントでも炎症が誘発されたのは、歯根膜に付着したプライマーが原因になっている可能性が高いこと、歯根膜が存在するところでは水分も豊富なため、水分による重合率の低下が起こっていたことが考えられる。さらにパナビア21では酸素を遮断して重合を開始するオキシガードが、洗浄するだけでは十分に除去されずに残存していた可能性もある。

一方、スーパーボンドの歯面処理材グリーンは10%クエン酸と3%塩化第2鉄溶液で強酸性であるが、処理時間が5秒と短いことから歯根膜の損傷が少ないと考えられ、さらにキャタリストにTBBを用いているため水分があっても高い重合率が得られたことから、良好な結果になったと考えられた。

図11-17 接着再植4週後の研磨標本。
スーパーボンドで接着した歯根は正常に近い歯周組織であったが、他のレジンセメントでは骨吸収や歯根吸収が見られた。

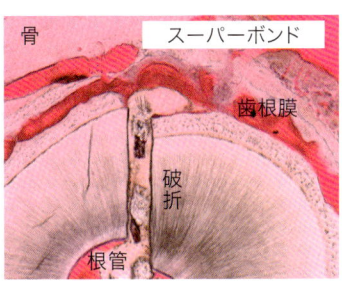

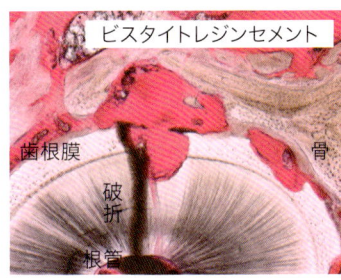

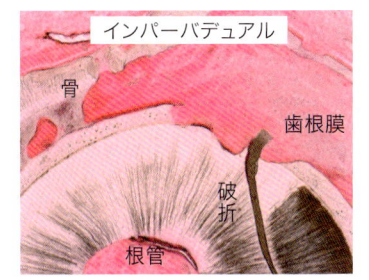

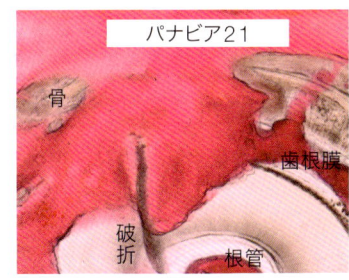

図11-18 接着再植後の歯根吸収率。
スーパーボンドで接着した歯根は、破折せずに再植のみを行ったコントロールと有意差がなかった。

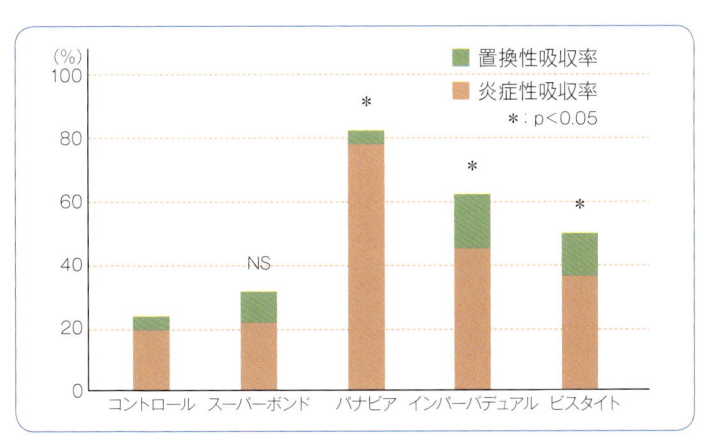

3）MMA系レジンセメントと炎症

スーパーボンドが優れた親和性を示した理由の1つとして、基本成分であるメチルメタクリレート（MMA）が、他のレジンセメントで使用されているモノマーと比較して、細胞毒性が低い可能性も考えられた。そこで、スーパーボンドと同様にMMAを主成分としているマルチボンドⅡ（トクヤマデンタル）を比較対象として、組織反応を調べた[13]。

まず、ラット背部皮下結合組織に各レジンセメントの前処理材を滴下した。スーパーボンドでは、歯面処理材グリーンを滴下して5秒後に水洗、乾燥し、マルチボンドⅡではセルフエッチングプライマーを滴下して20秒後に乾燥した。さらに、モノマー液とポリマー粉末を混和して滴下、ただちに縫合を行い、結合組織内で重合させた。さらに前処理を行わずに、各レジンのみを滴下した群を合わせて4群とし、1、2週後に病理組織学的に炎症状態を評価した。

その結果、4群ともリンパ球を主体とした炎症が生じ、形質細胞や多核巨細胞、毛細血管も観察された（図11-19）。しかし炎症の程度は、1、2週後ともにスーパーボンドがマルチボンドⅡに比較して有意に少なかった（図11-20）。とくにスーパーボンドでは2週後にはレジンと結合組織との界面に一層のリンパ球が散在するのみで、ほぼ正常な結合組織が接していた。しかし、セルフエッチングプライマーを使用したマルチボンドⅡでは広範囲に炎症性細胞浸潤が認められた。さらに、12週間にわたり観察した他の実験結果では、スーパーボンド周囲には多核巨細胞がわずかに観察されたのみで、他の炎症性細胞はほとんど見られなかった[14]（図11-21）。

これらの結果は、スーパーボンドはモノマー液とポリマー粉末の混和泥が軟組織に付着した状態で重合しても為害性は少ないこと、レジンの主成分は類似していても、わずかな組成の違いが組織反応に影響していることを示している。とくにレジンモノマーや有機溶剤などを含むセルフエッチングプライマーが組織に付着すると、初期の治癒に大きく影響すると考えられる。

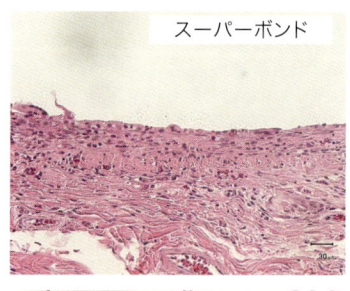

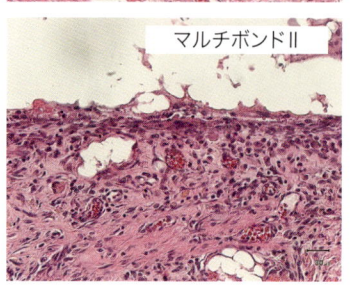

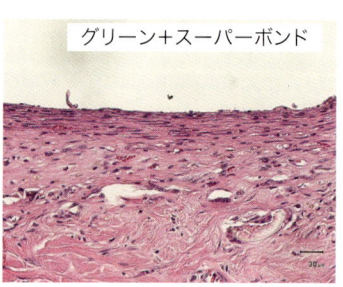

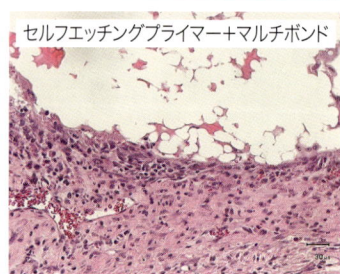

図11-19　スーパーボンドとマルチボンドⅡの結合組織への起炎性（1週後）。

　スーパーボンドは炎症が少ないが、マルチボンドⅡではリンパ球や巨細胞が多数みられる。

図11-20　炎症性細胞浸潤の範囲。

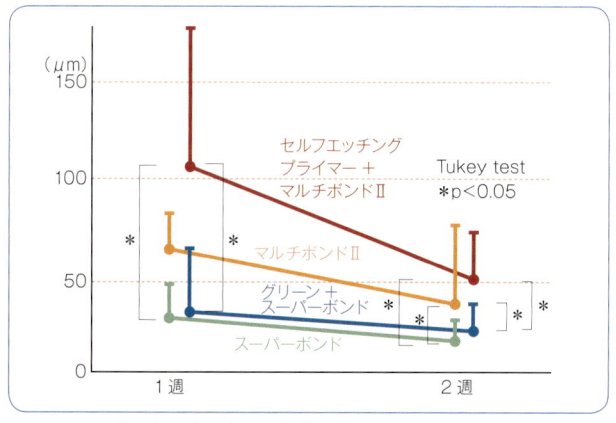

　スーパーボンドは歯面処理材グリーンの影響もほとんどないが、マルチボンドⅡはとくにプライマーを使用すると炎症が広範囲に出現する。

図11-21　スーパーボンドを結合組織内で硬化させた組織像（12週後）。

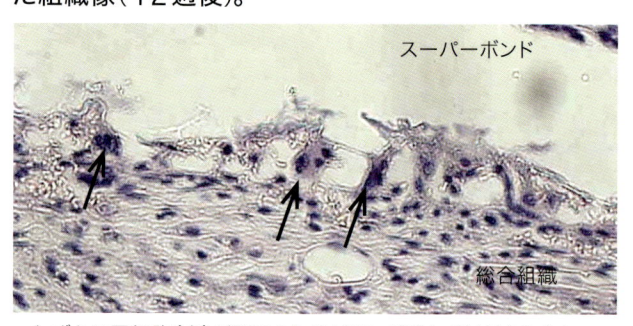

わずかに巨細胞（↑）が認められるがリンパ球などは見られない。

2 炎症を誘発しないスーパーボンドの使用法

活性化液による炎症の誘発、重合途中の血液浸潤の影響を考えることが大事 → **スーパーボンド活性化液の直接塗布は禁忌**

1) 活性化液による炎症誘発
①結合組織への起炎性

スーパーボンドで暫間固定やインレーの接着などを行う場合には、先に歯面に活性化液（モノマーとキャタリストの混和液）を塗布してから、活性化液とポリマー粉末の混和泥を歯面に塗布すると、レジンの流れがよくなり接着性が向上する。これを歯根破折の治療で行うと、歯根膜や歯肉結合組織にモノマーが接触することになり、炎症を誘発する危険性が高まると考えられる。

これを検証するため、スーパーボンドのモノマーとキャタリストを混和した活性化液をラットの皮下結合組織に滴下してただちに縫合し、病理組織学的に評価した。その結果、活性化液とポリマー粉末を混和して滴下した場合は炎症がきわめて軽度であったのに対し、活性化液単独ではリンパ球を中心とした炎症性細胞浸潤が見られた[11,14]（図11-22）。この結果から、スーパーボンドの活性化液には起炎性があり、直接組織に塗布するのは避けるべきであるといえる。

②歯根膜の反応

活性化液の起炎性について歯周組織で評価するために、髄床底を人工的に穿孔し、活性化液を穿孔部に塗布してからスーパーボンドで封鎖した場合と、活性化液を塗布しないで封鎖した場合とで、歯根膜の変化を病理組織学的に比較した。その結果、活性化液を穿孔部に塗布した場合、塗布しない場合と比較して、リンパ球を中心とした炎症が広範囲に出現し、破歯細胞による根吸収も観察された[15]（図11-23、24）。炎症は穿孔部に限局せず広範囲に生じ、根吸収を生じたことから、活性化液を直接歯根膜に塗布することは禁忌であることが明らかとなった。

図11-22　活性化液による炎症の誘発（2週後）。
総合組織内に活性化液を滴下すると（↕部）、限局的にリンパ球の浸潤が認められた。

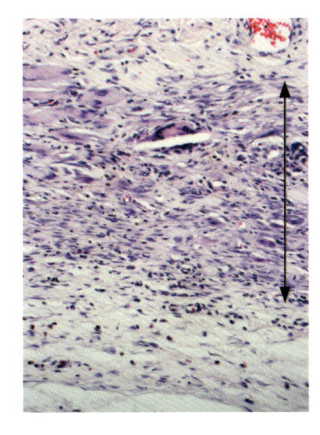

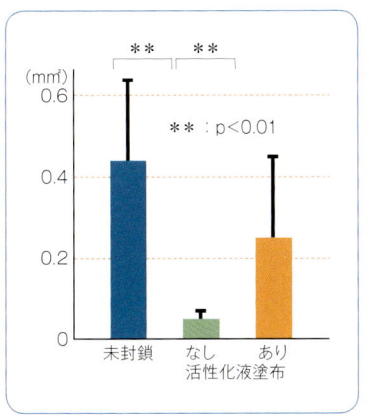

図11-24　活性化液塗布と炎症性細胞浸潤面積。
髄床底穿孔部に活性化液を塗布してスーパーボンドで封鎖すると広範囲に炎症が生じた。

図11-23　活性化液による歯根膜の炎症と根吸収（4週後）。

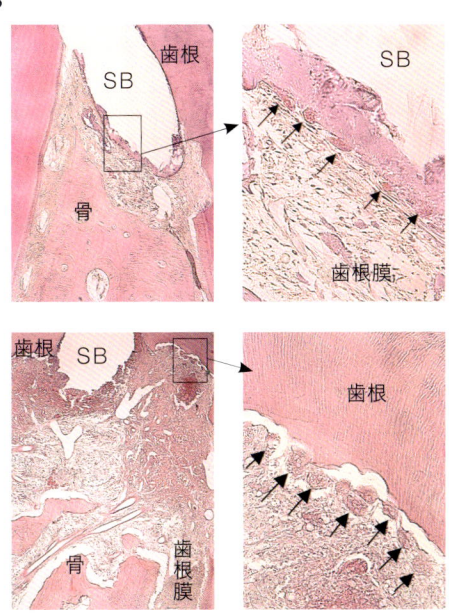

髄床底を穿孔してスーパーボンドで封鎖すると、歯根膜とのハイブリッド様の層を介してわずかに巨細胞が見られるのみで、リンパ球などはほとんど見られない（上段）。

活性化液（モノマーとキャタリストの混和液）を穿孔部に塗布してからスーパーボンドで接着すると、リンパ球が多数出現し破歯細胞による根吸収も見られた（下段）。

2）重合途中の血液浸潤の影響

破折歯根の接着では、スーパーボンドが直接歯根膜や歯肉に接触しながら重合したり、重合途中のスーパーボンドに血液が浸潤したりする。そこで重合時の血液に接触することによる重合への影響について検討した。

①培養歯根膜細胞を用いた評価

スーパーボンドをつぎの条件で重合させて試料とした。すなわち、①空気に開放した状態で硬化、②空気に開放した状態で硬化させた後に表面を一層研磨、③活性化液とポリマー粉末を混和後2秒で血液に浸漬して血液中で硬化、④同じく混和10秒後に血液に浸漬し硬化、の4条件である。

各試験片を洗浄した後、その表面に歯根膜細胞を播種、培養し、付着増殖した細胞数を計測した。その結果、スーパーボンドを空気に開放した状態で硬化させた場合、細胞は試料表面に付着したが増殖しなかった。一方、硬化した後に表面を一層研磨した場合、および活性化液とポリマー粉末を混和して2秒後または10秒後に血液に浸漬した場合には、スーパーボンド表面に付着した歯根膜細胞が経時的に増殖した[11]（**図11-25**）。

本研究で空気に開放して硬化させた試料表面で、付着細胞の増殖性が低かった原因として、表面の未重合層の存在が考えられる。一般にレジンが硬化する際、酸素が重合を阻害して表層には未重合層が形成されることが知られている。一方、血液でレジン表面を被覆した状態で重合させると、細胞の増殖性が向上したがこの理由として、スーパーボンドは多くの金属イオンで重合率が向上することが知られており、血液中のさまざまな無機イオンが重合率を高めた可能性や、血液が酸素を遮断するエアバリアーとして作用した可能性、さらにスーパーボンド表層が血液と混合して重合し、表面が血液成分で被覆されることで細胞の付着増殖が促進された可能性などが考えられた。

図11-25　スーパーボンド混和後の血液被覆までの時間と付着増殖細胞数。

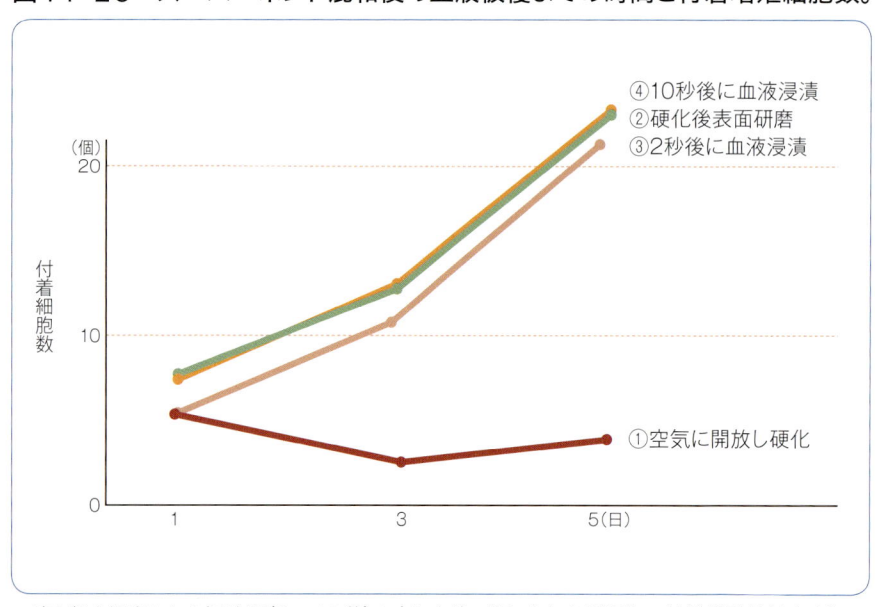

液と粉を混和したら短時間（2〜10秒）の内に血液で覆ったほうが細胞の付着増殖性は高くなる。硬化後に表面を一層研磨しても同様の効果がある。

②**病理組織学的評価**

さらに結合組織内での炎症反応を調べるため、つぎの3つの条件でスーパーボンドを硬化、結合組織内に移植した。①空気に開放して硬化させ、表面を研磨してから移植。②空気に開放して硬化させ、表面は研磨せずに移植。③モノマー液とポリマー粉末を混和してただちに結合組織に移植して組織内で硬化。

炎症性細胞浸潤の範囲を病理組織学的に評価した結果、1週後の標本では空気に開放して硬化させ表面を研磨しなかった試験片の周囲には、リンパ球を中心とする炎症性細胞浸潤が認められた[11,14]（**図11-26**）。一方、硬化後に表面を研磨した試験片では炎症は弱く、さらに結合組織内で硬化させた試験片では、炎症はほとんど認められなかった。2、4週後には各試験片とも炎症は、より消退したが、4週後も同様の傾向は認められた。

これらの結果から、スーパーボンドは表面が何に接触して硬化するかによって生体親和性が異なることが明らかとなった。とくに再植を伴う治療では、治癒の初期段階で炎症が惹起されると歯根吸収に発展する危険性があるので、重合時のレジン表面の状態には十分に配慮することが必要と考えられる。

図11-26a〜c　スーパーボンド重合時の表面条件と炎症。

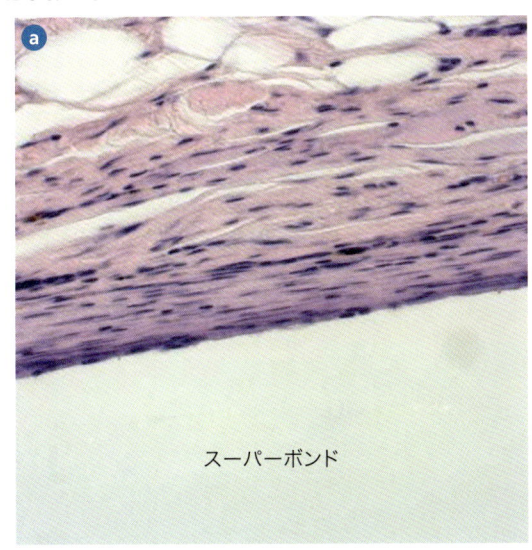

a　空気に開放して重合後に表面を研磨。

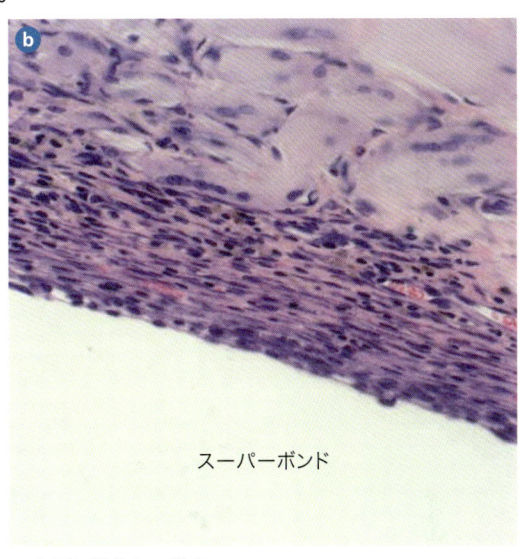

b　空気に開放して重合。

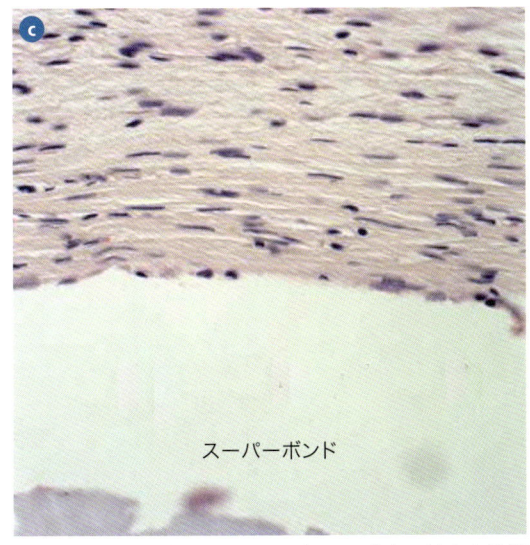

c　結合組織内で重合。スーパーボンドは空気に触れた状態で重合するより組織内で重合したほうが炎症が少ない。

③穿孔部封鎖時の止血に使用する材料と親和性→テルプラグを推奨

垂直歯根破折に伴い根尖孔が著しく開大していたり、穿孔を伴っていたりする症例では、出血や滲出液を完全に止めることが難しく、口腔内接着法が困難な場合がある。

このような場合、止血材を穿孔部や根尖孔に充填してから接着する方法が考えられる。しかし、止血材がレジンの重合を阻害すると、止血材が吸収された後にレジンの表面に未重合層が残存して炎症を誘発する危険性がある。

根尖部や穿孔部にMTAなど非接着材料を充填するためにInternal Matrix Techniqueを行うことがあるが、これは充填材が病巣内に溢出しないように、充填圧に対抗することが主目的であるため、ハイドロキシアパタイトなど硬い材料を填塞する。しかしスーパーボンドは流動性が高く、圧をかけなくても高い封鎖性が得られるので、血液や肉芽組織があれば骨吸収部にスーパーボンドが溢出する心配はない。したがって、被着面への血液汚染対策が主な目的となることから、止血性がよく生体親和性と操作性に優れるスポンジ状の吸収性止血材のほうが利点が多い[16]。

そこで、コラーゲン製剤のテルプラグ（オリンパステルモバイオマテリアル）とセルロール製剤のサージセル・アブソーバブル・ヘモスタット（ジョンソン・エンド・ジョンソン）を用いて病理組織学的に比較検討を行った。

各止血材に血液を含浸させてエアドライしたものと、血液を含浸しないものを用意し、それぞれにスーパーボンドの混和泥を滴下して重合させ、皮下結合組織に埋植して、1、3、6週後に組織標本を作製し、病理組織学的に評価した。止血材がすべて吸収された後のレジンと結合組織界面付近の炎症状態を評価すると、テルプラグを用いた場合はリンパ球がわずかに認められたのみであった[17]（図11-27）。しかし、サージセルを用いた場合は止血材の吸収後もリンパ球が残存していた（図11-28）。また、止血材にスーパーボンドを滴下させる際に、乾燥状態より血液が含浸していたほうが炎症はわずかに少なかった（図11-29）。したがって、止血材を併用するのであればテルプラグがよいと考えられる。

なお、この実験に用いたテルプラグは、抜歯窩の止血に用いられるテルプラグ（オリンパステルモバイオマテリアル）（図11-30）と形状が異なるのみで、構造や成分は同一である。

図11-27 スーパーボンドとテルプラグの反応。

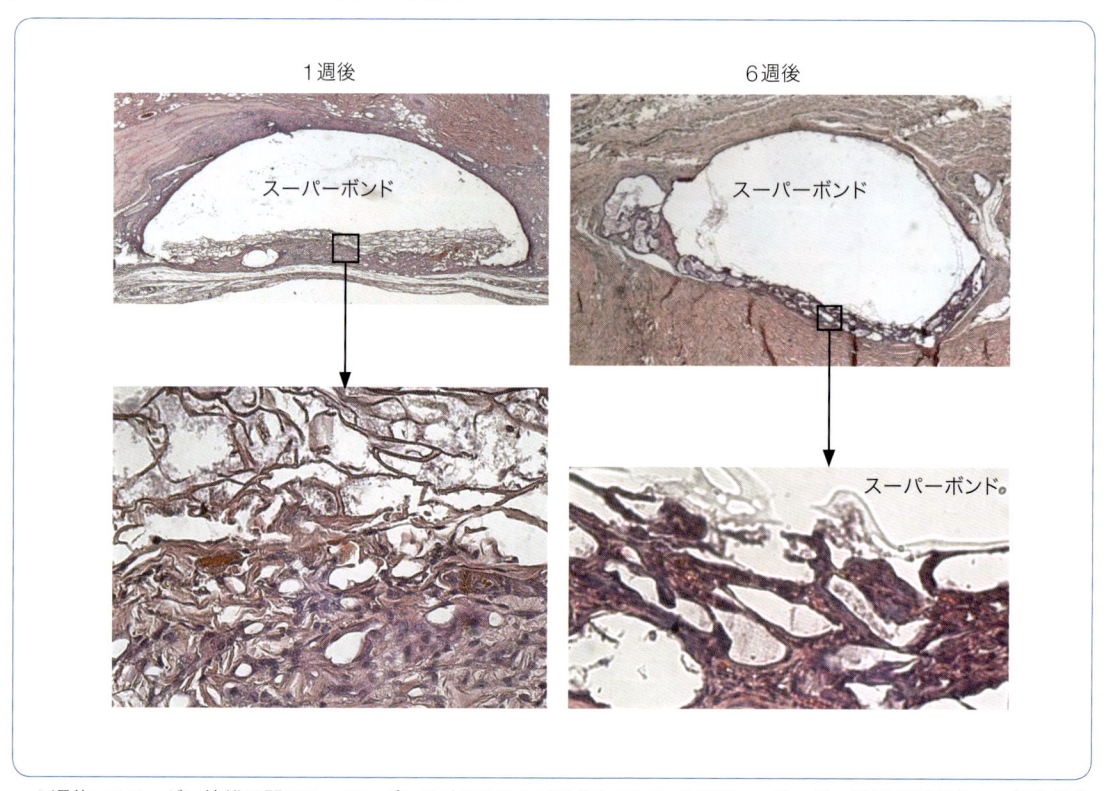

1週後、コラーゲン線維の間にスーパーボンドが入り込んで硬化している。6週後、コラーゲン線維が吸収されて結合組織に置換されているが炎症はほとんどない。

図11-28 スーパーボンドとサージセルの反応。

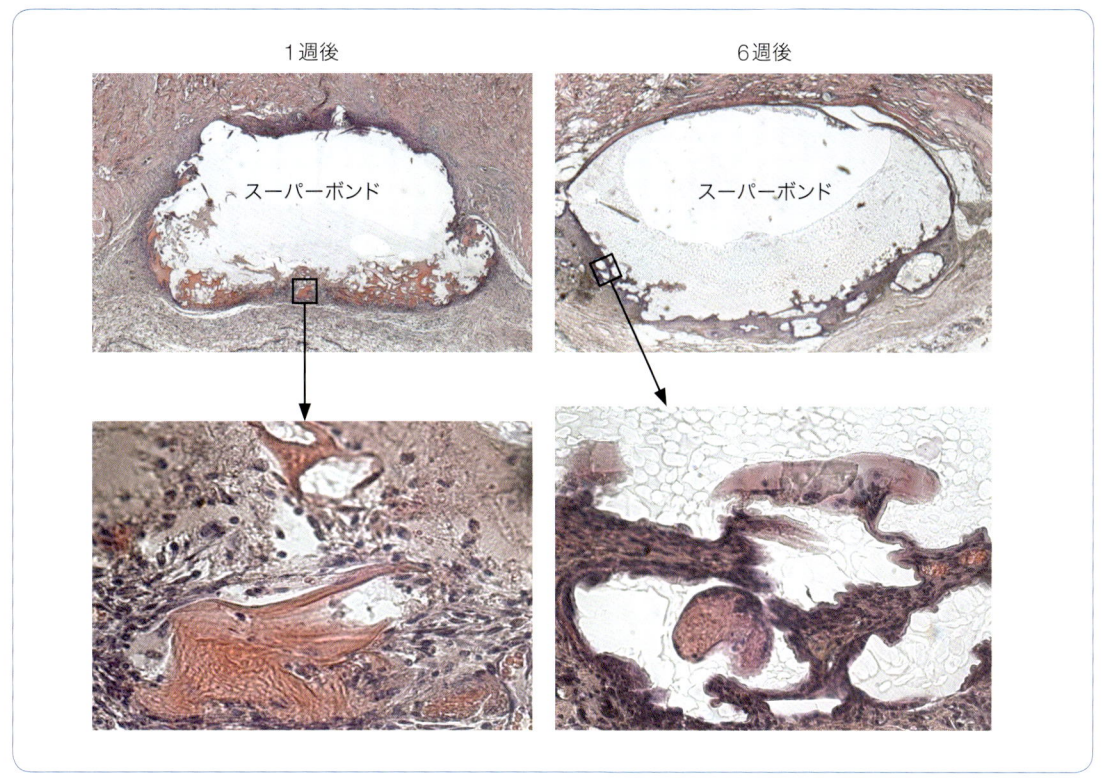

1週後、サージセルの周囲には炎症が見られる。6週後、サージセル吸収後のスーパーボンド表面にはわずかにリンパ球が認められる。

図11-29 スーパーボンドと止血材を併用した場合の炎症状態。

止血材が完全に吸収した後の炎症もテルプラグを使用したほうが少ない。

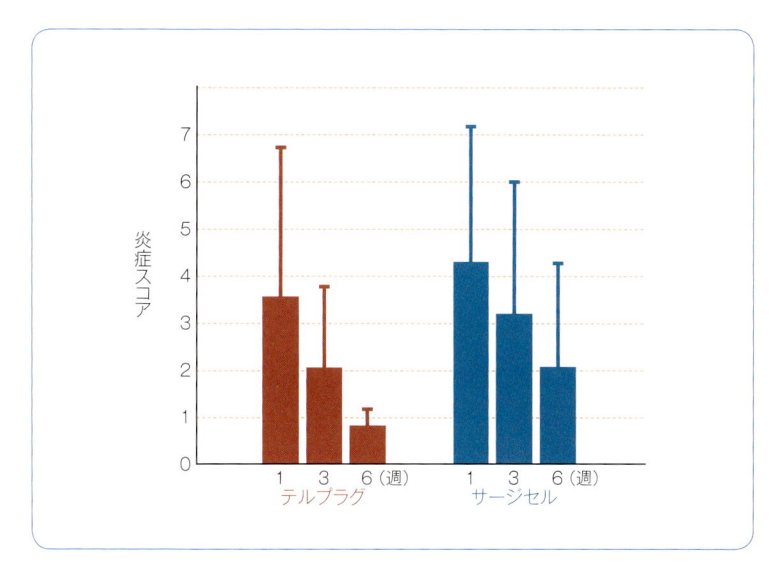

図11-30 テルプラグ（オリンパステルモバイオマテリアル）。

スポンジ状のコラーゲン製剤で、2種類のコラーゲンから作製されており、骨への置換性にも優れている。

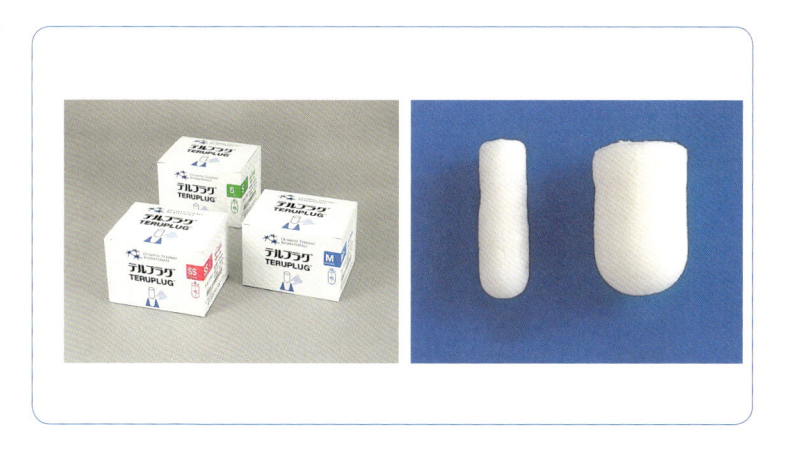

3 スーパーボンドと歯周組織

ポケット上皮、歯根膜、骨の3点から考える → それらへの影響を知ってスーパーボンドを使用しよう

1）ポケット上皮の下方増殖への影響

スーパーボンドの生体親和性がよいとはいっても、スーパーボンド上にセメント質が形成されて正常な歯周組織が再生されるわけではない。むしろスーパーボンド上にはポケット上皮が増殖しやすいことから、その増殖量とスーパーボンドの幅との関係を調べた。

ビーグル犬の歯槽骨を切除、頬側歯根を露出させて、歯頸部から歯槽骨頂部まで歯根に窩洞を形成してスーパーボンドを充填し、硬化後余剰レジンを除去、フラップを縫合、4，8週後に組織学的に評価した。その結果、歯頸部付近では、スーパーボンドの表面に上皮組織、周囲の歯根には結合組織が付着しており（**図11-31**）、骨欠損底部付近では、スーパーボンド表面は結合組織で被包化されていた。スーパーボンド（窩洞）の幅とポケット上皮の下方増殖量を比較すると、スーパーボンドの幅が広いほどポケット上皮は根尖側に増殖していた[18]（**図11-32**）。さらに、幅が狭くなるほどポケット探針先端の位置とポケット上皮の位置との差が大きくなることが明らかとなった。

この実験結果から、歯根表面に露出するスーパーボンドの幅はできるだけ狭くしておくことが重要であるとともに、破折間隙を封鎖したスーパーボンドに沿って、きわめて幅の狭いポケット上皮が下方増殖する可能性があること、術後のプロービングでポケット上皮の最根尖側の位置を把握するのは難しいことが明らかになった。このことは、破折歯根の接着方法を決めるうえで重要なだけでなく、メインテナンス時にも考慮しておかなければならないことである（**第1部CHAPTER9「メインテナンス」参照**）。

図11-31　スーパーボンドとポケット上皮（4, 8週後）。

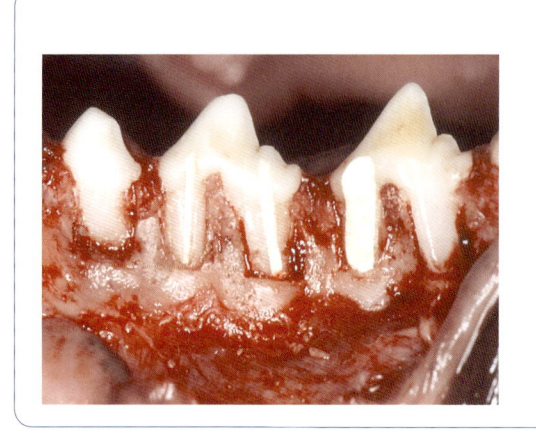

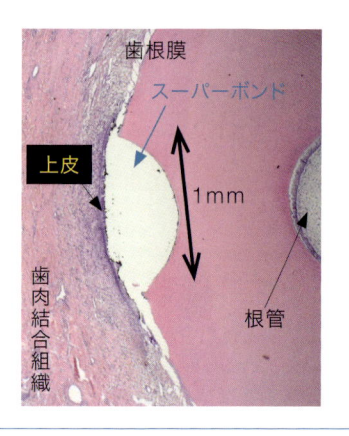

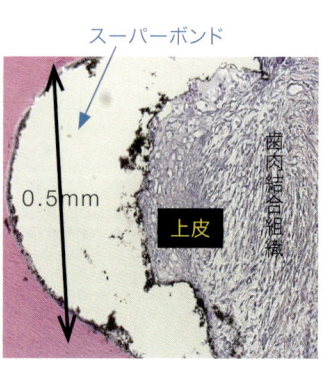

歯根に幅を変えてスーパーボンドを充填し、フラップを縫合した。スーパーボンドに接する部位のみ上皮細胞がみられる。

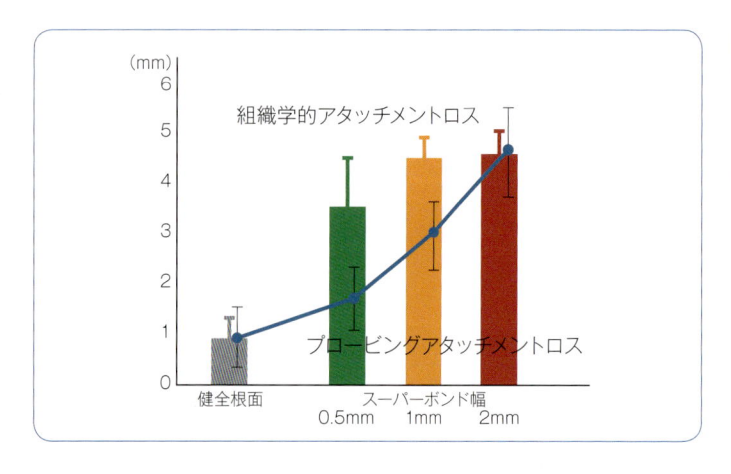

図11-32　スーパーボンドの幅とアタッチメントロス。

スーパーボンドの幅が広くなるほど上皮の下方増殖が大きくなる。また、スーパーボンドの幅が狭いほどポケットプローブ先端はポケット上皮の最根尖側まで届きにくくなる。

2）歯根膜への親和性

　活性化液を先に歯根膜に塗布すると炎症が強く生じるが、活性化液とポリマー粉末を混和したスーパーボンドであれば、歯根膜に触れながら硬化した場合でも、硬化後に表面を一層研磨してその上に歯根膜が増殖した場合でも、炎症が生じることはなかった（**第2部CHAPTER11B（2）「炎症を誘発しないスーパーボンドの使用法」参照**）。

　一方、破折歯根を抜歯して接着する場合には、口腔外では歯根膜の血流が途絶えているうえに、エアブローにより水分も飛ばしているため、スーパーボンドが付着して硬化すると、血流のある組織にスーパーボンドが触れた場合とは異なる反応を示す可能性がある。

　破折歯根を抜歯して、スーパーボンドで接着し、硬化後に余剰レジンを除去、研磨して再植した実験では、歯根膜の一部にヘマトキシリンに染色され歯根膜とは構造の異なる層がみられることがあった[19]（**図11-33**）。これは井上ら[20]が提唱した歯髄とのハイブリッドと同様に、歯根膜とスーパーボンドが混合して硬化した可能性が考えられる。その実態は明らかではないが、周囲にリンパ球など炎症性細胞が出現することはほとんどなく、長期間吸収されずに存在することから、親和性は高いものと思われる。

　この実験で、破折歯根を接着する際に余剰のスーパーボンドが歯根膜に広範囲に付着していたが、このような構造が残存していたのはごく一部で、治癒にはほとんど影響しないと考えられる。

図11-33　垂直破折歯根を抜歯して接着、再植後の歯周組織（8週後）。

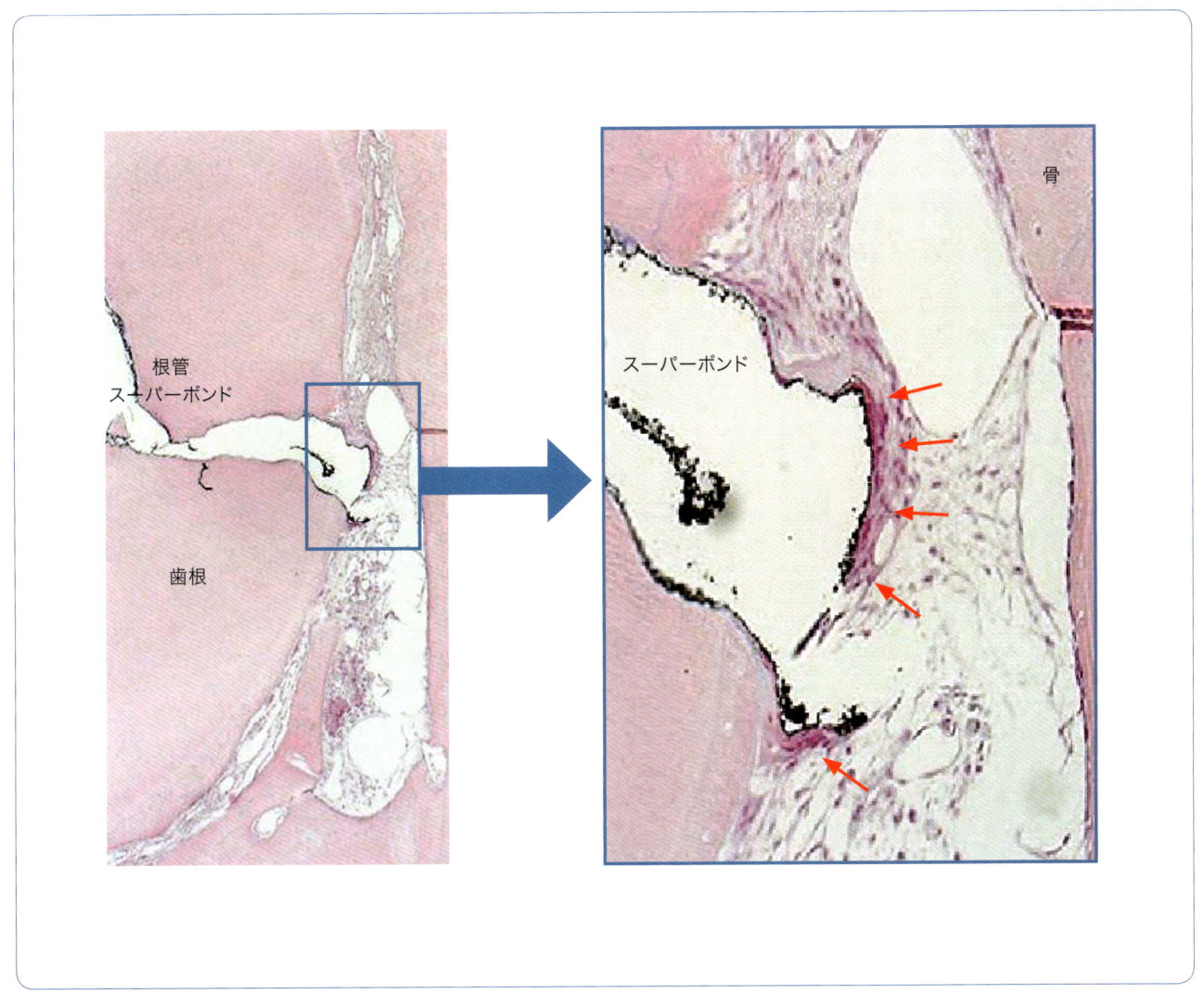

スーパーボンドと歯根膜の界面にはヘマトキシリンに染色される層（←）がわずかに観察され、歯根膜とスーパーボンドのハイブリッド層と考えられたが、周囲に炎症が生じることはない。

3）骨への親和性

スーパーボンドは象牙質にすぐれた接着性を示すが、象牙質と同様にコラーゲンとハイドロキシアパタイトの複合体である骨にも良好に接着する。

ラット頭蓋骨を歯面処理材グリーンで5秒間処理後、水洗、乾燥してスーパーボンドを接着、組織学的に評価を行った。その結果、SEM、TEMで象牙質と同様にハイブリッドを形成して接着しており（**図11-34**）、1年経過してもスーパーボンドと骨の間には結合組織の侵入は見られず（**図11-35**）、スーパーボンドが接着した骨が周囲から分離される兆候もなく、正常なリモデリングが行われていた[21]。さらに、スーパーボンド表面は頭蓋骨から増殖した骨で一部が被覆されていた。

本実験は歯根破折の治療に直接関係するものではないが、スーパーボンドは骨にも高い親和性があることから、フラップを開いて破折線を接着するような場合に、周囲の骨にスーパーボンドが接着しても骨への傷害を心配する必要はないと考えられる。

図11-34 スーパーボンドと骨との界面の構造。

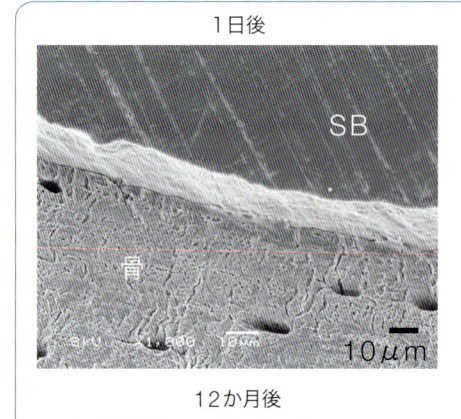

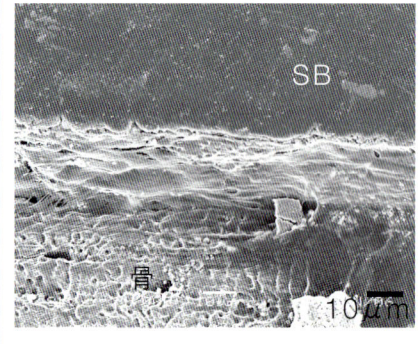

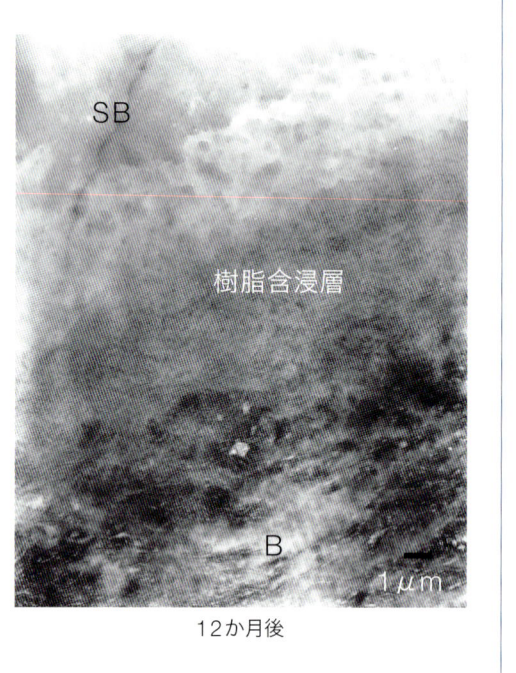

SEM（左）とTEM（右）でハイブリッドが確認できる。12か月経過してもハイブリッドに変化はない。

図11-35 スーパーボンドの骨への影響。

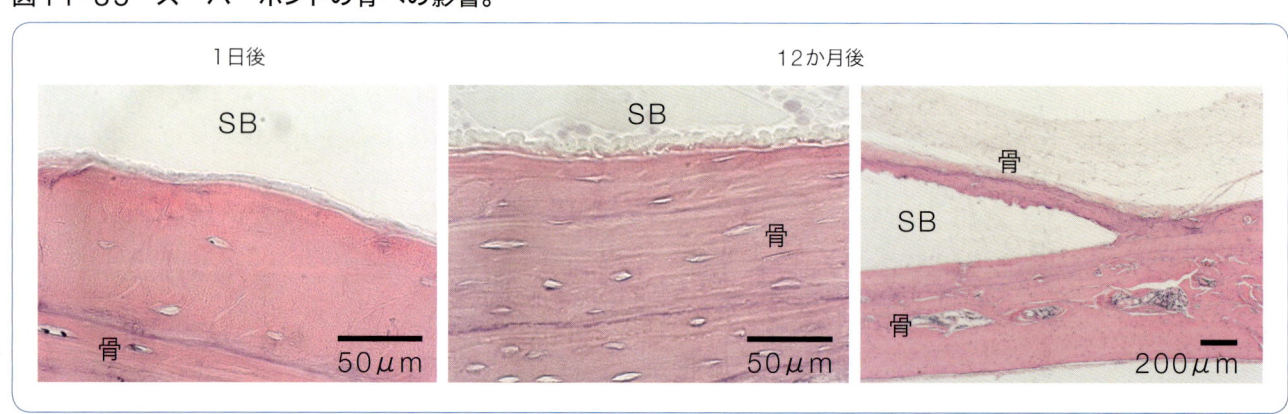

ラット頭蓋骨にスーパーボンド（SB）を接着。12か月後も1日後と同様にスーパーボンドと骨は直接接しており、骨が壊死して分離する様子はまったく見られず、さらにスーパーボンド表面は増殖した骨で被覆されていた。

CHAPTER 12

スーパーボンドを使いこなすためのサイエンス

- ポリマー粉末とモノマー液の選択、粉液比、温度コントロールが操作性と流動性、接着力、物性に影響し、治療成績を左右する。

A 表面処理材の重要ポイント

1 各種表面処理材の特徴

> レッドと高粘度レッドはエナメル質、グリーンと高粘度グリーンは象牙質 → 症例に応じて選択、ティースプライマーは水洗不要

スーパーボンドの表面処理材には、レッド、高粘度レッド、グリーン、高粘度グリーン、さらにティースプライマーの5種類がある（図12-1）。

レッドは65％リン酸、高粘度レッドは20％リン酸で、エナメル質のエッチング専用である。垂直歯根破折の治療でエナメルエッチングを行うのは、再植後の暫間固定の時のみであり、症例に応じて使いやすいほうを使用すればよいが、暫間固定には流動性の低い高粘度レッドが使いやすい。30秒間エナメル質に塗布後、十分に水洗、乾燥を行う。

グリーンと高粘度グリーンはいずれも10％クエン酸、3％塩化第二鉄溶液で、象牙質面に使用する。処理時間は5～10秒で、水洗、乾燥を行う。処理時間がきわめて短時間で水洗してしまうことから、歯根膜や歯肉に付着してもほとんど影響はない。象牙質の処理時間は発売当初30秒とされていたが、その後5～10秒でも効果が同様であることから処理時間が短縮された。したがって、10秒以上経過するとただちに接着力が低下しはじめるわけではない。グリーンと高粘度グリーンは流動性の違いだけである。高粘度グリーンは不必要な部位へのエッチングが避けられるので、通常のポストやインレーなどの接着にはよい半面、微細な凹凸には流れにくいので、垂直破折の破折間隙を確実に処理するためにはグリーンを使用したほうがよい。表面処理材グリーンは、口腔内接着法ではシリンジを用いて根管洗浄の要領で根管内に注入することが、もっとも確実に破折間隙を処理できると考えている。また、再治療法ではSサイズの筆で破折線に塗布する方法、口腔外接着法ではスポンジまたはLサイズの筆で塗布する方法が、効率的かつ確実な方法である。

ティースプライマーはエナメル質、象牙質、いずれに用いてもよく、20秒間塗布した後にエアブローする。間違っても水洗してはならない。エナメル質や象牙質への接着は表面処理材レッドやグリーンを使用した場合と同等以上であり、エナメル質と象牙質が混在している歯面や、冷気痛があって水洗、乾燥に痛みを訴える場合は便利である。暫間固定に使用した経験では、表面処理材レッドやグリーンを使用した場合より耐久性にすぐれているという印象がある。

しかし、ティースプライマーの成分であるレジンモノマーやアセトンは、他の接着システムのプライマー同様、生体組織には炎症を誘発すると考えられるので、歯根膜や歯肉、結合組織に付着する場面での使用は控えるべきである。

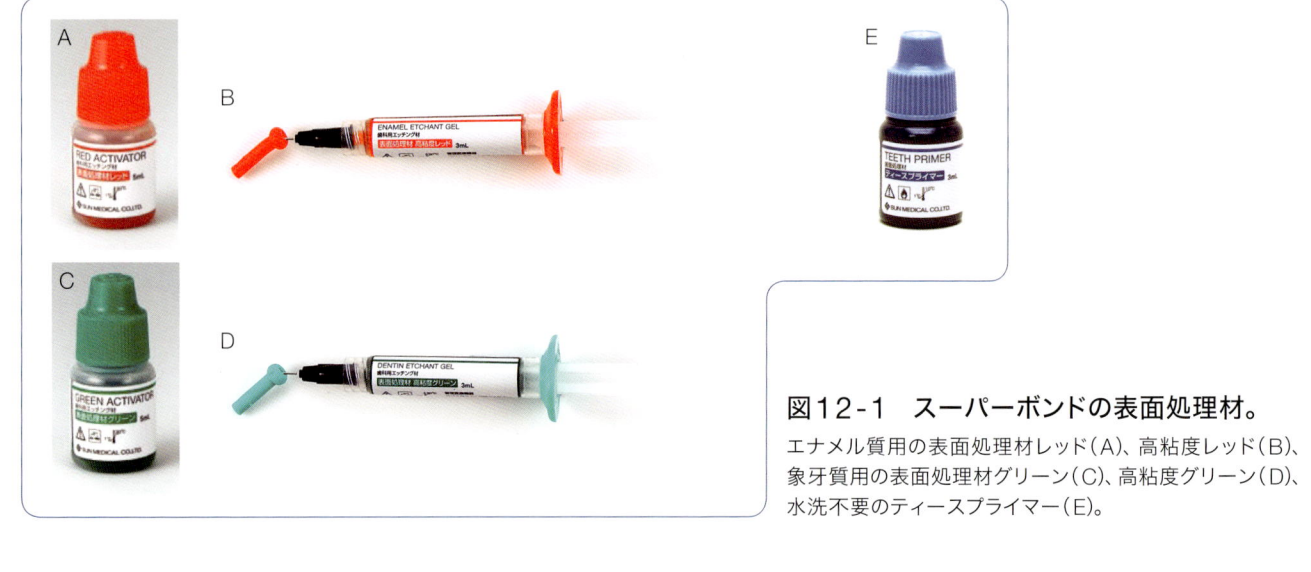

図12-1 スーパーボンドの表面処理材。
エナメル質用の表面処理材レッド（A）、高粘度レッド（B）、象牙質用の表面処理材グリーン（C）、高粘度グリーン（D）、水洗不要のティースプライマー（E）。

B スーパーボンドモノマーとクイックモノマーの重要ポイント

1 クイックモノマーの特徴

| 操作時間は変わらず硬化時間が大きく短縮されたクイックモノマー | → | 生体親和性にはほとんど差がないので、クイックモノマーが使いやすい |

スーパーボンドのモノマー液に、従来の製品に加えて、クイックモノマーが追加市販された（**図12-2**）。

クイックモノマーは旧来のモノマーに2官能性モノマーがわずかに添加されただけで基本的性質に大きな違いはないが、操作時間はほとんど差がなく硬化時間だけが大きく短縮された。

37℃においてモノマー液4滴、キャタリスト1滴、ポリマー粉末クリア1杯を混和法で使用した場合の硬化時間は、従来のモノマーで7分30秒、クイックモノマーで4分30秒となっている。

補綴物の接着など、早く硬化してほしい場合にはクイックモノマーが良く、根管充填など、根管壁からゆっくり硬化してコントラクションギャップの発生を少しでも緩和したい場合などは、従来のモノマーを使用するとよいのかもしれないが、ギャップの発生にどの程度の差が生じるかは不明である。垂直歯根破折の治療では、いずれの場面においても硬化時間の早いクイックモノマーのほうが使いやすい。

図12-2 スーパーボンドモノマー液とクイックモノマー液。

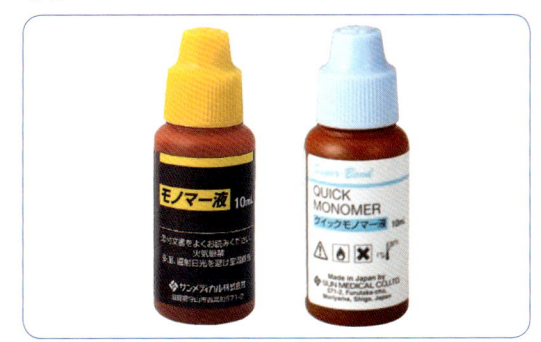

クイックモノマー液は従来からあるモノマー液に2官能性モノマーをわずかに加えて、操作時間を変えずに硬化時間を短縮したものである。

2 病理組織学的比較から

クイックモノマーは旧来のモノマーに2官能性モノマーがわずかに添加されただけであるが、わずかな成分の違いが組織反応に影響を与える可能性があることから、病理組織学的に比較を行った。

その結果、1週後の組織標本では、クイックモノマーのほうがリンパ球の浸潤はわずかに多かったが、臨床的には違いを検出できるレベルではないと考えられた。2週後には病理組織学的にも差を判別できないレベルであった（**図12-3**）。

したがって、いずれのモノマー液を使用しても生体親和性にはほとんど差がなく、硬化時間が異なるだけと考えてよいと思われる。

図12-3 スーパーボンドモノマーとクイックモノマーの組織反応の違い。

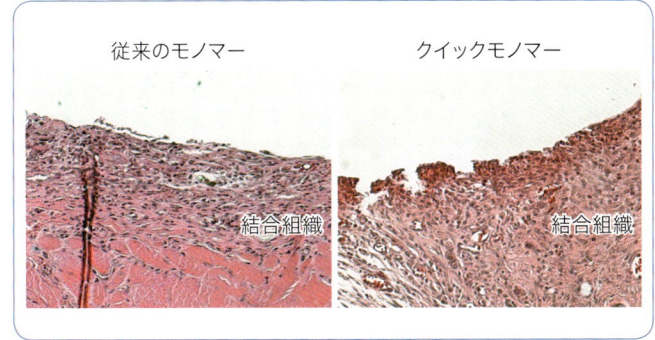

モノマー液4滴、キャタリスト1滴、ポリマー粉末（クリア）1杯を混和してラット背部皮下に埋植し1週後。クイックモノマーのほうが、リンパ球の出現がわずかに増加するが、臨床的に意義のある差ではないと思われる。

C ポリマー粉末と使用法の重要ポイント

1 特徴

現在市販されているスーパーボンドのポリマー粉末は12種 → どれも基本的特性に差はない。違いは操作時間、接着力、硬化後の物性、エックス線造影性

現在市販されているスーパーボンドのポリマー粉末は、クリア、アイボリー、ティースカラー、オペークピンク、オペークアイボリー、ラジオペーク、混和クリア、混和ティースカラー、混和ラジオペーク、筆積クリア、筆積F3、（図12-4）、さらにスーパーボンド根充シーラーがある（図12-5）。基本的な成分はPMMAで、造影性を付与するために酸化ジルコニウムが添加されていたり、色をつけるために顔料が混和されていたりする。

各粉末とも基本的な特性はいずれも大きくは変わらないが、操作時間、接着力、硬化後の物性などがやや異なっている。

①クリア

硬化すると透明になる。暫間固定や矯正装置の接着に用いられるほか、重合が始まると急速に硬化が進むため、血液が浸入しやすい穿孔部の封鎖、根尖切除術時のroot-end sealingに用いる。接着力が大きく硬化が速いことから、ポストの接着に用いることもある。筆積法でも混和法でも使用でき、混和法で使用する場合はダッペンディッシュの冷却と、流動性を確保するためにポリマー粉末を3/4に減量することが必須である。

②混和クリア

混和法専用のクリア粉末で、25℃以下であれば冷却ディッシュは不要である。硬化すると透明になるので、セメントの色が審美的に障害となる補綴物の接着に適しているほか、ポストの接着にもよい。流動性が高いのでポリマー粉末量を減量する必要はなく、クリア粉末を3/4に減量した場合に比較して硬化時間は早い。

③筆積クリア

筆積法専用のポリマー粉末で、筆に大きなレジンの玉をつくりやすいため、暫間固定での操作性はクリアよりすぐれている。しかし混和法で用いようとすると流動性が悪いので、筆積専用と考えるべきである。垂直破折の治療では、再植後の暫間固定を筆積法で行う場合に用いる。

図12-4 スーパーボンドポリマー粉末の基本構成。

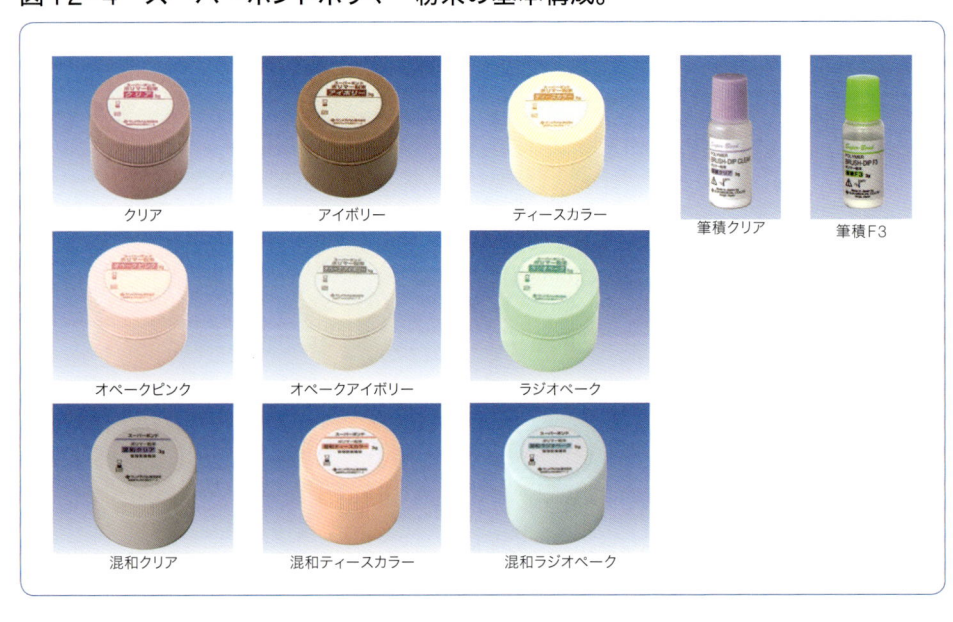

図12-5 スーパーボンド根充シーラー粉末。

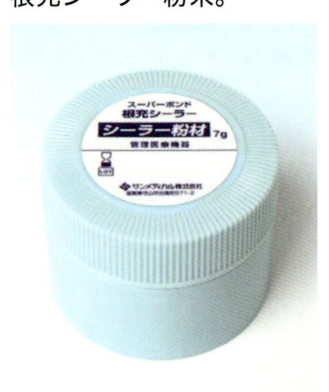

④筆積F3

筆積クリアにフッ化ナトリウムを配合したもので、硬化したスーパーボンドからフッ素イオンが徐放される。暫間固定に用いた場合にう蝕の発生が抑制されることを期待しているが、垂直歯根破折の治療では長期間暫間固定することはなく、使用する機会は少ない。

⑤ティースカラー

歯冠色A3のポリマー粉末で、インレーやクラウンなどの接着に用いる。遮蔽性はないので、背景の歯冠色を反映して、セメントラインが露出しても審美性を損なわない。混和法で使用する場合はダッペンディッシュの冷却が必須で、ポリマー粉末を3/4に減量して用いる。

⑥混和ティースカラー

ティースカラーと同様、インレーやクラウンなどの接着に用いる。特性は混和クリアと同様で、25℃以下であればダッペンディッシュの冷却は不要であり、ポリマー粉末は定量でよい。垂直歯根破折の治療では、口腔内接着法や口腔外接着再植後のポスト接着に用いる。

⑦アイボリー

歯冠色A1のポリマー粉末で、クリアとティースカラーの中間的な存在である。垂直歯根破折の治療で使用する場面はほとんどない。

⑧オペークアイボリー

遮蔽性があり、前装冠の修理に用いたり、硬化すると白くなり、余剰レジンを除去しやすくなるため、ポストの接着に用いる。混和法で使用する場合はダッペンディッシュの冷却が必須である。硬化後のレジンの視認性にもすぐれていて、余剰レジンを除去しやすいことから、口腔外接着再植法で用いる。ポリマー粉末を定量で混和すると、破折片を接着しやすい流動性が得られる。

⑨オペークピンク

金属遮蔽性があり、硬化するとピンクになる。金属床の修理などに用いる。垂直歯根破折の治療で使用する場面はない。

⑩ラジオペーク

エックス線造影性と金属遮蔽性があり、硬化すると白くなり、エックス線写真で不透過像となる。深いう蝕の裏層、root-end sealing、ポストの接着などに用いることがあるが、垂直歯根破折治療で使用する場面はない。

⑪混和ラジオペーク

ラジオペークと同様、エックス線造影性と金属遮蔽性がある。25℃以下であればダッペンディッシュの冷却は不要であり、口腔内接着法でのポスト接着に混和法で用いる。また、レジンの視認性に優れるため口腔内接着後の再治療法で破折間隙の封鎖に使用すると余剰レジンが除去しやすい。造影性を付与するため酸化ジルコニウムが含まれており、超音波スケーラーで切削すると黒くなるので、再治療を予定している場合は口腔内接着法に使用しないほうがよい。

⑫根充シーラー

根管充填用シーラーであるが、基本的な成分はラジオペークに類似している。造影性を有する酸化ジルコニウムを多量に含むため、エックス線造影性はラジオペークより高いが、硬化後の強度がやや低く応力が加わるポストの接着には不向きで、さらに硬化時間も極端に長いので（**図12-15**）、根管充填用専用と考えたほうがよい。

2 混和法と筆積法を使い分ける

> スーパーボンドは混和法と筆積法の両方が使用可能 → **操作上、必要となる流動性に応じて選択**

1) 2種類の方法で使用可能

　スーパーボンドは粉と液を混和して用いる混和法と、粉と液を別々にディッシュにとり、液を浸漬した筆先に粉を浸潤させて用いる筆積法の両方で使用できる。これは他のレジンセメントにはない大きな特徴である。

　狭い破折間隙を確実に接着したい場合や、多量のレジンを短時間で破折面や根管内に移送したい場合には混和法がよいが、暫間固定など流動性が低く、硬化も早いほうがよい場合には筆積法がよい。流動性を下げるためにはポリマー粉末を多くすることが必要であるが、混和法でポリマー粉末を多くすると操作時間が短くなって、短時間のうちに糸引き状態となってしまう。筆積法では、モノマー液にキャタリストを混和してからキャタリストの活性がある5分程度が使用可能時間で、この間であれば粉液比を自在に調整して使用できる。

　筆積法では筆先に十分なモノマー液を浸漬し、筆先の先端1mm程度にポリマー粉末を付着させるように用いると、程よい粉液比のレジン塊が筆先に作れる。しかし筆積法は、筆先にとるポリマー粉末の量が多すぎると流れが悪く、少なすぎるとモノマー液が周囲に拡散してしまうため、多すぎても少なすぎても接着が十分に得られなくなり、熟練を要する使用法とも言える(**図12-6**)。したがって、使用量は少なくても適度な流動性が必要な場合には混和法がよい。

　また、筆積法に使用する筆先の太さは、筆先に作りたいレジンの塊の大きさで選択する。一度に大きなレジン塊を作りたければ太い筆を用い、小さい塊がほしい場合には細い筆先を用いる。

図12-6　筆積法の適切な粉液比(左)とポリマー粉末過剰な状態(右)。

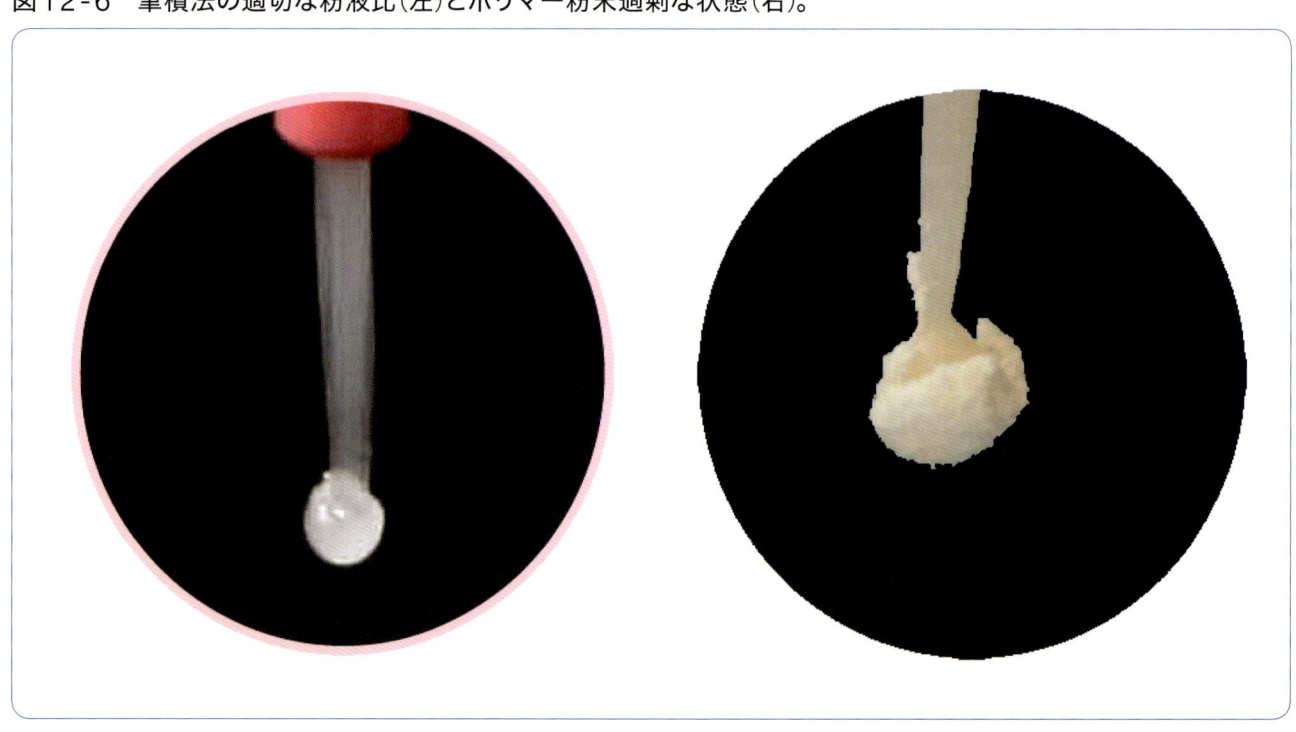

3 温度コントロール

> スーパーボンドの反応速度は温度の影響を受ける → ディッシュの冷却で操作時間を確保

1）混和法はダッペンディッシュの温度で操作時間が変化する

スーパーボンドは化学重合であるため、その反応速度は温度の影響を大きく受ける。

筆積法では活性化液とポリマー粉末を筆先に採取後、ただちに被着面に塗布するため、重合開始後の操作時間は短くてよい。しかし垂直歯根破折の治療ではスーパーボンドを混和法で使用する場面が多く、混和法では活性化液とポリマー粉末を混和した後の操作時間が短いと流動性が確保できず、破折間隙に十分にレジンを流入させることができない。そのため、セラミックの専用ダッペンディッシュを冷却して使用することが重要であった。

2010年に市販された混和ラジオペークと混和ティースカラーは、常温（23℃以下）で使用可能時間が十分に得られるためダッペンディッシュの冷却は必要なくなり、ディスポーザブルのダッペンディッシュが使用可能になった（図12-7）。冷却したダッペンディッシュは室温との温度差により結露が生じてスーパーボンドに水分が混入したり、硬化したレジンがダッペンディッシュに残存していると新たなスーパーボンドの重合に影響したり、連続して長時間使用すると温度が上昇して操作時間が著しく短縮するなど、いくつかの注意点があったが、常温で使用できることでこれらの問題は大きく解決された。

しかし、室温が高いとモノマーの揮発やキャタリストの分解が速く、これにより操作時間も短くなるので、25℃を超えた場合は常温用ダッペンディッシュも冷却したほうがよい（図12-8）。

また、ポリマー粉末の種類によって操作時間が異なるので、操作時間を延長したい場合はポリマー粉末を変更したり、ポリマー粉末の量を減らしたりする方法も考えられる。ポリマー粉末の量を通常の3/4に減量しても、硬化後の物性や接着力に影響せずに操作時間を延長することができるが、流動性は高くなり硬化時間も著しく長くなる。操作時間のみを延長したい場合には温度を低下させるのがもっともよい方法である。

常温で使用できる混和クリア、混和ラジオペーク、混和ティースカラーなどは、冷却ダッペンディッシュで使用すると流動性がより高くなるので、不必要な部分に流れないように注意が必要である。

2）根管内での温度変化、操作時間に注意する

スーパーボンドは温度を下げると操作時間を延長することができるが、ダッペンディッシュ上と、口腔内での操作時間は異なる点には注意が必要である。根管内や窩洞内に混和泥を流し込むと、口腔内の温度は37℃であるため、レジンと歯面との接着界面では、レジンの重合が急速に進む。したがって、冷たいダッペンディッシュ上では十分な流動性があっても、口腔内ではすぐに重合が進んで糸引き状態になってしまうことがある。この状態でポストやインレーを接着すると、浮き上がりを生じたり接着界面を破壊したりする。とくに口腔内接着法ではレジン泥が破折間隙を押し広げて、歯周組織に溢出する危険性がある。このため窩洞や根管の中にスーパーボンドの混和泥を入れたら、60秒以内に接着作業を終了すべきと考えている。

図12-7　セラミック製冷却用ダッペンディッシュとプラスチック製常温用ダッペンディッシュ。

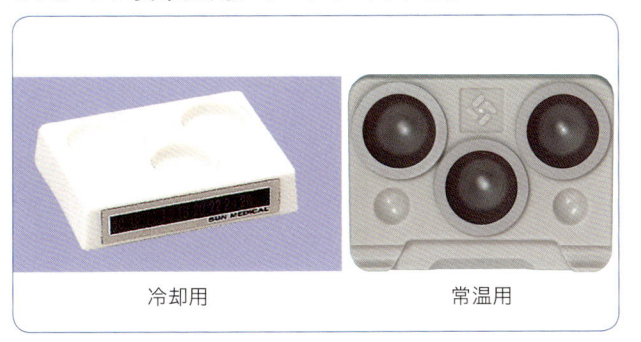

冷却用　　　常温用

図12-8　冷凍庫で冷却しておいたミキシングステーション（サンメディカル）にダッペンディッシュをセットすると、2～3分で使用可能な温度に冷却され、半日以上、低温での作業が可能となる。

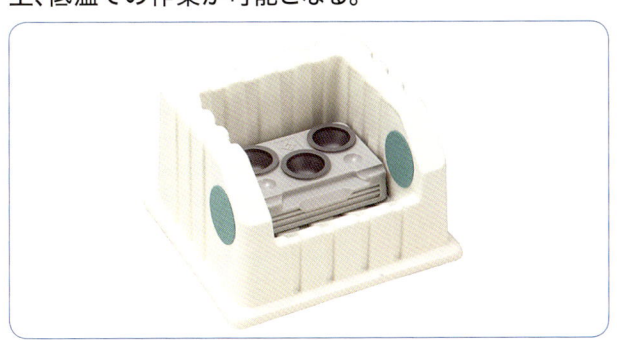

D 総括：破折歯根の治療法に応じたポリマー粉末の選択と使用法

　垂直歯根破折の治療法と使用するポリマー粉末を**表12-1**にまとめて示す。
以下に各治療法ごとの使用法のポイントを詳述する。

表12-1　垂直破折の治療に使用する主なポリマー粉末と使用法。○は著者が主に使用しているポリマー粉末。

治療	ポリマー粉末	使用法と粉液比
口腔内接着法	○混和ラジオペーク ○混和ティースカラー ○混和クリア 　オペークアイボリー 　クリア	混和：1杯4滴 混和：3/4杯4滴
再治療時の破折間隙接着　再植	○混和ラジオペーク 　オペークアイボリー	混和：1杯4滴 混和：3/4杯4滴または筆積
フラップ	○混和ラジオペーク 　クリア 　オペークアイボリー	混和：1杯4滴 混和：3/4杯4滴または筆積 混和：3/4杯4滴または筆積
再植時のroot-end sealing	○混和ラジオペーク ○オペークアイボリー 　クリア	混和：1杯4滴 混和：3/4杯4滴または筆積 混和：3/4杯4滴または筆積
口腔外接着時の破折片接着	○オペークアイボリー 　混和ラジオペーク	混和：1杯4滴 混和：1杯3滴
再植後の暫間固定	○筆積クリア 　筆積F3 ○クリア	筆積 混和：2杯6滴または筆積
口腔外接着再植後のポスト接着	○混和ティースカラー ○混和クリア 　混和ラジオペーク 　クリア	混和：1杯4滴 混和：3/4杯4滴
歯冠補綴物の接着	○混和ティースカラー ○混和クリア 　ティースカラー	混和：1杯4滴 混和：3/4杯4滴

1 口腔内接着法

　根管内から破折間隙を封鎖するためには、スーパーボンドが破折間隙に十分流れるだけの高い流動性が必要であり、混和ラジオペークや混和クリア、混和ティースカラーがよい。クリアやオペークアイボリーでもよいが、ポリマー粉末を規定の3/4に減量して、冷却したダッペンディッシュの使用が必須である。

　術後にスーパーボンドがエックス線写真に写ったほうがよければ、混和ラジオペークを選択する。スーパーボンド根充シーラーは硬化時間が約40分ときわめて長く、硬化後の曲げ強さが劣るため、応力が加わるポストの接着には不向きである。

　エックス線造影性よりも、接着力が少しでも高いほうを優先したいと考えるなら、混和クリアや混和ティースカラーを使用する。根管や破折面は細菌で汚染されたうえに、次亜塩素酸ナトリウムや水酸化カルシウムなどさまざまな薬剤の影響も受けており、象牙質のコラーゲンの変性程度も健全歯とは大きく異なると考えられる。しかも根管にポストを接着する場合、ポストの全周が窩壁で囲まれているため、重合収縮にともなうコントラクションギャップが生じやすい。このように、ポストの接着はきわめて不利な条件がそろっているため、エックス線造影性よりわずかでも接着力に優れるものを選択するのも1つの考えであろう。ただし、混和クリアや混和ティースカラーを使用した場合は溢出レジンと周囲歯質との判別がむずかしくなるので、注意が必要である。なお、筆者は症例によって混和ラジオペークと混和ティースカラーの両方を使用しているが、とくに臨床成績に差はないように思われる。

　混和ラジオペークや混和クリア、混和ティースカラーは常温用ダッペンディッシュを使用してモノマー4滴、ポリマー粉末1杯の通常の割合で混和する。クリアやティースカラーは冷却ディッシュを使用し、モノマー4滴に対してポリマー粉末は3/4杯に減量して混和する。

　根管内への移送には、いずれのポリマー粉末もレジン泥をシリンジに吸引して根管内に注入する。

2 口腔内接着後の再治療

　口腔内接着法を行った後に、抜歯して封鎖不十分な破折間隙を接着、封鎖する場合には、混和ラジオペークやオペークアイボリーを用いる。これらのポリマー粉末は歯根の色と異なるので、硬化後に余剰レジンを除去する際、歯根とレジンとを判別しやすい。混和ラジオペークは通常の粉液比で混和し、オペークアイボリーはポリマー粉末量を3/4に減量して用いると流動性にすぐれ、気泡の混入や死腔を作ることなく破折間隙を封鎖できる。筆は細いものを用いる。

　再植でなくフラップ手術で行う場合には、上記に加えてクリアを用いる場合がある。硬化開始後にもっともシャープに硬化するのはクリアで、強い糸引き状になるまでの時間はラジオペークの半分以下である。フラップ手術では被着面への血液汚染の心配があるので、被着面にスーパーボンドを塗布したら、ただちに硬化が進んだほうがよく、このような場合はクリアの硬化特性が有利と思われる。硬化後は透明になるので、接着に失敗するとレジンと歯質の間に血液が見えて失敗を確認できるが、歯質とレジンとの境界の判別は困難で、余剰レジンの除去にはマイクロスコープが必須である。

3 口腔外接着法

破折歯根を抜歯して口腔外で接着する場合には、オペークアイボリーを使用する。モノマー液、キャタリスト、ポリマー粉末を混和して、根管壁と破折間隙に塗布する。この際、流動性が高すぎると周囲歯根膜に不必要に流れてしまうだけでなく、破折間隙に隙間が残ってしまうことがあるので、混和ラジオペークは不向きである。またオペークアイボリーは歯根と色が異なるので、硬化後に余剰レジンの除去も行いやすい。キャタリストとモノマー液は通常の1:4でよいが、冷却ディッシュが必要である。スーパーボンドの使用に熟練している読者は、常温で使用できる混和ラジオペークのポリマー粉末量を増やして流動性を低下させて使用してもよい。

筆は短時間で多量のレジン泥を破折面に塗布できるよう、太いものを使用する。

4 暫間固定

再植後の隣接歯への固定を筆積法で行う場合には筆積クリアがよい。筆積法ではポリマー粉末にかかわらず、ダッペンディッシュの冷却は原則として不要である。再植歯と隣接歯の間の間隙が広く、レジンが多量に必要な場合は、筆積法より混和法が速い。この場合には、筆積クリアは混和で使用するには流動性が低すぎて使いにくいので、通常のクリア粉末のほうが使いやすい。この場合は冷却したダッペンディッシュと太めの筆を使用する。

5 歯冠修復物の接着

垂直歯根破折した歯のクラウンやブリッジ、根面キャップは、外側から帯冠効果を発揮させ、応力を分散するために、接着性レジンセメントを用いて接着する。この場合には、生体親和性を追求する必要性は低いので、スーパーボンドに固執しなくてもよい。スーパーボンドで接着する場合にはティースプライマーを用いて歯面処理し、混和ティースカラーや混和クリアを選択するのが最良であろう。支台歯数が多い場合には、補綴物をミキシングステーションや冷却したダッペンディッシュに数分間のせて温度を下げておくと、操作時間に余裕がもてる。

参考文献

PROLOGUE

1. 永久歯の抜歯原因調査報告書．財団法人8020推進財団，2005．
2. Axelsson P, Nyström B, Lindhe J. The long-term effect of a plaque control program on tooth mortality, caries and periodontal disease in adults. Results after 30 years of maintenance. J Clin Periodontol 2004; 31: 749-757.
3. Tyas MJ, Anusavice KJ, Frencken JE, Mount GJ. Minimal Intervention dentistry - a review, FDI Commission Project 1-97; Int Dent J 2000; 50: 1-12.
4. 日本歯科保存学会（編）．MI（Minimal Intervention）を理念とした，エビデンス（根拠）とコンセンサス（合意）に基づくう蝕治療ガイドライン．京都：永末書店，2009．
5. 二階堂徹，高垣智博，田上順次．高齢者にやさしい歯冠修復・補綴治療—Biocompatibility（生体調和性）に基づいた対応．II．ケースごとに見る高齢者への歯冠修復・補綴治療の実際，接着修復による対応．歯科評論　別冊2011．東京：ヒョーロンパブリッシャーズ，2011；69-76．
6. Adorno CG, Yoshioka T, Suda H. The effect of working length and root canal preparation technique on crack development in the apical root canal wall. Int Endod J 2010; 43: 321-327.
7. 福島俊士（編）．クイントブックレットシリーズ，MI時代の失活歯修復—歯根を破折させないために．東京：クインテッセンス出版，2004．
8. 二階堂徹，田上順次（編著）．無髄歯の修復．デンタルテクニクス24．東京：口腔保健協会，2002．
9. Ferrari M, Vichi A, Garcia-Godoy F. Clinical evaluation of fiber-reinforced epoxy resin posts and cast post and cores. Am J Dent 2000; 13: 15B-18B.
10. McLaren JD, McLaren CI, Yaman P, Bin-Shuwaish MS, Dennison JD, McDonald NJ. The effect of post type and length on the fracture resistance of endodontically treated teeth. J Prosthet Dent 2009; 101: 174-182.

Chapter1

1. 永久歯の抜歯原因調査報告書．財団法人8020推進財団，2005．
2. Axelsson P, Nyström B, Lindhe J. The long-term effect of a plaque control program on tooth morality, caries and periodontal disease in adults. Results after 30 years of maintenance. J Clin Periodontal, 2004; 31: 749-757.
3. Tamse A., Fuss Z., Lustig J., Kaplavi J. An evaluation of endodontically treated vertically fractured teeth. J Endod, 1999; 25: 506-508.
4. Testori T., Badino M., Castagnola M. Vertical root fractures in endodontically treated teeth: a clinical survey of 36 cases. J Endod, 1993; 19: 87-90.
5. Rud J, Omnell KA. Root fractures due to corrosion. Diagnostic aspects. Scand J Dent Res 1970; 78: 397-403.
6. Pitts DL, Natkin E. Diagnosis and treatment of vertical root fractures. J Endod 1983; 9: 338-346.
7. Tamse A. Latrogenic vertical root fractures in endodontically treated teeth, Endod Dent Traumatol, 190-196, 1988.
8. 川村洋子，吉岡隆知，菊池和泉，海老原新，須田英明：デンタルX線画像を用いた垂直性歯根破折の新しい評価指標．日歯保存誌 2005; 48: 239-243.
9. Shemesh H, Soest G, Wu M, Wesselink PR. Diagnosis of vertical root fractures with Optical Coherence Tomography. J Endod 2008; 34: 739-742.
10. 島田康史，有吉芽生，今井加奈子，マキシ　パトリシア，吉岡俊彦，田上順次，角保徳．光干渉断層計（OCT）を応用した非破壊断層画像診断．日本歯科理工学会誌，2011; 30: 21-24.
11. Yoshioka T, Sakaue H, Ishimura H, Ebihara A, Suda H, Sumi Y. Detection of root surface fractures with swept-source optical coherence tomography (SS-OCT). Photomedicine and Laser Surgery 2013; 31, 23-27.
12. 萩谷（川村）洋子，須田英明：垂直性歯根破折歯のX線画像について—デンタルX線撮影と3DX®との比較—．日歯内療法誌 2006; 27: 137-142.
13. Azabal M, Garcia-Otero, de la Macorra JC. Accuracy of the Justy II apex locator in determining working length in simulated horizontal and vertical root fracture. Int Endod J 2004; 37: 174-177.
14. Ebrahim AK, Wadachi R, Suda H. Accuracy of three different electronic apex locators in detecting simulated horizontal and vertical root fractures. Int Endod J 2006; 32: 64-69.
15. 須田英明．歯根破折について．日外傷歯誌 2009; 5: 1-9.
16. よくわかる外傷歯．症例から学ぶ治療のエッセンス．デンタルダイヤモンド増刊号．東京：デンタルダイヤモンド社，2010; 35: 504.
17. 歯科衛生士のX線読影力！！：臨床で120％活用するために．DHstyle 増刊号．東京：デンタルダイヤモンド社 20104; 49: 88-89.

Chapter2-Chapter10

1. 木村喜芳,菅谷勉,加藤熈.垂直歯根破折に伴う歯周組織破壊の病理組織学的研究.日歯周誌 2000;42(4):255-266.
2. 菅谷勉,加藤熈.垂直歯根破折による歯周組織破壊と治療法の基礎的研究.歯科臨床研究 2004;1(1):8-17.
3. 菅谷勉,山本俊樹,伊部裕子,川村直人.垂直破折歯根のよりよい接着治療を求めて.The Quintessence 2010;29(4):80-94.
4. 天川丹,石井信之.根管内歯根接着法による垂直歯根破折歯への臨床応用.日歯内療誌 2010;31:182-187.
5. 川端伸也,菅谷 勉,川浪雅光.電気的根管長測定を応用した垂直歯根破折面の超音波切削が間隙封鎖性向上に及ぼす効果.北海道歯誌 33(2):53-61,2013.
6. 富田真仁,菅谷勉,川浪雅光.垂直歯根破折に口腔内接着法と口腔外接着・再植法を行った場合の歯周組織の治癒.日歯保存誌 2002;45(5):787-796.
7. 菅谷勉,加藤熈.垂直破折歯根の接着治療法の病理組織学的研究と臨床成績.歯科臨床研究 2004;1(2):6-15.
8. Hayashi M, Takahashi Y, Imazato S, Ebisu S: Fracture resistance of pulpless teeth restored with post-cores and crowns. Dent Mater. 22:477-85. 2006.
9. 眞鍋顕.新素材によるポストコアとi-TFCシステム.In:真坂信夫(編).歯科評論 臨時増刊 2000.接着臨床の新たなる展開.東京:日本歯科評論社,2000;161-170.
10. 菅谷勉,加藤熈.垂直破折歯根の接着治療法の成績と予後不良症例への対策法.歯科臨床研究 2005;2(1):32-42.
11. 元木洋史,菅谷勉,川浪雅光.セメント質剥離破折による歯周組織破壊と破折面への細菌付着.日歯保存誌 2009;52(5):411-418.
12. 菅谷 勉,元木洋史,川浪雅光.ミニレビュー セメント質剥離破折による歯周組織破壊の治療.日歯周誌 54:307-314,2012.
13. 菅谷勉,野口裕史,長谷川有紀子,田中裕子,川浪雅光.歯根端切除時に4-META/MMA-TBBレジンをroot-end sealantとして用いた場合の臨床成績.日歯保誌 2002;45(1):62-67.
14. 長谷川有紀子,菅谷 勉,川浪雅光.根尖性歯周炎の治療に対する4-META/MMA-TBBレジンによるroot-end sealingの有効性.日歯保存誌 2004;47(5):622-632.
15. Tanaka Y, Sugaya T, Kawanami M: Durabilitu of Adhesion between 4-META/MMA-TBB Resin and Cementum. Dent Mater J 2004;23(3):265-270.
16. Tanaka Y, Sugaya T, Tanaka S, Kawanami M. Long-term Durability of Root-end Sealing with 4-META/MMA-TBB Resin. Dent Mater J 2004;23(4):453-456.
17. 長谷川有紀子,富田真仁,菅谷勉,川浪雅光.根尖切除時に4-META/MMA-TBBレジンでroot-end sealingした場合の根尖性歯周炎の治癒.日歯保存誌 2006;49(2):282-287.
18. 大谷香織,菅谷勉,川浪雅光.根尖切除における切除面の封鎖法の違いが実験的根尖性歯周炎の長期的治癒に及ぼす影響.日歯保存誌 2008;51(6):648-658.
19. Otani K, Sugaya T, Tomita M, Hasegawa Y, Miyaji H, Tenkumo T, Tanaka S, Motoki Y, Takanawa Y, Kawanami M. Healing of experimental apical periodontitis after apicoectomy using different sealing materials on the resected root end. Dent Mater J 2011;30(4):485-492.
20. Kawanami M, Sugaya T, Gama H, Tsukuda N, Tanaka S & Kato H. Periodontal healing after replantation of intentionally rotated teeth with healthy and denuded root surfaces. Dent. Traumatol 2001;17(3):127-133.
21. 菅谷勉.1本の歯を残す治療戦略.11.大臼歯の垂直歯根破折に接着治療とGTR法を併用した症例.The Quintessence 2004;23(11):130-135.
22. 菅谷勉,大谷香織,川浪雅光,富田真仁,長谷川有紀子,加藤熈.垂直破折歯根の接着治療とその診断.(2)術式の実際と治療経過の分析.歯界展望 2010;116(2):242-249.
23. Neiderud AM, Ericsson I, Lindhe J Probing pocket depth at mobile/nonmobile teeth. J Clin Periodontol. 19:754-9, 1992.
24. Biancu S, Ericsson I, Lindhe J: Periodontal ligament tissue reactions to trauma and gingival inflammation. An experimental study in the beagle dog. J Clin Periodontol. 22:772-9, 1995
25. 眞坂信夫.垂直破折歯の接着保存-接着修復保存症例の長期臨床経過.接着歯学 1995;13:156-170.
26. Sugaya T, Kawanami M, Noguchi H, Kato H, Masaka N. Periodontal healing after bonding treatment of vertical root fracture. Dent Traumatol 2001;17(4); 174-179.
27. Kawai K, Masaka N. Vertical root fracture treated by bonding fragments and rotational replantation. Dent Traumatol 2002;18(1);42-45.
28. Hayashi M, Kinomoto Y, Takeshige F, Ebisu S. Prognosis of intentional replantation of vertically fractured roots reconstructed with dentin-bonded resin. J Endod 2004;30:145-148.

Chapter11

1. Marshall GW Jr, Marshall SJ, Kinney JH, Balooch M. The dentin substrate: structure and properties related to bonding. J Dent 1997 Nov;25(6):441-458. Review.
2. Nurrohman H, Nikaido T, Sadr A, Takagaki T, Waidyasekera K, Kitayama S, Ikeda M, Tagami J. "Long-term regional bond strength of three MMA-based adhesive resins in simulated vertical root fracture. Dent Mater J 2011;30(5):655-663.
3. Waidyasekera K, Nikaido T, Weerasinghe D, Nurrohman H, Tagami J. Bonding durability of dual cure composite core material with different self-etch adhesive systems in model vertical root fracture reconstruction. J Adhes Dent 2012;14(2):167-174.
4. Tanaka S, Sugaya T, Kawanami M, Nodasaka Y, Yamamoto T, NoguchiH, Tanaka Y, Ikeda T, Sano H, Sidhu SK. Hybrid Layer Seals the Cementum/4-META/MMA-TBB Resin Interface. J Biomed Mater Res 2007 ; Part B, 80B:140–145.
5. Nurrohman H, Nikaido T, Takagaki T, Sadr A, Waidyasekera K, Kitayama S, Ikeda M, Tagami J. Dentin bonding performance and ability of four MMA-based adhesive resins to prevent demineralization along the hybrid layer. J Adhes Dent 2012 Jan23. dio10.3290/j.jad,a22764.
6. Nikaido T, Inoue G, Takagaki T, Waydeasekera K, Iida Y, Shinohara SM, Sadr A, Tagami J. New strategy to create "Super Dentin" using adhesive technology; Reinforcement of adhesive-dentin interface and protection of tooth structures. Jpn Dent Sci Rev 2011; 47:31-42.
7. Takefu H, Shimoji S, Sugaya T, Kawanami M. Influence of blood contamination before or after surface treatment on adhesion of 4-META/MMA-TBB resin to root dentin. Dent Mater J;31(1):131-138,2012.
8. Sasafuchi S, Nikaido T, Tagami J. Effect of chemical irrigants and medicaments for endodontic treatment on dentin bonding. Int Chin J Dent 2003; 3: 7-12.
9. Andreasen JO(著). 月星光博(監訳). カラーアトラス 歯牙の再植と移植の治療学. 東京：クインテッセンス出版, 1993.
10. 野口裕史, 菅谷勉, 加藤熈. 縦破折した歯根の接着による治療法. 第1報. 培養歯根膜細胞を用いた接着性レジンセメントの毒性の検討. 日歯保存誌 1997;40:1445-1452.
11. 菅谷勉, 加藤熈. 垂直歯根破折による歯周組織破壊と治療法の基礎的研究. 歯科臨床研究 2004; 1(1):8-17.
12. 野口裕史, 菅谷勉, 加藤熈. 縦破折した歯根の接着による治療法. 第2報. 接着性レジンセメントで接着・再植した場合の組織学的検討. 日歯保存誌 1997; 40: 1453-1460.
13. Morishita T, Sugaya T, Nakatsuka M, Sunosaki M, Kawanami M: Connective tissue reaction and bone-cement contact after implantation of PMMA resin cements. J Oral Tissue Engin, 10:1-12, 2012.
14. 川村直人, 菅谷勉, 宮治裕史, 川浪雅光. 4-META/MMA-TBBレジンの硬化条件が組織反応に及ぼす影響. 日歯保存誌 2003; 46(6): 853-859.
15. 山本俊樹, 菅谷勉, 加藤熈. 髄床底穿孔の処置に4-META/MMA-TBBレジンを応用した場合の歯周組織反応に関する病理組織学的検討. 日歯保存誌 2000; 43(6):1269-1248.
16. 加藤勝也, 菅谷勉, 宮治裕史, 川浪雅光. 骨髄肝細胞のためのスキャホールドとして移植したスポンジ状コラーゲンの組成と濃度が骨欠損の治癒に及ぼす影響. 日歯保存誌 2002;45(6):1032-1043.
17. 高輪泰弘, 川村直人, 菅谷勉, 川浪雅光. 4-META/MMA-TBBレジンに止血剤を併用した場合の組織反応. 北海道歯誌 2010; 31(2): 35-43.
18. 元木洋史, 菅谷勉, 川浪雅光. 垂直歯根破折の接着治療後に歯周組織に接するレジンの幅が上皮の根尖側移動に及ぼす影響. 日歯保存誌 2005; 48(5):733-742.
19. 富田真仁, 菅谷勉, 川浪雅光. 垂直歯根破折に口腔内接着法と口腔外接着・再植法を行った場合の歯周組織の治癒. 日歯保存誌 2002; 45(5):787-796.
20. 井上 孝, 下野 正基, 市村 賢二：4-META/MMA-TBBレジンと歯髄反応について. 日歯内誌 1993;14:34-41.
21. 中塚愛, 川村直人, 菅谷勉, 川浪雅光. 4-META/MMA-TBBレジンと骨との接着の長期安定性. 歯材器 2008; 27(6):455-465.

【監修】

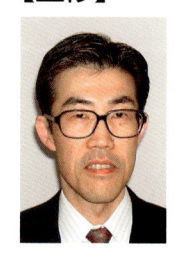

二階堂　徹(にかいどう　とおる)

　　昭和60年3月　北海道大学歯学部卒業
　　昭和61年3月　東京医科歯科大学歯学部歯科補綴学第一講座 専攻生修了
　　平成2年3月　東京医科歯科大学医用器材研究所有機材料部門 大学院修了
　　平成2年4月　東京医科歯科大学歯学部歯科保存学第一講座 医員
　　平成4年11月　東京医科歯科大学歯学部歯科保存学第一講座 助手
　　平成7年2月～平成8年3月　米国立標準技術研究所(NIST)歯科材料グループ 客員研究員
　　平成9年11月　東京医科歯科大学歯学部歯科保存学第一講座 講師
　　平成12年4月～現在に至る　東京医科歯科大学大学院医歯学総合研究科う蝕制御学分野 講師

【執筆】

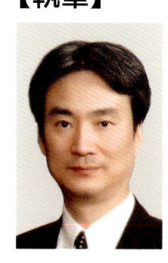

菅谷　勉(すがや　つとむ)

　　昭和60年3月　北海道大学歯学部卒業
　　昭和60年10月　北海道大学歯学部附属病院 第2保存科 医員
　　昭和63年10月　北海道大学歯学部附属病院 第2保存科 助手
　　平成2年8月　北海道大学歯学部歯科保存学 第2講座 助手
　　平成10年7月　北海道大学歯学部附属病院 第2保存科 講師
　　平成14年5月　北海道大学大学院歯学研究科口腔健康科学講座 歯周・歯内療法学教室 助教授
　　平成19年4月～現在に至る　北海道大学大学院歯学研究科 歯周・歯内療法学教室 准教授

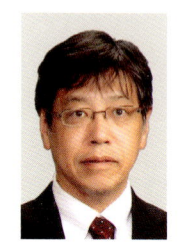

海老原　新(えびはら　あらた)

　　昭和61年3月　東京医科歯科大学歯学部卒業
　　平成2年3月　東京医科歯科大学大学院歯学研究科博士課程修了
　　平成2年4月　東京医科歯科大学歯学部附属病院 医員
　　平成3年4月　日本学術振興会 特別研究員
　　平成5年4月　東京医科歯科大学歯学部歯科保存学第三講座 助手
　　平成11年4月　東京医科歯科大学大学院医歯学総合研究科歯髄生物学分野 助手
　　平成11年10月～平成13年2月　文部省在外研究員(米国カリフォルニア大学アーバイン校ベックマン
　　　　　　　　　　　　レーザー研究所 留学)
　　平成19年4月～現在に至る　東京医科歯科大学大学院医歯学総合研究科歯髄生物学分野 助教

垂直歯根破折歯を救え！
いざという時使いたいサイエンス＆テクニック

2013年7月10日　第1版第1刷発行
2014年4月7日　第1版第2刷発行

監　　　修　二階堂　徹
　　　　　　にかいどう　とおる

執　　　筆　菅谷　勉／海老原　新
　　　　　　すがや　つとむ　えびはら　あらた

発 行 人　佐々木　一高

発 行 所　クインテッセンス出版株式会社
　　　　　東京都文京区本郷3丁目2番6号　〒113-0033
　　　　　クイントハウスビル　電話(03)5842-2270(代表)
　　　　　　　　　　　　　　　　(03)5842-2272(営業部)
　　　　　　　　　　　　　　　　(03)5842-2279(書籍編集部)
　　　　　　web page address　http://www.quint-j.co.jp/

印刷・製本　サン美術印刷株式会社

©2013　クインテッセンス出版株式会社　　　　禁無断転載・複写
Printed in Japan　　　　　　　　　　　　　落丁本・乱丁本はお取り替えします
　　　　　　　　　　　　　　　　　　　　　ISBN978-4-7812-0324-9　C3047

定価はカバーに表示してあります